高等医学院校康复治疗学专业教材

ADL Skills and
Environmental Adaptations

日常生活技能与环境改造

（第二版）

● 刘璇　主编

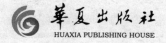

华夏出版社
HUAXIA PUBLISHING HOUSE

图书在版编目（CIP）数据

日常生活技能与环境改造/刘璇主编. —2 版. ——北京：华夏出版社，2013.4（2024.3 重印）

高等医学院校康复治疗学专业教材

ISBN 978－7－5080－7531－0

Ⅰ.①日… Ⅱ.①刘… Ⅲ.①康复医学－医学院校－教材 ②残疾人－基本设施－改造－医学院校－教材 Ⅳ.①R49 ②F299.24

中国版本图书馆 CIP 数据核字（2013）第 059042 号

日常生活技能与环境改造

刘璇　主编

出版发行	**华夏出版社**	
	（北京市东直门外香河园北里 4 号　邮编：100028）	
经　销	新华书店	
印　刷	三河市少明印务有限公司	
装　订	三河市少明印务有限公司	
版　次	2013 年 4 月北京第 2 版	
	2024 年 3 月北京第 4 次印刷	
开　本	787×1092　1/16 开	
印　张	23.25	
字　数	551 千字	
定　价	48.00 元	

高等医学院校康复治疗学专业教材（第二版）
组织委员会与编写委员会名单

组织委员会

《日常生活技能与环境改造》（第二版）
编委会名单

主　编　刘　璇　首都医科大学康复医学院

副主编　刘根林　首都医科大学康复医学院

编　委（以姓氏笔画为序）

　　　　王丽华　中国康复研究中心

　　　　卫　波　北京博爱医院

　　　　刘　萍　中国康复研究中心

　　　　汪家琮　首都医科大学康复医学院

　　　　张　冬　北京博爱医院

　　　　张　缨　北京博爱医院

　　　　陈小梅　中国康复研究中心

　　　　邱卓英　首都医科大学康复医学院

　　　　陆晓曦　中国康复研究中心

　　　　周红俊　中国康复研究中心

　　　　恽晓平　首都医科大学康复医学院

　　　　郑　樱　北京博爱医院

　　　　郝春霞　北京博爱医院

　　　　戴　东　中国康复研究中心

高等医学院校康复治疗学专业教材
再版序言

高等医学院校康复治疗学专业教材第一版是由首都医科大学康复医学院和南京医科大学第一临床学院联合组织编写，一大批具有丰富临床和教学经验、有高度责任感、有开创精神的老教授和康复医学工作者参与了教材的创建工作。本套教材填补了我国这一领域的空白，满足了教与学的需要，为推动康复治疗学专业快速发展作出了巨大贡献。

经过自 2002 年以来的各届学生使用后，根据教学反馈信息、康复医学的发展趋势和教育教学改革的要求，首都医科大学康复医学院又组织在临床教学、科研、医疗第一线的中青年教授、学者，尤其以康复治疗学专业一线的专家为主，继承和发扬老一辈的优良传统，借鉴国内外康复医学教育教学的经验和成果，对本套教材进行修订和改编，力争使修订后的第二版教材瞄准未来康复医学发展方向，参照国际 PT 和 OT 教育标准，以培养高素质康复治疗专业人才为目标，以满足教与学的需求为基本点，在阐述康复治疗学理论知识和专业技能的同时，紧密结合临床实践，加强了教材建设改革和创新的力度，形成了具有中国特色的康复治疗学专业教材体系。

二版教材的修订和编写特点如下：

- 在对教师和学生广泛与深入调研的基础上，总结和汲取了第一版教材的编写经验和成果，尤其对一些不足之处进行了大量的修改和完善，充分体现了教材的科学性、权威性与创新性，并考虑其在全国范围的代表性与在本土的适用性。

- 第二版教材坚持了"三基(基本理论、基本知识、基本技能)、五性(思想性、科学性、启发性、先进性、适用性)和三特定(特定对象、特定要求、特定限制)"的原则，以"三基"为重心、以临床应用为重点、以创新能力为培养目标，在继承和发扬第一版教材优点的基础上，保留经典且注重知识的更新，删除了陈旧内容，增补了新理论、新知识和新技术。

- 第二版教材的内容抓住了关键，突出了重点，展示了学科发展和教育教学改革的最新成果，体现了培养高素质康复治疗学专业人才的目的。因其层次分明，逻辑性强，结构严谨，图文并茂，并且做到了五个准确——论点准确、概念准确、名词术语和单位符号准确、语言文字准确、数据准确且材料来源可靠，所以属于现阶段的精品教材。

●第二版教材共计 19 种,根据康复治疗学专业要求,新增《职业关联活动学》1 种。

1.《康复医学导论》由李建军教授主编,主要介绍康复与康复医学的基本概念、基础理论知识、康复医学的基本方法、康复医疗服务体系、康复专业人员教育和培养,以及残疾人康复事业等相关问题,是学习康复医学的入门教材。

2.《人体发育学》由江钟立教授主编,是国内第一部以新的视角论述人体发育与康复治疗理论的专著。

3.《运动学》由刘克敏主任医师和敖丽娟教授主编,是康复治疗理论的基础教材,内容包括:生物力学、正常人体运动学、运动障碍学、运动生理学、运动生化学、运动心理学。

4.《物理疗法与作业疗法概论》由桑德春主任医师主编,主要介绍物理疗法和作业疗法的发生、发展过程,与之有关的基本概念、基本理论、基本特点及学习、运用的基本方法。

5.《康复疗法评定学》由恽晓平教授主编,全书系统介绍康复评定学概念及理论、相关基础知识、评定原理、评定所需仪器设备和方法,以及临床结果分析,理论与临床操作相结合,兼顾学科新进展,是国内外首部,也是唯一一部全面、详尽论述康复评定理论与实践的专业著作。

6.《运动疗法技术学》由纪树荣教授主编,是国内第一部运动疗法技术学专著,详细介绍运动疗法技术的基本理论、常用的各种治疗技术及其在实际工作中的应用方法。

7.《临床运动疗法学》由张琦副教授主编,根据国际上运动疗法发展的新理念,结合国内运动疗法及其临床应用编写而成,是国内目前内容最全面的临床运动疗法学教材。

8.《文体疗法学》由金宁主任技师主编,主要介绍利用体育、娱乐项目对患者进行治疗的方法,是 PT 和 OT 的补充和延伸,也是国内第一部文体康复治疗的专著。

9.《理疗学》由乔志恒教授和华桂茹教授主编,内容包括物理疗法概论、各种电疗法、光疗法(含激光)、超声疗法、磁场疗法、温热疗法、水疗法和生物反馈疗法等。

10.《基础作业学》由陈立嘉主任医师主编,主要介绍现代作业疗法的基本理论、基本技术和基本方法,也是第一部此领域的专著。

11.《临床作业疗法学》由陈小梅主编,国内和日本多位具有丰富作业疗法教学和临床治疗经验的专家共同撰写,涵盖了作业疗法的基本理论、评定和治疗方法等内容,并系统地介绍了脑卒中、脊髓损伤、周围神经损伤、骨科及精神障碍等不同疾患的康复特点和作业治疗方法,内容全面,具有很强的实用性。

12.《日常生活技能与环境改造》由刘璇副主任技师主编,是我国国内有关残疾人日常生活动作训练,以及患者住房和周围环境的无障碍改造的第一部专著。

13.《康复心理学》由贺丹军主任医师主编,从残疾人的角度入手,论述其心理特征及康复治疗手段对康复对象心理的影响,将心理治疗的理论和技术运用于心理康复,是国内第一部康复心理学方面的专著。

14.《假肢与矫形器学》由赵辉三主任医师主编,内容包括:与假肢装配有关的截肢,截肢者康复的新观念、新方法,常用假肢、矫形器及其他残疾人辅具的品种特点、临床应用和装配适合性检验方法。

15.《中国传统康复治疗学》由陈之罡主任医师主编,内容主要包括中国传统医学的基本理论、基本知识,以及在临床中常用且比较成熟的中国传统康复治疗方法。

16.《言语治疗学》由李胜利教授主编,借鉴国际言语康复的现代理论和技术,结合国内言语康复的实践经验编写而成,是国内第一部内容最全面的言语治疗学教材。

17.《物理疗法与作业疗法研究》由刘克敏主任医师主编,是国内第一部指导PT、OT专业人员进行临床研究的教材,侧重于基本概念和实例分析,实用性强。

18.《社区康复学》由付克礼研究员主编,是PT、OT合用的教材,分上、中、下三篇。上篇主要介绍社区康复的最新理论、在社区开展的实践活动和社区康复管理知识;中篇主要介绍社区实用的物理疗法技术和常见病残的物理治疗方法;下篇主要介绍社区实用的作业疗法技术和常见病残的作业治疗方法。

19.《职业关联活动学》由吴葵主编,主要介绍恢复和提高残疾人职业能力的理论和实践方法。

在本套教材的修订编写过程中,各位编写者都本着精益求精、求实创新的原则,力争达到精品教材的水准。但是,由于编写时间有限,加之出自多人之手,难免出现不当之处,欢迎广大读者提出宝贵的意见和建议,以便三版时修订。

本套教材的编写得到日本国际协力事业团(JICA)的大力支持,谨致谢忱。

高等医学院校
康复治疗学专业教材编委会
2011 年 6 月

《日常生活技能与环境改造》
再版前言

  本书是康复治疗学专业系列教材之一。主要为培训康复治疗专业人员而写,同时亦可作为其他康复工作者的参考用书。

  由于本书涉及基础和临床的多方面内容,将所有内容分成三篇进行编写。第一篇是日常生活技能总论,详细介绍日常生活活动的主要内容,日常生活活动能力障碍的主要表现和评定方法,重点介绍作业疗法的基本理论、基本技术及基本操作手法;第二篇是日常生活技能各论,针对造成日常生活活动障碍的常见疾病,分别介绍物理疗法和作业疗法的日常生活活动训练的主要操作技术;第三篇是环境改造,简要介绍我国无障碍环境改造的现状,强调建立无障碍设施的意义,针对城市和农村的不同特点,提出一些具体的无障碍改造方案。

  本书再版编写过程中力争达到既有可靠的理论依据,又有较强的可操作性。本书编写人员有一半是在临床从事作业疗法工作多年的专业治疗师,他们有较好的理论基础及丰富的临床经验。

  在再版编写此书过程中,参考了大量的英文、日文文献,增加补充了许多新知识点,例如在第一篇总论中增加了"ICF的理论与方法"这一章节,在"日常生活活动障碍的解决途径"这一章节中做了大量的修改,修改后的内容更具有实用性。在第二篇各论中,就日常生活活动的具体训练方法做了补充,能更好地指导读者如何帮助患者掌握日常生活技能,但由于作者的水平所限,加上时间仓促,文章中不妥之处,请读者加以指正。

  本书再版编写得到了邱卓英博士,恽晓平教授的大力支持,特此致谢!本书编写过程中,各编委都是利用业余时间完成的,在此谨向他们及他们的家人表示衷心的感谢!

编者

2012 年 10 月

目　录

第一篇　日常生活技能总论

第二篇　日常生活技能各论

第三篇　环境改造

第一篇

日常生活技能总论

第一章 日常生活活动概论

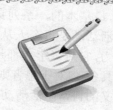

学习目标

1. 理解日常生活活动的范围。
2. 掌握日常生活活动的概念。
3. 掌握构成日常生活活动的要素。

第一节 日常生活活动的历史与范围

一、日常生活活动的历史

日常生活活动（activities of daily living，ADL）是康复医学中非常重要的一个概念，第二次世界大战后的 1947 年康复医学成为独立的学科，与此同时，ADL 在医学中成为一大特征，有"ADL 创造了康复医学"一说法。20 世纪 70 年代，生活自理（independent living）和 QOL（quality of life 生活质量）成为主流。QOL 提高是康复的最终目标。QOL 是在世界卫生组织（WHO）推荐的健康新概念的基础上构建的。WHO 关于健康的提法是"人们在躯体上、精神上及社会生活中处于一种完全良好的状态，而不仅仅是没有患病和衰弱"。这一概念是由单纯生物医学模式向生物心理社会综合医学模式转变的体现。一般认为，生活质量是指个人对自身的物质生活、身心健康和社会职能等各个方面的满意程度。医学界研究的重点是残疾对个人或人群生活质量的影响。目前，国际上对于患有不同类型疾病的人群生活质量的评价，还没有统一的标准。由于生活质量评价的内容较广泛，它可以归纳为五个大的方面：①躯体方面，包括症状、体征、辅助检查结果、器官功能和残疾类型、残疾程度等。这方面的评价，以日常生活自理能力为主要内容。②心理方面，包括个人生活满意程度、精神状态、心理活动和承受能力等，其中包括自信心、自卑感、自控力、负罪感、情绪等。③社会方面，包括人际关系、交往能力、社会地位、社会活动范围等。④职业方面，包括就业情况、就业机会、就业能力及经济收入等。⑤健康意识方面，包括对目前健康状况的评价、既往病史的看法、未来健康的展望和对残疾的认识等。

二、日常生活活动的概念

人们因年龄、性别、民族、职业、所处地区和环境的不同，生活方式千差万别，日常生活内容和习惯也各不相同，但生活是人的一种基本权利，人们的日常活动也就具有许多共同之处。以全面恢复人类权利为宗旨的康复医学对日常生活活动的重视是不言而喻的，康复训练的基本目的就是要改善患者的日常生活活动能力，使他们能在家庭、工作和社会生活中最大限度地获得自理。一般认为，日常生活活动是指人们为维持独立生活而每天所必须反复进行的、最基本的一系列身体动作，即进行衣、食、住、行、个人卫生等日常生活的基本活动。日常生活活动是每个人从事学习、生产劳动或娱乐活动的基础。日常生活活动能力是一种综合能力，它对每个人都是非常重要的。在正常人，这种能力极为普通，无需作任何特殊努力即可具备；但对于患者则往往需要经过反复甚至艰苦的训练才有可能获得。

广义的日常生活活动可分为自身照顾活动和生活关联活动两部分。自身照顾活动的内容包括床上活动、进食、清洁整容、穿脱衣服、如厕、入浴、室内移动等最基本的自理活动。生活关联活动（activities parallel to daily living，APDL）是指与日常生活相关联的应用活动，如家务劳动、外出活动等。家务劳动包括炊事、洗涤、清扫、缝纫、育儿等。以炊事为例又可再分为采购、清洗、烹调、饭后清理等系列活动。外出活动包括交通工具使用、公共建筑出入等。生活关联活动也可分为室内活动和室外活动，是作为家庭和社会的一员，在参与家庭生活、社会生活时需要进行的活动，但这些活动并非是任何人为了独立生活而每天都需要进行的活动，如育儿、购物等，可因人而异。

三、日常生活活动的范围——ADL APDL IADL EADL

ADL 包括哪些活动，结合 ADL 的内容如何进行分类一直在讨论中，目前考虑根据 ADL 的内容分为自我照顾（身边处理）和移动动作，以及其他的活动。自我照顾或者身边动作包括进食、入浴、更衣、整容、排泄以及尿便的控制。这些项目是从自立的角度来考虑，移动动作（起居、移乘、步行以及移动）考虑为基本的 ADL 动作，这些活动被称为狭义的 ADL 以及标准的 ADL（standard ADL）、基本的 ADL（basic ADL）。

近期，在康复医院和康复设施通过长期的临床实践，提出只考虑狭义的 ADL 自立是不充分的，一个人为了维持基本的生活，除了狭义的 ADL 项目以外，生活技能、健康管理、安全管理等医药考虑。对于活动又称为广义的 ADL 或「生活关联动作（APDL）」（日本康复协会），「手段的 ADL（instrumental ADL；IADL）」等用语。这之后日本细川等专家又提出，把「手段的 ADL」和「基本的 ADL」结合称为「扩大 ADL（extended ADL EADL）」。

第二节 日常生活活动能力的获得和自立

在婴幼儿期至儿童期的发育过程中,随着运动能力和智力的不断发展,身体的协调性以及心理和社会性的发展也在不断提高,与此同时,儿童的日常生活活动能力逐步增强并日趋熟练,最终走向自立。Havinghurst 在表 1-2-1 中介绍了人在不同时期应该掌握的日常生活活动能力,对训练人员制订不同年龄段的患者的康复目标有参考价值。

人们在一定日常生活状态下表现出的行为方式叫习惯,它形成了民族文化的一部分。基本生活习惯是为了适应社会而培养成的,是社会的要求,是不分民族和种族的。日常生活活动当中,饮食、睡眠、排泄是伴随着生理机能的发展而发展,更衣和清洁行为是建立在社会、文化、精神的基础上而发展起来的。不同年龄儿童的 ADL 能力见表 1-2-2。

研究表明,由于父母养育子女的知识和关心程度的不断加深,现代社会的儿童在日常生活活动方面更早自立。但是,由于过多地干涉,儿童在创造性和积极性方面有被阻碍的倾向。

表 1-2-1 不同时期的 ADL 能力 （Havinghurst 1925）

发展阶段	发展目标
婴幼儿期	学习步行 学习拿取固体食物 学习说话 学习排泄 性的差别的学习 达到生理的安定 形成对社会、物体的现实的简单概念 学习与双亲及父母兄弟姐妹的人际关系 善恶的区别,良心的学习
儿童期	在日常游戏中学习必要的身体技能 把自己看做是生活中的一员,形成健康的态度 学习与游戏的伙伴保持良好的关系 作为男人或女人应承担的社会责任的学习 发展读、写、算的基础能力 发展在日常生活中的必要概念 良心、道德、价值观的发展 完成个人独立 发展对待社会团体和制度的态度

发展阶段	发展目标
青年期	保持两性朋友的新的成熟的人际关系 完成作为男性或女性应承担的社会责任（角色） 接受自己身体的变化及身体可以有效地发挥作用 不依赖双亲及大人完成情绪独立 建立经济独立的目标 职业的选择及职业前的准备 为结婚和家庭生活做准备 完成作为市民必须掌握的技能和概念 作为社会一员应承担的责任和采取的行动 指导行动的价值观和伦理体系的形成
壮年初期	选择配偶 与结婚对象一起学习生活 家庭生活的开始 孩子的哺育 家庭的管理 承担市民的责任 发现寻找合适的社会团体
中年期	完成成年人的社会责任和市民义务 维持和确立一定的经济水平 能得到 10 岁左右孩子的信任并帮助他们成为一个幸福的成年人 充实自己的业余生活 把自己和配偶的个人的人际关系处理好 理解中年期的生理变化，并能适应这一变化 逐渐适应迈入老年人的生活
老年期	适应身体的肥胖和健康衰退 适应退休及收入减少 适应失去配偶的生活 要与同龄老年人建立良好的关系 确立能够满足生活需要的准备体制

表 1-2-2　不同年龄儿童的 ADL 能力

	6 个月—1 岁 11 个月	2 岁—3 岁 5 个月
饮食	拿着奶瓶喝奶 拿着杯子喝水 使用勺子、叉子自己吃饭 自己剥橘子皮、自己吃橘子	能把牛奶和果汁倒入杯子 吃饭时能用筷子吃饭
排泄	能注意到自己的排泄物 排尿后发出声音告诉别人	有大小便时能告诉别人 想去厕所时能告诉别人 如果想去厕所,自己可以去厕所大小便
起居移动	能爬 独立步行 手扶着扶手,一个人能登楼梯 不用大人牵手,一个人可外出	一个人可以上楼、下楼 即使不用牵手,一个人可以在人行道上走路
入浴		即便洗头也不哭泣
整容		可以自己洗手 即使不完全但也养成了刷牙的习惯
更衣	别人给穿衣服时有必要的响应,伸出手和脚	可以脱袜子 一个人可以穿运动鞋 自己会穿裤衩 会穿脱简单的衣服
交流	别人叫自己的名字能知道 会说一个单词 明白简单的命令	会说 1 个单词 会说日常问候语 会说自己的姓和名 能说出自己看到和听到的事
写字	在纸上乱写、乱画	
家务		可帮助准备饭菜和饭后收拾饭桌

	3 岁 6 个月—4 岁 11 个月	5 岁—6 岁 5 个月	6 岁 6 个月—8 岁 5 个月
饮食	吃饭当中不会从座位上随便站起来	可以很好地使用筷子，能打开果汁瓶的盖子	能小心使用小刀之类的锋利物品
排泄	可以一个人去家外的厕所解手，排便后可自己使用手纸		上床之前可以自己去厕所
起居移动	一个人可以去附近朋友家和游乐场所，可遵从十字路口信号过马路	可以自己去学校距离 1Km 左右并经常去的场所，一个人可步行去	能明白"禁止横穿""危险"等标示并按指示去做
入浴	洗澡时可以自己洗身体	洗澡后会用毛巾擦干身体	可以自己洗澡
整容	刷牙、漱口一个人洗脸、擦脸，自己会用梳子梳头	可以拧抹布和毛巾	指甲长了可以自己剪
更衣	可以一个人穿脱普通衣服	穿鞋时能分清左右，衣服湿了脏了即使大人不说自己也可以换，可以系带子解带子	即使父母不说自己也能够收拾脱下的衣服
交流	可以用电话进行简单的通话能读数字和简单的文字，能与同伴谈论电视里的内容	能认真传达老师给家长的带话，能阅读理解一些简单的书	必要时自己可以打电话，需要时能够记一些要事要点的笔记
写字	可根据示范画出圆形、三角形、四角形	能写自己的姓和名	能写一些关于身边发生的事的简单文章，能亲自给朋友写贺年卡并写好收信人姓名、寄出
家务	可以用剪刀剪出简单的图形		能小心使用小刀等锐利物品，能使用锤子和螺丝刀
	8 岁 6 个月~10 岁 5 个月	10 岁 6 个月以上	
饮食	可独立进食	能遵守吃饭时的规矩礼仪	
排泄	上床之前可以自己去厕所	可独立完成	

	8 岁 6 个月 ~10 岁 5 个月	10 岁 6 个月以上
起居移动	一个人可以乘坐电车或公共汽车去熟悉的地方；如果别人告诉路线，即使没去过的地方也能去；即使相当远的地方也可以骑自行车往返；一个人可乘电车或公共汽车去熟悉的地方，即使中途有换车也可以去	需要时可看懂交通工具时刻表和费用表；一个人可边问路边看地图到达没去过的地方；即使不认识的地方，自己也可以利用交通工具前往
入浴	可以自己洗澡	可独立完成
整容	可独立完成	可独立完成
更衣	可根据天气和当日的活动来选择合适的衣服	注意自己的仪表，根据场合穿合适的服装
交流	对长辈能使用尊敬语言，可以通过查字典来搞清楚不懂的语言	能够考虑到对方的立场来讲话；可以阅读理解报纸上的记事及小说等；能关心电视中新闻和时事；能正确区分和使用敬语
写字	可独立完成	可独立完成
家务	可以一个人打扫房间；能操作使用吸尘器、洗衣机等家电；能有计划存钱买东西；能使用煤气灶电暖瓶烧开水；可以一个人烧开水沏茶	能在自己的房间及教室贴装饰画，使房间变得漂亮；会缝扣子；用小刀或菜刀削果皮或蔬菜皮；会做简单的菜；会维修简单的电器

第三节　构成活动的要素

日常生活活动障碍是辨别能力障碍（disability）水平的主要问题点，而机能障碍（impairment）又直接影响能力障碍（disability）的水平，从而会造成社会的不利（handicap）。例如偏瘫患者不能独立完成穿开身上衣，只从机能障碍这一层面来考虑是不够的，要考虑是否存在能力障碍的问题，如果患者不能完成更衣动作，就会减少外出的机会，参与社会的机会，那么生活质量（QOL）就会下降，影响社会的不利（handicap）水平。

以下讲述的是 ADL 活动中简单的动作分析。

一、起居

起居活动的内容非常广泛,包括翻身、坐起、躺下、卧位移动、座位移动以及站立、坐下、室内行走或使用轮椅移动、轮椅至床、椅子、便器之间的转移等。起居活动往往是为了某种目的而进行的一系列动作。它是构成全部 ADL 动作的基础动作。例如以轮椅使用者为例,为了完成如厕动作,就需要从床上坐起,先转移到轮椅上,去厕所后再转移到便器上进行排泄。起居活动的影响因素见表 1-3-1。

表 1-3-1   起居活动的影响因素

起居活动	身体功能				认知、心理和精神	社会、环境
	躯干	下肢	上肢	手指		
翻身	◎	○	○	△	有移动的欲望	床的大小合适
床上左右、上下移动	◎	◎	◎	○	正确的身体动作 空间的认识	拥有移动的空间 利于移动的环境
仰卧位→长坐位	◎	○	◎	○	方向的理解	
仰卧位→端坐位	◎	◎	◎	○		
坐位前后移动	◎	◎	◎	○		
坐位侧方移动	◎	◎	◎	◎	认识移动的目的	
四肢爬行	◎	◎	◎	○		简明的道路标示 便利的公共设施
轮椅移动	◎	◎	◎	◎	使用方法的理解	
蹲起	○	◎	△			
站立	◎	◎	△-○	△		台阶的高度合适 楼梯有扶手
步行(手杖)	○	◎	△-◎	△-◎	不怕与人交流	

注:◎ 表示关系非常密切。○ 表示关系较密切。△ 表示有一定关系。

二、进食

进食动作仅限定于从盛有食物的容器中舀起送入口中的动作。进食动作作为转移动作来考虑的话,有将餐具摆在餐桌上,将食物盛在容器里,把食物分开等等,不包括周围的其他动作。吃完饭收拾剩饭及餐具等等,都不包含在内。进食动作之前存在着食欲问题,作为进食动作,首先要做的是将食物分成一口大小,要将整条鱼分开,用小刀将肉切成块,将油炸食品分开等等,由于食物的种类形状不同,一口大小的食物可以用筷子夹起,用勺子舀起,用叉子叉住等等,最后放入口中。将吃饭的姿势,头的位置和活动范围,视觉范围,上肢活动的范围,餐具的持握和操作,吃饭时手的活动范围和协调性,口的张开程度等等,与机能障碍相联系,是很有必要的。由于偏瘫患者不能保持稳定的座位平衡,需要健侧肢体支撑,有时不能用上肢完成进食动作。脑瘫患儿因为在将食物放入口中、咀嚼、吞咽等方面有许多困难,所以应该使用进食自助具。进食动作的影响因素见表 1-3-2。

三、排泄

排泄是指有便意尿意时,移动到厕所去完成排泄动作。去厕所困难的患者可使用集尿器或使用尿布。由于手指功能差,颈髓损伤患者在使用集尿器时,需用自助具。也有采用自我导尿技术的。对于移动能力受限的偏瘫患者,考虑使用移动式厕所。这时床与移动式厕所的位置关系,扶手有无等等就必须要适应个人能力采取最佳方法。女性来月经时,卫生巾的更换,卫生内裤的穿脱,被血液污染的内裤和便器的清洁保持等等,应专门考虑。排泄动作的影响因素见表 1-3-3。

表 1-3-2　进食动作的影响因素

进食活动		身体功能						认知、心理和精神	社会、环境
		躯干	下肢	上肢	手指	咀嚼	吞咽		
利手 (健侧)	非利手 (患侧)								
取餐具		◎	△	◎	◎			餐具的认识	有进餐场所
食物分成 一口大小	持餐具将食物 固定	○		◎	◎			使用方法的理解 食物形状的理解	去食堂方便 合适的餐桌
将食物夹 起(舀起)		○		◎	◎			和固定	习惯使用的 餐具
向口方向 移动	餐具靠近嘴边	◎		◎	◎			空间的认识 清醒状态	
食物放入 口中		○		○	◎			注意力集中 餐前洗手	
咀嚼		○				◎		规律的进食习惯 文明的进餐礼仪	
吞咽		○					◎	能与他人共同进餐	
上述动作 重复进行 直到进食 完毕									

注:◎ 表示关系非常密切。○ 表示关系较密切。△ 表示有一定关系。

表 1-3-3　排泄动作的影响因素

排泄动作		身体功能					认知、心理和精神	社会、环境
		躯干	下肢	上肢	手指	其他		
利手（健侧）	非利手（患侧）							
打开厕所门		◎	○	◎	◎		尿意、便意的控制	便利的厕所
便利的厕所		○	◎					适当的设备
关厕所门		◎	○	◎	◎			
站在适当位置		△	△				空间的认识	
脱外裤和内裤	辅助健侧	◎	◎	◎	◎			
坐在便器上		◎	◎		◎			
排泄完毕		◎	○		○	◎		
取适量卫生纸	辅助健侧	◎	○	○	○		使用适当的装置	偏瘫手使用的
擦净会阴部		◎	○	◎	○		厕所排泄的习惯	卫生纸装置
站起		◎	◎	○	◎			
穿内裤和外裤	辅助健侧	◎	○	◎	◎			
洗手擦干	同左	◎	○	◎	◎		清洁的意识	
打开厕所门		◎	○	◎	◎			
离开厕所		○	◎					
关厕所门		◎	○	◎	◎			
卫生巾的更换和使用		◎	○	○	○			

注:◎ 表示关系非常密切。○ 表示关系较密切。△ 表示有一定关系。

四、整容

整容动作通常包含刷牙、洗脸、梳头动作。整容动作的延伸有化妆,有的也包括剪指甲、剃胡须、用纸擦鼻涕等。刷牙也属于健康管理的内容。对于偏瘫患者,由于身体机能的原因,用两手舀起水洗脸,是非常困难的;可对于普通人,一只手就能完成。因此在这种场合,身体前屈,脸靠近水龙头,洗脸时,不让水顺着手掌流向肘部,这样做对于患者也许太难了。对于有认识-失忆症状的患者,可能会出现剃须时,将一侧脸部刮伤,刷牙动作笨拙,梳不好头发等情况。偏瘫程度很重的情况下,为了健侧的手剪指甲的问题得到解决,可使用指甲剪自助具。颈髓损伤患者可以使用自助具,将剃须物品固定在手掌中剃须。整容动作的影响因素见表 1-3-4。

表 1-3-4　整容动作的影响因素

整容动作		身体功能							认知、心理和精神	社会、环境
		躯干	下肢	上肢	手指	口腔	脸部	其他		
利手 (健侧)	非利手 (患侧)								空间的认识 工具的选择 清洁身体的意识 能接受社会的礼仪	方便的设备 舒适的环境
去洗手间		○	◎							
取牙刷牙膏		◎		◎	◎					
打开牙膏盖	辅助健侧		○	○	◎					
将牙膏挤在牙刷上	辅助健侧		○	◎	○					
刷牙		○	○	◎	◎					
打开水龙头		○	○	◎	◎					
用杯子接水										
漱口		◎	○	◎	◎	◎	◎			
舀起水洗脸	辅助健侧	◎	○	◎	◎		◎			
擦脸	两手擦拭	○	○	◎	◎		◎			
取梳子		◎	○	◎	◎					
梳头发	压住头发	○	○	◎	◎			颈部		
离开洗手间		○	◎							

注:◎ 表示关系非常密切。○ 表示关系较密切。

五、入浴

入浴通常是指用热水洗澡,有进入浴盆、浴池或淋浴这几种形式,包括进行简单的全身擦洗,手足部分泡洗等等。用热水泡澡是解除每天疲劳的有效方法。对于颈髓损伤或其他的移动困难的患者,根据实际情况,洗澡时可使用自动移动装置,如浴缸内的升降机装置。该装置能够向侧方或前后方向移动。入浴动作的影响因素见表 1-3-5。

六、更衣

更衣是指更换衣服。衣服一般是用软布料做成的,衣服穿着的基本要求是舒服。但特别软的衣服对认知障碍的患者来说很难穿上。完成更衣动作要求患者有如何使衣服的部位与身体部位相适应的认知判断能力。从社会的方面来看,更衣动作也是非常重要的。着装与时间、场所、目的相适应是作为一个社会人应掌握的常识和行为。更衣动作的影响因素见表 1-3-6。

表 1-3-5　入浴动作的影响因素

入浴活动			身体功能				认知、心理和精神	社会、环境
			躯干	下肢	上肢	其他		
	利手（健侧）	非利手（患侧）						
在更衣室脱衣服	解开衣扣	辅助	◎	◎	◎	◎	有入浴愿望	有洗澡场所进出方便环境舒适
进入浴室	开关门		◎	◎	○	○	对空间的认识	
进入浴盆	抓住浴盆边缘	同左	◎	◎	○	○	对工具的认识	
出浴盆	同上	同左	◎	◎	◎	○	洗澡好坏的判断	
冲洗身体	用毛巾搓	用毛巾搓后背	◎	○	◎	◎		
洗头发	洗头发	同左	◎	◎	◎	◎		
出浴室	开关门		◎	◎	○	◎	清洁的习惯	
擦干身体头发	拿毛巾擦		◎	◎	◎	◎		
穿衣服	穿衣系扣	辅助	◎	◎	◎	◎		

注:◎ 表示关系非常密切。○ 表示关系较密切。

表 1-3-6　更衣动作的影响因素

更衣活动		身体功能					认知、心理和精神	社会、环境
		躯干	下肢	上肢	手指	其他		
利手（健侧）	非利手（患侧）							
拿起衣服	同左	○		◎	◎		更衣的愿望	容易穿脱的衣服
穿上一侧袖子或裤腿	辅助	◎	◎（裤子）	◎（上衣）	◎	◎（头部）	对空间的认识	
穿上另一侧	辅助	同上					对时间的认识	有不同季节的衣服
对齐衣领或提上裤子	辅助	◎	○	○	◎		选择合适的服装	有不同场合的衣服
系扣拉锁	辅助固定	○			◎			
整理衣服	同左	○		◎	◎			
脱衣动作与上述动作相反								

注:◎ 表示关系非常密切。○ 表示关系较密切。

七、交流

交流是由发出信息者和接收信息者相互交流信息而组成的一系列活动。交流可以是人与人之间的信息交流,也可以是指人与周围环境之间的信息交流。信息有语言方面和非语言方面的。使用语言是人们进行信息交流的常用方式,具有简单和方便的特点。非语言方面包括:身体动作(如手势、表情、眼神等)和声音特点(音质、音调、语速、语调)以及时间、空间和环境的利用。当使用语言进行信息交流发生困难时,人们就需要通过非语言方式进行信息交流。非语言交流的形式有多种。例如:聋哑人使用的手语、在手掌中用手指书写词句、笑代表高兴、哭代表痛苦或难受、外眼角向上扬起表示愤怒、故意咳嗽使对方停止谈话、说话时用手轻拍对方肩膀表示亲切等等。许多疾病可以造成人们交流活动的障碍。不同的障碍可采用不同的代偿方式来解决。例如:对于发音困难又四肢活动能力差的患者,可以用嘴或手指操纵电脑来发出声音传达信息,以完成简单的交流活动。

八、家务

家务是指家庭中的日常事务。家务的范围非常广泛,从简单的扫地到复杂的烹饪,都属于家务的内容。每个家庭的家务的内容是不一样的,做家务的方式也可能不一样。一般来说,家务的内容可以分为三个层次。第一是为了满足生理需求的家务,如进食、睡眠、排泄相关的准备工作;第二是为了生活的舒适而进行环境的调整,如扫地、布置家具、给阳台上的花浇水等;第三是家族内部、与邻居或社区居民的各种关系的处理。做家务需具备下面 6 个方面的能力:移动能力、上肢能在一定范围内活动、手有精细动作能力、足够的体力、基本的智力、交流能力。下面以烹饪为例加以说明:做烹饪准备工作过程中,需要在厨房内或厨房和贮藏室之间来回走动,反复拿起放下各种物品,完成这些动作需要有移动能力以及上肢和双手的配合;做菜过程中要放适量的调味品,完成这一动作要求手的精确配合及基本的智力;在较热的环境中坚持操作一段时间,需要有足够的体力支持;要做出符合要求的饭菜,需烹饪者与服务对象之间反复进行交流,因而烹饪者应具备一定的交流能力。另外,充足的光线、清新的空气、整洁的环境、愉快的气氛,都有利于提高做家务的效率。

九、健康管理

健康管理是指对影响健康的一些日常行为,如进食、睡眠、活动、休息进行合理的安排,养成规律的作息习惯,以利于保持健康状态。另外,坚持定期查体、保持心情愉快、经常参加一些体育锻炼、戒除烟酒等不良嗜好、学习对各种疾病的预防知识等,也属于健康管理的内容。脑血管病、心脏病、糖尿病等疾病长期以来被称为生活习惯病,改变不良的生活习惯,对于控制这些疾病的发展起着重要作用。对心、脑血管病患者要进行低胆固醇和低盐的饮食管理,对糖尿病患者应进行热量控制。为治愈压疮患者,除了注意局部减压之外,补充足够的蛋白质是非常关键的。健康宣教是进行健康管理的重要方式。由于各种原因,口头的宣传容易被忘掉。健康宣教应该反复进行,并且有专人抓具体指导和落实。以服药管理为例:

医生应向患者说明每种药物的作用,并强调按时服药的重要性;护士应定时将药品送到患者手中,并监督患者按时服药。服药期间有无禁忌,饭前服还是饭后服,常见的副作用有哪些?应该反复向患者提醒这些问题,以引起患者注意。

以下是 APDL 相关项目,可帮助患者更好地完善自身的健康管理。

1．料理:在家庭中明确料理的作用
- 除做饭以外什么都不做。
- 收拾餐前餐后的残留物品与用具。
- 收拾一部分用品与用具。
- 除购物以外,厨房的物品与用具全都收拾。
- 购物料理全都干。

2．吃的习惯
- 三餐全做。
- 早餐准备简单的面包和咖啡,午餐外面吃,晚餐在家里吃。
- 叫外卖或请人做饭,自己只做沏茶的一些动作。

3．家庭管理
- 制作营养平衡的菜单。
- 准备烹调用品。
- 烹调的顺序,基本烹调用具,理解烹调用料的保管方法。
- 理解灶台设备和机能。
- 灶台用具卫生的管理。
- 得到食品店的目录。
- 去食品店买东西。
- 收拾家具。
- 细致打扫。
- 洗衣服。
- 有目的的或根据季节换衣服。
- 购买个人必需品或衣服。
- 有计划地购买。
- 住宅的管理、修缮。
- 轮椅的管理。
- 收集商品或一些服务情报的信息。
- 消费者的权利。
- 与自己有关系的保管记录。

4．健康管理
- 基本的营养知识。
- 对病前的一些征兆或症状能反映出来。
- 预约医院。
- 可以判断去医院的路。

- 理解用药的目的、方法。
- 理解休息和适度的运动的重要性。
- 养成良好的生活习惯,保持好的健康状态。
- 自主具和辅助具的使用和管理。

5. 经济管理

- 考虑一个月必要的经费、预算。
- 去银行存、取钱。
- 准备所得税和房屋税。
- 理解钱的支付。

6. 安全管理

- 紧急时的应对(火灾、救急车)。
- 在家庭里受伤的应急处理。
- 门、窗的管理。
- 制作安全的旅行计划。
- 能开车:对道路的标示能理解。
- 家庭器具的安全使用。
- 药盒酒精的管理。

十、外出

外出指离开家到外面去活动或办事。外出的意义有三个方面:社会性的外出(如上班、上学等);娱乐性的外出(如旅行、体育活动);为满足基本生活需要的外出(如购物)。买东西或上银行之类的事情可以委托他人去办理,可是像看电影、听音乐会之类的事情必须亲临现场亲身感受就如同上厕所一样,如果被他人代替的话就完全没有意义了。对于脑血管病的老年患者,最初,年龄问题是妨碍他们外出的主要原因。随着他们功能障碍的加重,外出活动越来越困难,使得他们越来越不想外出。他们每天在家中无事可做,逐渐变得情绪低落,心情压抑。因此,有必要帮助这些患者积极外出活动,以利于改善他们的心理状态。

下面分析外出活动过程中可能遇到的问题。首先从室内移动到户外,患者遇到的困难是要经过台阶和狭窄的通道;从居所到公路可能会遇到高低不平或光滑的路面,容易使患者摔倒;到达公路以后,由于拥挤或交通堵塞使患者移动困难。另外,有的患者担心外出时给别人带来麻烦或受到他人的歧视,因此也不愿意外出。由于外出存在种种困难,有的截瘫患者从医院回家后,一直不能外出。

为鼓励残疾患者外出,提高其生活质量,社会有关部门应大力加强无障碍设施的建设,并提供残疾人活动和娱乐的场所,尽量为残疾人外出提供方便。

十一、作息时间的安排

每天24小时可以大概划分为活动时间和休息时间两部分。活动时间中,对上班者来说,职业活动占大部分时间,其他的活动时间包括做家务和维持生活以及闲暇和娱乐的时间,还有为了提高职业能力、了解社会形势、取得某种资格等而花费的时间。休息时间是指以睡眠为主的恢复精神和体力所花费的时间。

对于一些体力较差的患者来说,需要比正常人更多的休息时间。如有慢性关节炎的患者,根据疾病的性质,患者只要能够做一些简单活动就可以了,每天需要 10 小时以上的睡眠时间(包括两小时的午睡时间),做家务等活动也不要持续很长时间,只要感觉疲劳就马上休息,按照这些要求去做是很必要的,这样有利于防止病情的反复发作。

作息时间管理需要根据功能障碍的程度和病情的特点灵活处理。精神障碍的患者经常出现反常的作息习惯,无法正常工作和学习,并影响周围人的休息。因此,养成良好的作息习惯是训练的重要目标。某些疾病的治疗需要增加睡眠时间,可以给患者使用药物,使其早睡。

每个训练人员都应该重视指导患者如何进行作息时间安排。针对每位患者的不同特点进行合理的作息时间安排,以保证每位患者都能够参加适当的社会活动,愉快地度过每一天。

十二、公共设施的利用

公共设施可分为公共场所和公共交通两部分。前者包括:医院、邮局、银行、商场、公园等;后者包括:公共汽车、火车、地铁、轮船、飞机等。从患者的身体状况来考虑,进入公共场所需要解决的问题包括:如何从居所移动到道路再移动到场所,如何从一层移动到各层或到各个房间,如何使用洗手间等。利用公共交通所需要解决的问题包括:如何从居所移动到车站,如何上下车,如何搬运行李,如何购票等。另外,当需要他人帮助时如何求助的问题,也需要训练人员加以考虑。

以下从身体、社会层面进行评价。

表 1-3-7　评价项目和评价视点(在电车上)

评价项目		评价视点
买票	机能	取钱包 取钱,收起
	社会	明确目的地,路程 申请身障的折扣,折扣证的使用
场内移动	机能	使用电梯 自动扶梯的使用 室内移动
上、下车	机能	上下车的动作 车内移动 坐,立
	社会	
介助 依赖	社会	确认对他人的依赖方法(必要时应用记录、卡片等) 介助方法的确认(希望什么样的介助等)
备注		电车的标准,出租车,电话预约

机能——机能训练及评价的视点

社会——社会康复及评价的视点

（刘璇 汪家琮）

思考题

1. 日常生活活动的概念是什么？

2. 日常生活活动的范围有哪些？

第二章 日常生活活动障碍的国际分类

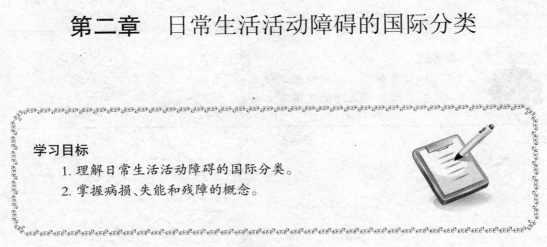

学习目标
1. 理解日常生活活动障碍的国际分类。
2. 掌握病损、失能和残障的概念。

第一节 国际残疾分类

传统的疾病模式是：病因→病理→临床表现。WHO 组织有关专家对多种疾病的过程作了大量的调查研究后提出，这一模式未能说明与疾病有关的全部问题，因为疾病的后果除了治愈和死亡之外，还有相当一部分遗留或伴随着各种残疾。1980 年，WHO 按照残疾性质、程度和影响，把残疾分为病损（impairment）、失能（disability）和残障（handicap）三个类别。

一、病损

又称"结构功能缺陷"，指身体结构和功能（生理、心理）有一定程度的缺损，身体和精神与智力活动受到不同程度的限制，对独立生活或工作和学习有一定程度的影响，但个人生活仍能自理，其影响在组织器官水平上。对这类残疾者应积极进行临床治疗和康复功能训练，以防止功能障碍的出现和发展。

病损可分为：

① 智力病损。

② 心理病损。

③ 语言病损。

④ 听力病损。

⑤ 视力病损。

⑥ 内脏（心肺、消化、生殖器官等）病损。

⑦ 骨骼（姿势、体格、运动）病损。

⑧ 多种综合的病损。

在每一类病损中又有许多细分项目。

二、失能

又称"个体能力障碍",指由于身体组织结构和功能缺损较严重,身体和精神与智力活动明显障碍,不能独立进行日常生活活动(如穿衣、洗漱),其影响在个体水平上,造成个体活动能力障碍。对有个体生活活动能力障碍但尚未影响其社会生活功能者,应进行多方面的康复治疗、教育和训练,发展其代偿能力,或以器具辅助,以补偿能力的不足。

失能可分为:

① 行为失能。

② 语言交流失能。

③ 生活自理失能。

④ 运动失能。

⑤ 身体姿势和活动的失能。

⑥ 精细活动失能。

⑦ 环境适应失能。

⑧ 特殊技能失能。

⑨ 其他活动方面的失能。

在每一类失能中又细分为多个项目。

三、残障

又称"社会能力障碍",是指由于形态功能缺损和个体能力障碍程度严重,不但个人生活不能自理,甚至影响到生活、学习和工作。对有严重残疾,以致造成社会生活能力障碍者,除进行康复治疗外,更重要的是在社会的层次上调整和改变其生活、学习和工作的条件,以利于重返社会。

残障可分为:

① 识别(人、地、时)残障。

② 身体残障(生活不能自理)。

③ 运动残障。

④ 职业残障。

⑤ 社会活动残障。

⑥ 经济自立残障。

⑦ 其他残障。

在 1—6 类残障中又分成九个等级,在第 7 类中分四个等级。

在实际工作中,具体的伤病到底应属于病损、失能还是残障,应具体分析,灵活掌握。如某个在工作中完全无需应用左手小指末节的患者,因伤截去小指末节,此时解剖已有缺陷,手功能也有所减弱,但不影响工作,故属病损。但相反,同为左手手指末节截肢,如为钢琴家或提琴家则将影响职业工作,即应列为失能而不应列为病损。

失能的例子,如中度严重的脊髓灰质炎后遗症患者,两侧肢体畸形萎缩,行动有困难。从整体看行动能力已经受限并已有明显的残疾外观,日常生活活动受到一定的影响,由于经常需要依赖拐杖甚至轮椅等辅助器具才能行动,而导致不能独立生活,其能力已明显不如健全人,这种情况,属于失能。

残障的例子,如完全性截瘫,患者不能站和走,离不开轮椅,人际交往、劳动就业、抚养儿女、赡养父母等社会能力显著受限,起不到与其年龄、性别、文化诸多因素相应的社会角色作用,在社会上处于很不利的境况。如工作岗位或上课的教室在二楼以上;或工作岗位虽在一楼但岗位上的宽度不便于轮椅接近;或工作、学习单位的大门为多级阶梯,厕所的门又不够宽等,都将成为患者参加社会活动的障碍,社会环境如不改造很难让他适应社会生活,属残障类。

【附件一】我国的残疾分类

1. 视力残疾。

2. 听力语言残疾。

3. 智力残疾。

4. 肢体残疾。

5. 精神残疾。

依据 1987 年我国残疾人抽样调查分类。本分类主要根据残疾部位,立足于我国国情,暂未包括内脏残疾。

【附件二】肢体残疾的分级

一级

(1)四肢瘫痪,完全性截瘫,双髋关节无自主活动能力,偏瘫,单侧肢体功能全部丧失。

(2)四肢在不同部位截肢或先天性缺肢,单全臂(或全腿)和双小腿(或前臂)截肢或缺肢,双上臂和单大腿(或小腿)截肢或缺肢,双全臂(或双全腿)截肢或缺肢。

(3)双上肢功能极重障碍,三肢功能重度障碍。

二级

(1)偏瘫或截瘫,残肢仅保留少许功能。

(2)双上肢(上臂或前臂)或双大腿截肢或缺肢,单全腿(或全臂)和单上臂(或大腿)截肢或缺肢,三肢在不同部位截肢或缺肢。

(3)两肢功能重度障碍,三肢功能中度障碍。

三级

(1)双小腿截肢或缺肢,单肢在前臂、大腿及其上部截肢或缺肢。

(2)一肢功能重度障碍,两肢功能中度障碍。

(3)双拇指伴有食指(或中指)缺损。

四级

(1)单小腿截肢或缺肢。

(2)一肢功能中度障碍,两肢功能轻度障碍。

（3）脊椎（包括颈椎）强直，脊椎后突畸形大于 70°，脊椎侧凸大于 45°。

（4）双下肢不等长，差距大于 5cm。

（5）单侧拇指伴有食指（或中指）缺损，单侧保留拇指，其余四指截除或缺损。

以下情况不属于肢体残疾范围：

（1）保留拇指和食指（或中指）而失去另外三指者。

（2）保留足跟而失去足的前半部者。

（3）双下肢不等长，差距小于 5cm 者。

（4）小于 70°的脊椎后突或小于 45°的脊椎侧凸。

第二节　国际残疾分类的修订

世界卫生组织曾经先后提出过两种不同的有关残疾发生与影响因素的模型，利用这两种模型来说明残疾发生的过程与影响因素。

一、线性模型

1980 年世界卫生组织制定了《国际病损、失能和残障分类》（international classification of impairment, disability and handicap, ICIDH），该分类系统作为 WHO 众多分类系统的一个重要组成部分，在有关康复及残疾人事务中得到了广泛的应用。在此分类系统中，世界卫生组织提出了说明残疾发生机制的线性模型（图 2-2-1）。残疾发生与影响因素的线性模型是以生物医学模式为基础建立起来的。生物医学模式将残疾现象当做个人问题，把残疾现象作为由疾病或创伤所导致的结果。它要求以个人治疗的形式提供医疗保健。

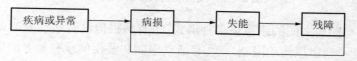

图 2-2-1　残疾发生的线性模型

该模型存在以下缺点：①没有明确地说明病损、失能和残障概念之间的适当联系。根据该模式、疾病或异常、病损、失能和残障之间的联系（如箭头所指）被解释为一种因果联系模式，并且有随时间而变化的特征。②这种模式不能从失能和残障向相反方向说明病损，因此，它是一种单向的、从病损到失能最后到残障的变化模式。③它未能适当反映出社会和物理环境在残疾过程中所扮演的角色。

二、多因素模型

随着医疗康复事业的发展以及国际范围内对残疾人事业认识的不断深入，残疾人活动领域的不断扩大，线性模型经过十多年的应用，暴露出不少问题，迫切需要根据形势发展的变化,作出相应的调整。正是在这种背景下,世界卫生组织从 1993 年起,着手建立新的有关残疾的分类标准,这个新标准命名为《国际病损、活动和参与分类》(international classification of impairment, activities and participation,为保持与原版本名称的一致,简称为 ICIDH-2)。

ICIDH-2 提出了一种多因素的综合性残疾发生极其相关因素模型,为从生物、心理和社会角度认识病损所造成的影响提供了一种理论模式,为从身体健康状态、个体活动和个体的社会功能上考察发生的事情提供了一种理论框架。

该模型依据残疾的社会模式,从残疾人整合进入社会的角度入手,将残疾作为一种社会性问题,残疾不再仅仅是个人的特性,而且也是与社会环境有关的一种复合体系。因此,对残疾问题的干预要求有社会行动,强调这是一种社会集体行动,要求改造环境以使残疾人充分参与社会生活的各方面(图 2-2-2)。

根据该模式,将残疾理解为一种健康状态和情境性因素(即环境和个人因素)之间交互作用而出现的复杂联系的结果,这是一种多因素之间的动态交互作用,这种交互作用有其特殊的方式,由于彼此之间不是一对一的联系,因此其最终结果具有多样性。这些变化与个体的经历和环境因素密切相关,在某一水平上进行干预可以使其他因素发生变化。

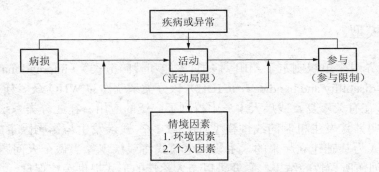

图 2-2-2　残疾发生的多因素模型

病损、活动与参与之间的联系呈多种形式:①有病损但没有活动限制或残疾(例如麻风病引发毁容可能不会出现活动限制)。②有活动限制和残疾但没有显著的病损(例如许多疾病造成日常活动效能降低)。③有参与局限但没有病损、活动限制和残疾(例如艾滋病病毒检验呈阳性的患者或出院的精神病人等)。④也有可能出现反向影响,如肌肉久不活动可能导致肌力下降;长期住院可能丧失社会功能。

新模式中加入了"情境性因素"(Contextual Factors),残疾过程就发生在其中。这些因素与个体和残疾发生交互作用,并且决定个体在一定环境中的参与水平。这些因素可以分为两类:环境因素和个人因素。环境因素是个人之外的因素,例如社会的态度和建筑物的特点、法律系统等。个人因素是区别于环境因素的,但对个体如何面对残疾将产生影响。这些因素包括性别、年龄、健康状态、身体素质、生活方式、习惯、教养、应对方式、社会背景、教育、职业、过去和现在的经历、整体的行为方式和性格特点、个体的心理品质以及其他在残疾过程中发挥重要作用的特征。

三、ICF 的概念

根据残疾人事业发展的需要，WHO 将 ICIDH-2 做了进一步的修改，删除了其中对残疾人可能有歧视性的术语，扩大了应用范围，在 2001 年 5 月第 54 届世界卫生大会上，将《国际病损、活动和参与分类》正式改名为《功能、残疾和健康国际分类》（international classification of functioning, disability and health，ICF）。WHO 鼓励各成员国考虑其具体情况在研究、监测和报告中应用 ICF。目前，ICF 已由 WHO 正式颁布，中文版 ICF 也已经完成，并作为 WHO 的 5 种正式语种版本之一出版发行。具体病种的 ICF 标准正在制订之中。

（汪家琮）

思考题

1. 病损、失能和残障各指的是什么？

第三章 《国际功能、残疾和健康分类》

（ICF）的理论与方法

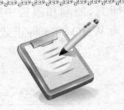

学习目标

1. 了解 ICF 的基本特点。
2. 理解 ICF 产生的背景。
3. 掌握 ICF 的理论模式。
4. 掌握 ICF 对作业疗法的影响。

第一节 《国际功能、残疾和健康分类》概述

世界卫生组织（WHO）根据当代世界各国卫生事业发展的状况，从 1996 开始制定了新的残疾与健康分类体系——《国际功能、残疾和健康分类》（International Classification of Functioning, Disability and Health，简称 ICF）。在 2001 年 5 月第 54 届世界卫生大会上，各成员国通过了将《国际损伤、残疾和障碍分类》（第 2 版）改名为《国际功能、残疾和健康分类》的决议，并鼓励各成员国考虑其具体情况，在研究、监测和报告中应用 ICF。ICF 已经正式由 WHO 颁布，在世界各地与健康和残疾相关领域得到广泛运用。经过中国有关专家的艰苦努力，ICF 中文版已经与其他 5 种 WHO 正式文字版本同时完成并出版发行。WHO 在其正式的网站上发布了有关的信息。WHO 在世界卫生组织第 58 届世界卫生大会有关残疾与康复的决议（WHO58.23）《残疾，包括预防、管理和康复》中，将 ICF 列为残疾与康复的重要文件，ICF 的研究、开发与应用将对新世纪的残疾和康复工作产生极其重要的影响。ICF 已经作为 WHO 的核心分类之一，是世界卫生组织核心医学标准之一，在医疗、教育、研究、统计以及制定社会政策等方面得到应用。

一、ICF 产生的背景与发展历程

WHO 分类体系涉及广泛的有关卫生的信息，用于诊断残疾性（disablement）和残疾的原因，并且提供了一种标准化的语言，使世界上不同学科与专业领域的专家能交流有关卫生与保健的信息。

1980 年，WHO 制订并公布第 1 版《国际残损、残疾和残障分类》（International Classification of Impairment, Disability and Handicap, ICIDH），它是一种对疾病所造成的健康

结果进行分类的分类体系，根据 ICIDH 有关残损、残疾与残障的分类，在医疗、康复工作中分析患者因身体疾病而造成的可能的日常和社会生活上的障碍等方面得到了广泛的应用。

然而，随着卫生与保健事业的发展，以及国际残疾人运动的开展，人们对残损以及由此而产生的社会生活的变化有了新的认识。随着人口的老龄化，卫生保健系统服务不断改善，卫生保健的重点从急性、传染性疾病转移到慢性、难以准确说明的疾病；医疗服务的重点从治疗转移到保健，并以提高处于疾病状态的人群生活质量为目的。原有的残损、残疾与残障等模式也越来越不能满足卫生与康复事业发展的需要，迫切需要建立新的理论模式与分类系统，需要对原分类系统进行修订，以适应由于保健观念和对残疾认识所发生的社会变化的需要。1996 年，WHO 制订了新的残疾分类系统，称为《国际残损、活动和参与分类》（International Classification of Impairment，Activity and Participation），为了保持与《国际残损、残疾和残障》的连续性，将其简称为 ICIDH-2。该版本经多年修改测试，最终发展成 ICF。

ICF 是 WHO 应用于与卫生有关领域的分类系统之一。ICF 分类系统的最终目的是要建立一种统一的、标准化的术语系统，以对健康状态的结果进行分类提供参考性的理论框架。该分类系统所依据的是在身体、个体和社会 3 个水平的健康状态所发生的功能变化及出现的异常。ICF 不是对疾病、障碍或损伤进行分类，而是采用不同的方法试图把握与卫生状态有关的事物。卫生状态是个体的一种健康状态，它会影响到日常生活，并且与卫生服务密切相关。非健康状态可能是患急性或慢性疾病、身体失调、损伤或创伤，也可能是与健康有关的其他一些状态，诸如怀孕、老龄化、应激、先天性畸形或遗传变异。上述列举的这些健康状态可以用《国际疾病分类标准》（International Classification of Disease，ICD）进行分类，而健康状态的结果可以用 ICF 进行分类。因此，ICD 和 ICF 是相互补充的，如有必要，可以同时使用这两种由 WHO 提出的国际性的分类方法。值得重视的是 ICD 和 ICF 之间相互补充、相互交叉的性质。无论是 ICF 还是 ICD，均是从人体系统出发。残损涉及人体结构和功能的改变，这些改变常常是疾病过程中的一部分，因此，它们使用 ICD 分类系统；同样，ICD 分类系统也把残损（作为征兆或症状）作为分类体系的一部分。ICD 的分类采用生物医学模式，而 ICF 将残损作为结果，将其看做是残疾现象的一部分，使用的是生物 - 心理 - 社会医学模式。

ICF 提供了一种新的功能、残疾和健康的理论与应用模式，它不仅可以对疾病进行诊断，注意健康状态的结果，并且建立了一种国际性的术语系统。这将促进国际性的比较研究与制定国际性的政策。该分类也将满足世界上处于残疾状态人们的需要，使残疾人成为卫生工作者的合作者，并为制定有关社会政策发挥作用。

二、ICF 的基本特点

ICF 是当代国际社会有关功能、残疾和健康的标准，是关于功能、健康和残疾的知识分类体系。其主要特点表现在以下 7 个方面：

（一）广泛性

该分类系统可以应用于所有处于不同健康状态的人，而不同于以往将残疾人作为一个特殊群体加以分离的分类法。

（二）平等性

强调促进残疾人充分参与社会生活，不同健康状态（身体和心理）均无活动或者参与的限制。

（三）准确定义

在4个分类维度中，各个具体的类别均有操作性定义，并且给出了各类的基本属性、分界、测量方法以及具体的实例。

（四）类目使用中性词语

许多类别以及项目均使用中性词来说明每个维度的积极与消极方面，避免了过去使用的对残疾人带有贬义的消极词汇。

（五）结构与功能分离

将身体结构与功能缺损分开处理，以反映身体所有的缺损状态。

（六）用活动替代残疾

活动是一个中性词，用活动取代残疾反映了目前残疾人对自己状态的新认识。该分类还使用严重程度指标，对限制活动的情况进行描述。

（七）用参与代替残障

该分类系统用参与（participation）代替残障（handicaps），并列举了一系列环境因素以确定参与社会生活的程度。

三、ICF 的应用领域

ICF 为综合分析身体、心理、社会和环境因素提供了一个有效的系统性工具。它可以应用于保健、保险、社会保障、就业、人权、科学研究、制订计划和政策、教育和训练以及经济和人类发展等各个领域。具体体现为：①它提供了研究健康状态结果的一种框架，这种框架是依据科学知识和各个领域专家的经验而建立的；②它确定了说明健康状态的术语，这套术语有助于改进卫生保健工作者、其他领域的人员和残疾人之间的交流，是一种可在不同领域内共同使用的术语系统；③它为认识残疾性对个体生活及参与社会的影响提供了理论基础。这一点有着十分重要的意义，人们不仅要对疾病作出诊断，还要对其影响作出分析。④它对健康状态的结果进行定义，有利于提供更好的保健，并为残疾人参与社会生活提供更好的服务。这是提高残疾人生活质量并促进其自立的关键。⑤它可以对不同国家、不同卫生服务领域的数据进行比较，这是国际上早就期望实现的愿望。⑥它为卫生信息系统提供一种系统化的编码方案。⑦它促进对健康状态结果的研究。该系统可以建立更有效的数据收集方法，以收集促进或阻碍残疾人参与社会生活的数据。具体而言，ICF 可以应用于：①统计工具：用于数据采集和编码（人口研究，残疾人管理系统等）；②研究工具：测量健康状态的结果，生活质量或环境因素；③临床工具：用于评定，如职业评定、康复效果评定；④制定社会政策工具：用于制定社会、保障计划、保险赔偿系统及制定与实施政策；⑤教育工具：用于课程设计，确定认知和社会行动需要。

第二节 ICF 有关功能、残疾和健康的理论及 WHO 核心分类体系

ICF 基于生物－心理－社会医学模式,建立了新的功能、残疾和健康的理论架构。在这个理论架构中,最重要的是 ICF 从残疾人融入社会的角度出发,将残疾性作为一种社会性问题,认为残疾不仅是个人的特性,也是由社会环境形成的一种状态。因此,对残疾问题的管理要求有社会行动,强调社会集体行动,要求改造环境以使残疾人充分参与社会生活的各个方面。

一、ICF 的理论模式

所谓功能(functioning)包括"身体功能和结构"、"活动"、"参与"3 个水平,是人为了生存所具备的积极的一面。而残疾(disability)包括"功能障碍"、"活动受限"、"参与限制",是与功能相对应的残疾的一面。在 ICF 中始终较重视积极的一面,从这个意义上讲,ICF 应看作"国际功能分类",而不仅仅是"国际残疾分类修改版"。对于残疾人,不仅要重视残疾,还必须要注重其积极的一面(如正常的机能、能力、参与状况以及有利的环境因素)。

(一)ICIDH 与 ICF 理论

ICIDH 以残疾为出发点,从不同的层次来剖析残疾状况及其结果,阐明了残疾的 3 个水平,即损伤、残疾、障碍,如图 3-2-1 所示:

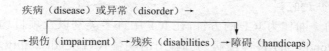

图 3-2-1 ICIDH 概念模式图(WHO/1980)

损伤(机能障碍)是指障碍的生物水平,残疾(能力障碍)是指障碍的个人水平,而障碍(社会性不利)是指障碍的社会水平。这 3 个水平之间是相互依存、相互独立的。由于机能障碍导致能力障碍,能力障碍导致社会性不利。从这一点上说,彼此之间是相互依存的。另一方面,机能障碍即使不能恢复,能力障碍也可能改善;能力障碍即使没有改善,也不一定会带来社会的不利。从这一点上说,彼此之间是相互独立的。康复就是最大程度地利用了这 3 个水平之间相互的独立性而取得成绩的。

ICIDH 为康复诊断的标准化提供了基础。但是它同时也存在许多问题。

1. 忽略了主观障碍的重要性:ICIDH 是从残疾的 3 个不同客观水平,即生物水平、个人水平及社会水平清楚地阐述了残疾程度,但是没有考虑到同等重要的主观的一面。主观的障碍是作为个人体验的障碍,是在残疾人心中的一种烦恼、苦闷及绝望。疾病导致了机能障碍、能力障碍及社会性不利等客观的障碍,同时,疾病也引起主观障碍,而这种主观的障碍会直接影响客观的障碍,特别是影响了社会水平的社会性不利。

2．忽略了环境的重要性：环境方面的阻碍因素与机能障碍、能力障碍间的相互作用导致了社会的不利状况。在生物水平、个人水平相同的情况下，由于环境因素的不同，社会水平会截然不同，即回归社会的能力完全不同。在 ICIDH 中没有考虑环境的因素。

ICF 建立在一种残疾性的社会模式基础上，它从残疾人融入社会的角度出发，将残疾性作为一种社会性问题，残疾性不仅是个人的特性，也是由社会环境形成的一种复合状态。因此，对残疾问题的管理要求有社会行动，强调社会集体行动，要求改造环境以使残疾人充分参与社会生活的各个方面。因此，这种问题是一种态度或意识形态的问题，要求社会发生变化。从政治层次而言，这是一个人权问题。具体如图 3-2-2 所示。

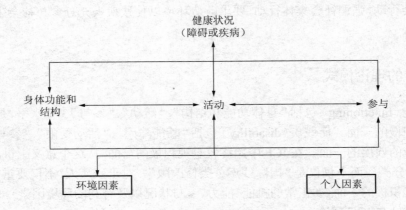

图 3-2-2　ICF 理论模式图

与 ICIDH 相比，ICF 还有以下特点：

① 重视积极的一面

把重视积极的一面作为 ICF 的方针，在 ICF 中许多类别以及项目均使用中性词，如用健康状况（health condition）替代疾病、失调，用活动替代残疾（disability），用参与替代障碍（handicap）。这不仅是单纯换一种说法，其中健康状况不仅包括疾病、外伤、失调等非健康状态，还包括妊娠、高龄、应激、先天异常、遗传因素等与健康有关的一些状态，把 ICF 中出现的一些项目的内涵扩大了。同时也避免了过去使用的对残疾人带有贬义的消极词汇。机能障碍用身体功能和结构（body functions and structure）来替代，将功能和结构分开处理，以更全面地反映身体水平上的功能障碍状态。能力是评定活动（activity）水平的指标，由此导致的残疾状态用活动受限（activity limitation）表示。社会性不利用参与（participation）来替代，由此导致的残疾状态用参与局限（participation restriction）表示。

②环境因素的引入

社会环境特别是人们心目中的价值观或偏见等所造成的社会意识环境对残疾的发生会产生很大的影响。ICF 把环境因素作为背景因素之一，而另一个背景因素是个人因素（包括性别、年龄等），这些背景因素与健康状况有着直接的关系。这种注重环境因素的思考方法，是国际社会长期研究残疾及其影响的结果。

③交互作用的模式

在 ICIDH 的模式中，各个项目间的关系是单向的、平面式的模式，而在 ICF 的模式中，各个项目间的关系是双向的、有关联的、相互作用的,是多维度的模式。

④重视个人体验

在ICF中重视个人体验的重要性,如果个体在社会活动中悲观、失望,有明显的焦虑、抑郁,无继续生存的愿望及信心,那么就会直接影响活动的参与能力,直接影响健康状况。

(二)ICF有关功能、残疾和健康的理论

1.ICF有关功能和残疾的理论

在有关健康理论架构下,ICF首次建立了人类功能的理论架构。这种人类功能理论是针对所有人的终身的功能架构,它将人类功能作为一种中性的概念引入,成为与疾病相对应的概念,功能也是医疗服务所关注的对象,医疗干预不仅需要治疗疾病,也需要对功能障碍进行干预,通过康复的手段,达到功能的最大化目标。这就为康复科学的发展奠定了理论基础,形成了基于功能的学科体系。

关于残疾理论,历史上有两种典型的模式:一种是生物医学模式,一种是社会模式。ICF建立了一种最新的和综合性关于功能和残疾的模式,即生物-心理-社会功能理论(如图1-2所示)。"功能"包括了"身体功能和结构"、"活动"与"参与",并且这种功能被认为与健康状况、个人因素以及环境因素相关联。残疾与功能是相对应的,它包括了损伤、活动受限和参与局限。"身体功能"被定义为身体系统的生理功能,包括心理功能和"身体结构","身体结构"指人体的解剖学部分,例如器官、肢体及它们的组成部分。功能异常以及结构异常通常指的是一种损伤,被定义为结构(例如关节)或者功能上的一种显著的差异或者是丧失,例如畸形。"活动"是由个体执行一项任务或者动作,并且代表了功能的个体方面。"参与"指的是把个体放入整个生活环境中,它代表了功能的社会方面。

2.ICF有关健康的理论

随着人类对有关健康问题研究的深入,人们尝试建立包括功能、残疾和健康的一种大的健康理论架构。健康、功能和残疾可能涉及的情形:包括不同的健康状况,比如亚健康、长期病患、儿童身心缺陷等不同情况。对于老龄化所造成的疾病、功能障碍、身心缺陷等,这些不同的功能状态,不仅可以从疾病和治疗的角度加以认识和干预,更重要的是从功能和康复角度进行研究,通过功能恢复和功能代偿来降低功能障碍,现代社会更加关注功能障碍所造成的日常生活问题,以及为具有功能障碍者提供何种社会性的支持,建立一个综合性的健康和与健康相关的整体性干预模式。

健康与环境之间存在着相互作用。环境是影响健康的重要因素。恶劣环境不仅可引发疾病,同样也会造成功能障碍。因此,减少疾病发生、降低功能障碍、提高健康水平可以从环境干预的角度入手。

提高生活质量是健康的终极目标。一方面要预防和治愈疾病,另一方面对于有功能退化以及功能障碍的情况,要应用康复、环境干预的方法来降低功能障碍所造成的影响,提高生活质量。

二、WHO家族分类的知识分类体系和标准体系

世界卫生组织根据医疗事业和医学研究发展的要求,建立了一系列的分类标准。这些标准既是分类标准,也是世界卫生组织卫生标准体系的组成部分。世界卫生组织将这些标

准称之为家族分类体系,这些构成的世界卫生组织家族分类的知识分类体系和标准体系。如图 3-2-3 所示,其中有三个核心分类体系,包括 ICD-10、ICF、ICHI。

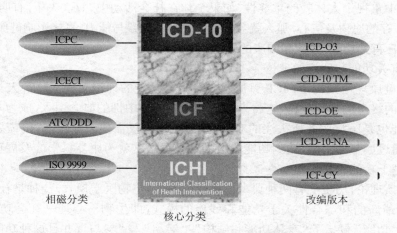

图 3-2-3　WHO 家族分类:国际有关功能和残疾的知识分类体系

(一)ICD-10

国际疾病与相关健康问题统计分类第十版(The International Statistical Classification of Diseases and Related Health Problems 10th Revision 简称 ICD-10),是世界卫生组织(WHO)依据疾病的某些特征,按照规则将疾病分门别类,并用编码的方法来表示的系统。现有版本包括 15.5 万种编码,并记录多种新型诊断及预测,与 ICD-9 版本相比较,该版本增加了 1.7 万个编码。ICD-10 的研究起始于 1983 年,并于 1992 年完成。

国际疾病分类(ICD)自产生至今已有一百多年的历史,期间已经历了十次修订,从最初仅用于死亡原因统计发展到涉及所有疾病和死亡原因的统计(包括损伤和中毒及其外部原因),再发展到目前涉及疾病和有关健康问题的国际健康分类家族,其中包括的内容和使用的范围已经使其成为在全世界描述居民健康状况不可缺少的分类标准,ICD-10 则成为该家族分类中的核心成员之一。我国自 1987 年起开始推广应用 ICD-9,该标准于 1993 年 5 月发布,1994 年起正式实施。该标准的实施,使我国推广应用 ICD 的工作更进一步走上了标准化、规范化、法制化的道路。

随着 ICD-10 的推出,又及时对该标准进行了修订,使伤残、死亡原因等进行宏观管理和统计分析,目前该修订标准已获得通过,于 2001 年 11 月发布,2002 年 6 月起即将发布和实施。ICD 在编制和使用中都以首先满足统计需要为前提,但为了适应各个医学领域对疾病分类的需求,ICD 采取了许多切实可行的措施,使其更加丰富和灵活,使各个医学领域在使用 ICD 的过程中都能够找到适合的方法,解决本领域的特殊需求。

ICD-10 并不是一个孤立的分类,它在国际健康分类家族中起着不可替代的核心作用,在 ICD-10 的基础上已经衍生出许多相关的统计和分类标准。例如,用于汇总居民健康状况的死因分类或疾病分类统计类目表;用于反映某些具体病种详细情况的专科分册,如:肿瘤学分册(ICD-O-3)、精神和行为障碍分册(包括研究用诊断标准(DCR-10)、临床描述与诊断要点)、神经病学分册(ICD-NA)、牙科和口腔学分册(ICD-DA)等。另外,在国际健康分类家族中还包括或即将包括各种反映居民健康状况的特殊分类,如:国际功能、残疾和健康分类(ICF)、国际医疗操作分类(ICPM)、国际初级保健分类(ICPC)等。这些分类都与ICD-10一起承担着从不同的角度客观描述居民疾病与健康状况的任务,使各个医学领域的工作者都可以通过使用这些分类从中受益。

(二)ICF

国际功能、残疾和健康分类(International Classification of Functioning, Disability and Health,简称ICF)。该分类是WHO分类家族中的重要成员,是WHO提出的国际通用的在个体和人群水平上描述和测量健康的理论性框架结构。WHO在世界卫生组织第五十八届世界卫生大会有关残疾与康复的决议(WHO58123)《残疾,包括预防、管理和康复》中,将ICF列为残疾与康复的重要标准性文件,ICF的研究、开发与应用将对新世纪的残疾和康复工作产生极其重要的影响。

1. ICF 与 ICD-10 的关系

ICF属于由世界卫生组织(WHO)为不同健康领域的应用而建立的国际分类"家族"。世界卫生组织建立的国际分类家族提供了一种框架可以对广泛的有关健康的信息进行编码(如诊断、功能和残疾,与保健机构接触的理由),并运用标准化的通用语言使全世界不同学科和领域能够对有关健康和保健情况进行交流。

在世界卫生组织国际分类家族中,健康状况(疾病、障碍、损伤等)主要分类到ICD-10(国际疾病分类第10次修订本简称),该分类提供了一种病因学框架。与健康状况有关的功能和残疾则被分类到ICF。因此ICD-10和ICF是相互补充的,应该鼓励使用者在应用时同时使用世界卫生组织国际分类家族中的这两种分类方法。ICD-10提供了对于疾病、障碍或其他健康状况的"诊断",而这些信息被ICF在功能上给出的补充信息所丰富。诊断和功能这两种信息结合起来,就为描述人群或人口的健康状况提供了更广泛和更有意义的图片,并可依此做出决策。

世界卫生组织国际分类家族为在国际背景下描述和比较人口的健康提供了有价值的工具。由ICD-10提供的死亡率的信息以及由ICF提供的健康及与健康有关指标的信息,可以结合起来用于在监测人口健康及其分布中作为人口健康的综合指标,也可用于评估死亡和疾病不同原因的作用。

ICF已从"疾病的结局"分类(1980年版)转变为一种"健康成分"分类。"健康成分"确定了由什么构成健康,而"结局"则着重于疾病的影响或由此可能产生的其他健康状况。据此,ICF就病因而言采取了中立的立场,并允许研究人员运用适当的科学方法进行原因的推断。同样,这也不同于健康的"决定因素"或"危险因素"。为研究健康"决定因素"或"危险因素",ICF包含了一系列用来描述个体生活背景的环境因素。

2.ICF 的培训与认证

ICF的培训要对ICF用户的需求进行广泛的调查研究,根据需求,制订培训目标,编写培训教材,实施相应的培训,并对培训的效果进行定性与定量的评定。

国际上,许多国家根据需要开发了ICF的培训教材,建立了ICF培训的认证体系。例如2007年由欧共体和功能及残疾专家咨询小组(FDRG)联合开发的ICF基础培训材料—ICF入门的核心课程草案的项目完成。2008年在对其进行进一步注释和修改的基础上,发放用于标准化的ICF培训。

许多国家开发了基于 Web 的网络化培训工作,将 ICF 与 ICD 的培训结合起来。通过区域性、国家级以及行业性的专业培训,为 ICF 的应用奠定了基础。世界卫生组织也在其网站上发布了介绍 ICF 的幻灯片,用于国际的培训使用。

中国残疾人康复协会残疾分类研究专业委员会于 2007 年在国内首次开展了 ICF 的专业培训工作,参与者主要是残联系统和卫生系统的专业人员,通过培训,提高了专业人员对 ICF 相关理论与分类体系的认识,为进一步的应用打下了基础。

（三）ICHI

国际健康干预分类（International Classification of Health Interventions,简称 ICHI）。该分类的目的是为成员国的卫生服务提供者和组织者提供一个通用工具,这个通用工具是基于统计的目的,用于报告和分析卫生干预的分布和演变。在卫生系统的不同水平上,它的结构有不同的特异性,并且 ICHI 使用了一个共同的可接受的术语,以便于不同国家和服务之间进行数据的比较。

1971 年,第一次出现了干预分类的需要,当时仅限于外科手术程序。1978 年,国际医学操作分类（ICPM）首次出版了医学分类程序。1989 年国际工作在这个问题上出现了一个实质的停滞,是由于该领域出现了迅速和广泛的变化,原有的分类程序存在着不恰当的咨询程序而终止。

但是,一些国家由于用于本国的需要而开始这方面的工作,其分类在一定程度上适用于国际水平。今天,在一个更宽的范围内,国际分类的需要再次出现。关于健康干预的国际分类的设想,目的是为了涵盖一系列的治疗和预防措施,包括基于医学、外科手术以及其他与健康相关的保健服务领域。

近年来,WHO 国际分类家族合作中心网络已经促进了国际上使用的健康干预简表的发展,这个健康干预简表以澳大利亚的国际疾病分类第 10 版（ICD-10-AM）的修改版为基础,目的是用于那些至今还没有干预分类的国家。

最初的 ICHI 版本正在修订过程中,以达到世界公认标准的要求。尤其是,这样一个分类的多维度应用领域需要多方位的获得深层知识。而且科学和技术的快速变化意味着要频繁地更新,因此充分的技术解决方案必须得到发展。WHO 国际分类家族合作中心网络的家族发展委员会正在积极地发展计划。预计在不久的将来会正式出版。

第三节　ICF 分类体系和主要内容

一、ICF 分类的结构特征

ICF 是人的功能和残疾的分类。它系统地对健康和与健康有关的领域进行分组。在每个成分内,根据它们共同的特征（如它们的起源、类别和相似性）进一步分组为领域,然后按照其意义进行排列。分类按照一套原则进行组织。这些原则指出分类在各水平和层次间的相互关联性（水平集合）。然而,在 ICF 中有些类目并不以层次方式排列,没有等级顺序,而是在一个分支内的平行类目。

1. 与"本国"有关健康的定义相比，ICF 提供了健康和与健康有关的领域的标准操作性定义。这些定义描述了每一领域的基本特性(如：品质、性质和关系)并说明每一领域包括和不包括的信息。定义也包含通常用于评定的定位点，因此可以将定义改写成问卷，相反也可以将现有的评定工具测试的结果使用 ICF 术语进行编码。如："视功能"被定义为某人使用单眼或双眼从不同距离感受形状和轮廓，这样视力障碍的严重程度可以编码为与这些参数有关的轻度、中度、重度或完全程度的水平。

2. ICF 运用了一种字母数字编码系统，字母 b、s、d 和 e 代表身体功能、身体结构、活动和参与以及环境因素。紧接这些字母的是用章数开头的数字(一位数)，后面是第二级水平(两位数)以及第三级和第四级水平(各为一位数)。

3. ICF 的类目是嵌入式的可以使意义广泛的类目包含更详细的母类中的子类(如：在环境因素成分的第 4 章疾病中，包括站、坐、行、搬运等各自的类目)。简略版(简版)包含两级水平，而全文版(详版)则包含四级水平。但简略版和全文版的编码是一致的，简略版可以由全文版缩减而成。

4. 任何个体在每一水平上均可有其编码范围，它们可以是独立的，也可以是相互关联的。

5. ICF 编码只有在加上一个限定值后才算完整，限定值用于显示健康水平的程度(即问题的严重性)。限定值是在小数点后的一位、两位或多位数字。使用任何编码应该至少加上一位限定值。没有限定值的编码没有意义。

6. 身体功能和结构的一级限定值、活动和参与的活动表现和能力限定值，以及环境因素的一级限定值描述在各构成成分中出现问题的大小。

7. 用同样的通用尺度对 ICF 所有三个构成成分(身体功能和结构、活动和参与以及环境因素)进行定量化评定。有问题就意味着不同结构下存在的损伤、受限、局限性或障碍。列在下面括号中的恰当的定性词汇，应根据相关分类领域作出选择(xxx 表示二级水平的领域数)。对可以使用校正仪器或其他标准测量的大范围的实例量化其损伤、能力受限、活动表现问题或障碍。例如，当"没有问题"或"完全问题"被特定时，编码有 5% 的误差范围。而"中度问题"被确定时，编码的误差范围可达到有完全问题者的半倍或一半程度。不同领域中的百分率要参照相应的人口百分率标准进行校正。为了用一种通用的方式进行量化，需要通过研究来发展评估步骤。

xxx.0	没有问题	(无，缺乏，微不足道⋯⋯)	4%
xxx.1	轻度问题	(略有一点，很低⋯⋯)	5%-24%
xxx.2	中度问题	(中等程度，一般⋯⋯)	25%-49%
xxx.3	重度问题	(很高，非常⋯⋯)	50%-95%
xxx.4	完全问题	(全部⋯⋯)	96%-100%
xxx.8	未特指		
xxx.9	不适用		

8. 环境因素而言，一级限定值既可以用于说明环境的积极作用，即有利因素的程度，也可以用于说明环境的消极作用，即障碍因素的程度。两者均运用同样的 0 — 4 等级量表，但为了说明有利因素，用＋号代替小数点，如:e110+2。环境因素可以按照两种方式进行编码：(a)单独结合每种结构；或者(b)整体性的，不参照个体结构。第一种方式有优势，因为它可

以更明确地确定影响和属性。

9. 对于不同的使用者而言,给每一项目进行编码时加上其他信息是很有用的。可以运用许多不同的有用的附加限定值。表 3-3-1 详尽显示了在各构成成分和环境因素中的限定值,以及已建议的要制定的附加限定值。

表 3-3-1 限定值

成分	一级限定值	二级限定值
身体功能 (b)	通用限定值使用负性量度法,用于显示损伤的范围和程度,如:b168.3 显示特指的语言精神功能严重损伤	无
身体结构 (s)	通用限定值使用负性量度法,用于显示损伤的范围和程度,如:s730.3 显示上肢严重损伤	用于显示身体结构各方面改变的性质 0 结构没有改变 1 完全缺失 2 部分缺失 3 附加部分 4 异常维度 5 不连贯性 6 位置变异 7 身体结构定量改变,包括积液 8 未特指 9 不适用 如:s7300.32 显示上肢部分缺失
活动和参与 (d)	活动表现 通用限定值 个人在现时环境中的问题 如:a5101.1 显示个人在其现时环境中可以获得 辅助装置并在全身沐浴时出现中度困难	能力 通用限定值 无帮助下的活动受限 如:a5101.2 显示全身沐浴时出现中度困难,意味着在无辅助装置或个人帮助的情况下有中度困难
环境因素 (e)	通用限定值,使用负性和正性度量法,分别显示障碍和有利因素的范围,如:e130.2 显示教育用品是中度障碍因素。相反,e130+2 显示教育用品是中度的有利因素。	无

10. 对健康和与健康有关领域的描述是指其在某一时刻的状况(指即刻印象),然而,应用多时段点有可能描述一段时间的轨迹和过程。

11. 在 ICF 中,一个人的健康和与健康有关的状况可以用包含两部分分类的编码表示。所以,每人在一位数水平上的最大编码数可以达到 36 个(9 个身体功能、9 个身体结构、9 个活动表现和 9 个能力编码)。同样,在二级水平总的编码可达到 362 个。在更细致的编码水平,这些编码数可以达到1424个。在现实生活中运用 ICF 时,只需要3—18编码即可适当说明需要二级水平(三位数)精度的实例。通常情况下,更细致的四级水平的版本只供专家使用(如:康复结果、老年病学),而二级水平的分类则可用于调查和临床结果评定。

二、ICF 的内容

ICF 是有关功能、残疾和健康的分类,主要涉及两部分,每一部分有两种成分:第一部分:功能和残疾(a)、身体功能和结构(b)、活动和参与;第二部分:背景性因素(a)、环境因素(b)、个人因素。本节主要从身体功能和结构、活动和参与以及背景性因素三方面进行研究。见表 3-3-2。

每一种成分均可用正面或负面术语表述。每一种成分由不同领域所构成,而在每个领域中,类目是分类的单位。个体的健康和与健康有关的状况可以通过选择适当的类目或编码并加上限定值进行记录,这些数字编码用以具体显示在该类目上功能或残疾的范围或程度,或显示环境因素是有利或障碍因素的程度。

表 3-3-2　ICF 的概况

成分	第 1 部分:功能和残疾		第 2 部分:背景性因素	
	身体功能和结构	活动和参与	环境因素	个人因素
领域	身体功能 身体结构	生活领域 (任务、行动)	功能和残疾 的外在影响	功能和残疾 的内在影响
结构	身体功能的改变 (生理的) 身体结构的改变 (解剖的)	能力 在标准环境中完成 任务 活动表现 在现实环境中完成 任务	自然、社会和态度。 世界特征的积极 或消极影响	个人特质的影响
积极方面	功能和结构的结合	活动参与	有利因素	不适用
	功能			
消极方面	损伤	参与局限性 活动受限	障碍／ 不利因素	不适用

(一)身体功能和结构及损伤

定义:身体功能是身体各系统的生理功能(包括心理功能)。

身体结构是身体的解剖部位,如器官、肢体及其组成成分。

损伤是身体功能或结构出现的问题,如显著的变异或缺失。

1. 身体功能和身体结构分类到两个不同的部分。这两个部分的分类被设计成相互平行的使用。如:身体功能包括人类的基本感觉如"视功能",而与身体结构相关的分类则以"眼及其相关结构"的形式出现。

2. "身体"将人类机体作为一个整体,包括大脑及其功能,即精神,因而精神(或心理)功能包含在身体功能之中。

3. 由于身体结构与功能是根据身体系统进行分类的,所以身体结构不能只被看成是多个器官。

4. 结构的损伤可以包括解剖结构上的畸形、缺失或身体结构上的显著变异。损伤可以根据组织或细胞以及亚细胞或分子水平上的生物学知识进行分类。然而,出于实用的原因,在这些水平的分类未被列出。根据生物学基础描述的损伤已经指导了分类,并可能为组织、细胞以及亚细胞或分子水平上的分类扩展留下空间。对于医学使用者而言,应该注意到损伤是病理表现,而非潜在的病理原因。

5. 损伤代表个体身体及其功能的生物学状况与通常所确认的正常人群的标准状况之间的差异,其定义应由有资格从事身体和精神功能判断的人根据标准做出。

6. 损伤可以是暂时的,也可以是永久的、渐进性、退行性或稳定的、间断性或连续性的。与正常人群标准值的差异可能是微弱的或非常严重的,也可以随着时间而波动。这些特征主要通过编码、周期性加上限定值的方式作进一步描述。

7. 损伤并不决定于病因或它们是如何形成的,如丧失了视觉或肢体可以是由于遗传变异的结果或是由于受伤。损伤的出现必有原因。然而,原因可能并不足以解释所导致的损伤。当存在某种损伤时,可能有身体功能或结构失常,但也可能与其他各种疾病、障碍或生理状态有关。

8. 损伤是健康状况的组成部分或一种表述,但不一定表示有病或个体患病。

9. 损伤在范围上比障碍或疾病更广泛,也包含更多。如丧失了一条腿是身体结构上的损伤,但不是一种障碍或一种疾病。

10. 损伤可能会导致其他的损伤。如肌力丧失可能损害运动功能、心脏功能,可能与呼吸功能不全有关,而损伤的知觉可能与思维功能有关。

11. 身体功能与结构中的一些类目可能与ICD-10的类目重叠,特别是有关症状和体征方面。然而,两种分类的目的是不同的。ICD-10在专门的一章中对症状进行分类以证明有病或做辅助使用,而ICF则是将症状视为身体功能的一部分。这些可用于预防或确定患者的需要。最重要的是在ICF中,身体功能和结构的分类是想与活动和参与的类目一并使用。

12. 损伤被分类到使用了明确定义标准的适当类目(如根据阈值水平决定存在或缺如)。这些标准与身体功能和结构的标准是相同的。它们是:(a)丧失或缺失;(b)降低;(c)附加或过度;以及(d)差异。一旦出现损伤,就可以运用ICF中通用的限定值来衡量其严重程度。

13. 环境因素与身体功能相互作用,如空气质量与呼吸之间、灯光与视觉间、声音与听觉间、分心刺激与注意间、土地质地与平衡间以及环境温度与体温调节间的相互作用。

(二)活动和参与/活动受限和参与局限性

定义:活动是由个体执行一项任务或行动。

参与是投入到一种生活情景中。

活动受限是个体在进行活动时可能遇到的困难。

参与局限性是个体投入到生活情景中可能遇到的问题。

1. 活动和参与成分的领域用包括全部生活领域的一览表列出(从基本学习或观察,到更复杂的领域如人际交往或就业)。这些成分可以命名为"活动"(A)或"参与"(P)或同时使用两者。这些领域使用活动表现和能力两种限定值来定性。因此,由此表收集的信息提供了一种数据矩阵,彼此之间没有重复或冗余的信息(见表 3-3-3)。

表 3-3-3 活动和参与:信息矩阵

领域		限定值	
		活动表现	能力
d1	学习和应用知识		
d2	一般任务与要求		
d3	交流		
d4	活动		
d5	自理		
d6	家庭生活		
d7	人际交往和联系		
d8	主要生活领域		
d9	社区、社会和公民生活		

2. 活动表现限定值描述个体在他或她的现实环境中实际做了什么。由于现实环境含有社会性背景,因此活动表现可以理解为"投入到生活情景中"或个人在其生活的实际背景中的"生活经验"。这种背景包括环境因素——自然、社会和态度世界的所有方面均可用环境因素成分进行编码。

3. 能力限定值描述个体完成任务或行动的能力。这种结构的目的是要显示出个人在某一时刻在既定的领域所能达到的最高功能水平。评估个体的全部能力,需要有一种"标准化"的环境,以中和不同的环境因素对个体能力的影响。这种标准化的环境可以是:(a)评估能力的标准值时通常所用的实际环境;或(b)如果此种情况不可能,则可以假定有一种环境具有统一的影响。这种环境可以称为"统一"或"标准"环境。这样,可以反映出个体对环境调整后的能力。这种调整对在所有国家的所有的人均是相同的,允许进行国际性的比较。统一或标准的环境特点可以用环境因素分类进行编码。能力和活动表现之间的差异反映出现实环境和统一环境之间影响的差异,也为个体改进活动表现要对环境做些什么提供了指导。

4. 利用或不利用辅助装置或人力协助均可使用能力和活动表现限定值。无论是辅助装置还是人力协助都不能消除损伤,但可以在特殊的领域消除功能上的受限。这种类型的编码对于确定在没有辅助装置的情况下个体功能如何是非常有用的。

5. 当个体在完成这些领域的功能中存在定性或定量改变时会引发困难或问题。受限或局限性要依据通常可接受的人群标准进行评估。个人能力和活动表现的评估标准是无类似健康问题(疾病、障碍或损伤,等等)的个体所具备的能力和表现。所观察到的受限或局限性记录和期望的活动表现之间不一致。所期望的活动表现是正常人群标准值,它代表了没有特殊健康问题的人群的经验。在能力限定值中也有同样的标准,人们可以推想如何改变个体的环境来改善活动表现。

6. 活动表现的问题可能直接来自社会环境,甚至是在个体没有损伤的情况下出现。如艾滋病病毒呈阳性的个体一没有任何体征或病痛,或者是某人对某种疾病有一种遗传倾向,但并不表现出损伤,而且有充分的能力去完成工作,然而却可能由于被拒绝进入服务机构、歧视或侮辱而不能工作。

7. 根据在活动和参与成分领域中内容是很难区分"活动"和"参与"的。同样,在根据领域内容区分"个人"和"社会"的观点时,还不可能在专业方法和理论框架之间给出国际性的差异和不同的方法。因此,如果使用者真希望按自己的操作方式区别活动(A)和参与(P)的话,ICF 提供了可以使用的一览表。这一点将在附录 3 中作进一步说明。基本上有四种可能去做的方式:

(a)将一些领域作为 A,其他一些作为 P,而彼此不重叠。

(b)与(a)相同但允许有部分重叠。

(c)用 A 标示领域的具体内容,而 P 标示泛指内容。

(d)所有领域既有 A 又有 P。

(三)背景性因素

背景性因素代表个体生活和生存的全部背景。它们包括环境因素和个人因素,这些因素对具有健康问题的个体的健康和与健康有关的状况可能会产生影响。环境因素构成了人们生活和指导人们生活的自然、社会和态度环境。这些因素对个体而言是外在的,它对作为社会成员的个体的活动表现、活动能力以及身体功能与结构会产生积极或消极的影响。

1. 在分类中组织环境因素时注重两个不同的层面:

(a)个体——个体所处的当时环境,包括如家庭、工作场所和学校等场景。在此层面包括个体面对面接触的环境的自然和物质特征,以及直接接触的其他人,如家人、熟人、同行和陌生人等。

(b)服务机构和体制——正式或非正式的社会结构、服务和在社区或一种文化背景下的总的体制均会对个体产生影响。在此层面包括与工作环境有关的组织和服务机构、社区活动、政府机构、通讯和交通服务部门,以及如法律、条例、正式或非正式的规定、态度和意识形态等非正式社会网络。

2. 环境因素与身体功能和结构以及活动和参与的构成成分之间有交互作用。对于每种构成成分而言,交互作用的性质和范围可以通过未来的科学研究加以说明。残疾的特征是在个体健康状况和个人因素及其生活环境的外在因素之间一种复杂联系的结果。正是由于这种联系,不同的环境对于处在既定健康状况下的同样个体的影响大不相同。有障碍或缺乏有利因素的环境将限制个体的活动表现;有促进作用的环境则可以提高其活动表现。社会可能因为设置障碍(如有障碍的建筑物)或没有提供有利因素(如得不到辅助装置)而妨碍个体的活动表现。

个人因素是个体生活与生存的特殊背景,由不属于健康状况或健康状态的个人特征所构成。这些因素可能包括性别、种族、年龄、健康情况、生活方式、习惯、教养、应对方式、社会背景、教育、职业、过去与现在的经历(过去的生活事件和现时的事件)、总的行为方式和性格类型、个人心理优势和其他特征等,所有这些因素或其中任何因素都可能在任何层次的残疾中发挥作用。在 ICF 中不对个人因素进行分类,但在图 1 中显示了它们的作用,它们可对各种干预的结果产生影响。

第四节　ICF 与作业疗法

作业疗法(Occupational Therapy),即有意义之活动作为治疗媒介,提高残疾人及功能障碍者在生活自理、工作及休闲活动上的独立能力。OT 关心的范畴主要在于日常生活活动、工作及休闲能力上的训练。OT 最终目的是促进健康及生活质量。ICF 的功能、残疾与健康模式为作业疗法提供了一套统一的理论和术语系统。本节主要从以下三个方面来说明 ICF 与作业疗法的联系:第一,基于 ICF 的作业疗法的理论架构;第二,将三种作业疗法模式的概念与 ICF 相联系;第三,将 ICF 用于作业疗法的个案管理。

随着作业治疗师与相关专业人员之间及康复工作小组之间合作的日益增加,考虑运用不同原理跨专业、机构和地区的理论模式或架构十分重要。随着在社区实践中患者的健康和社会保健的转变,作业疗法的改变也已经在进行(COT 2002,Baum 2002)。基于 ICF 的理论架构,可以为作业疗法的改变提供理论基础。

作业治疗师工作在一个日益增加的国际专业上。他们和来自作业治疗师世界联盟的许多不同成员国家的同事一样,工作有一个规律的原则,即阅读由海外编著者主编的《英国作业疗法》杂志的文章,并且越来越多的人正在主张和出现在国际学术期刊和会议中。报告实践的证据以及过去用于评估实践的结果标准也都是国际性和跨专业的。

当作业疗法与许多其他的学科和组织,还有不同的基本原理、传统和信仰相合作时,描述患者健康和功能以及实践的一种通用语言和术语的条款是至关重要的。

服务不断地在开发和改变。临床专业岗位、高级治疗师的引入以及国家健康服务 NHS 改革日程表(DH 1999a)的影响,已经增加了对作业治疗师的需求,需要确定他们的关键角色、技能、能力和实践的范围。

一、基于 ICF 的作业疗法的理论架构

(一)ICF 提供的概念模式

ICF 提供了一个概念模式以解释实践,并且提供了一个可将同一意思翻译为多种语言的通用词汇表。ICF 是一种中性分类,通过考虑个体在他们背景下的问题和难题而不是医疗诊断——从产生的原因到产生的影响来转变健康和残疾的观念。因此是以个人为中心的、非常符合作业疗法的原理和传统。图 3-4-1 显示了 ICF 对作业疗法的影响。

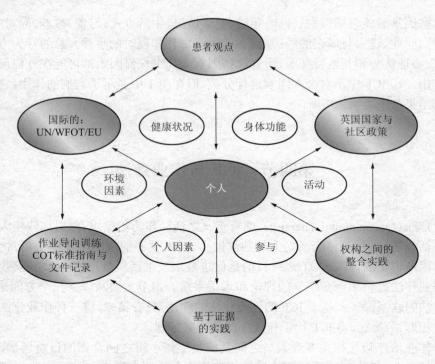

图 3-4-1　演示 ICF 概念如何被嵌入到 OT 实践的架构和过程中

1. 与 ICF 相关的作业治疗师的信念和价值

自从作业疗法开始时，集中注意力在作业（活动）与通过作业的约束（参与）已经是作业疗法专业所具有的最重要的价值（CAOT 2002）。因此，ICF 关注功能和背景性因素的焦点与作业疗法和作业活动表现的观念相匹配。ICF 中背景性因素的融入突出强调了如何阻碍和促进活动和参与，活动和参与通过个体和人群的个人和环境因素而改变（Brintnell 2002）。

2. 以患者为中心的实践

当术语"以患者为中心的实践"不仅在作业疗法内，而且在其他专业内被广泛使用时，它用于不同的解释。作业治疗师的价值和信念已经被概述。这些价值突出强调了作业治疗师应该恪守的承诺：

- 提供一个文化敏感的服务。
- 允许患者制定个体和知情选择。
- 从患者的观点学习。
- 团队工作。
- 集中研究作业活动表现的身体、认知、情绪、精神和社会方面的关系。

（二）ICF 对作业疗法的影响

ICF 与作业疗法的价值是相吻合的，作业疗法的价值在于它将个人置于实践的中心，并且吸收了医学和社会模式（Sumsion 2000）。ICF 允许治疗师与其他小组成员一起工作，以确保满足患者的整体需求。ICF 对个体"生活体验"的全部方面都很敏感，因为它不只是一种健康分类，重点是以个体即患者为中心的。ICF 突出强调环境对健康和总体幸福感的影响，并且可在卫生和社会保健部门交叉使用。

ICF 不是一个作业疗法模式,而且它也很好地补充了现在的作业疗法实践模式。ICF 个人与背景相互作用补充了作业活动表现的概念,即"作业的进行为了满足生活需求"(Law and Baum 2001),挑选出来的活动或作业的实施是个体、环境和作业内在关系的结果(Law et al 1996)。

最近的文件记录中 Creek 将"作业疗法定义为一种复杂的干预"(Creek 2003),Creek 认为 ICF 架构和作业治疗师的活动相互补充,在个体患者的健康状态、可能的残疾和环境背景的情景内,维持或改善功能和社会参与。

现在 ICF 已经被国际公认为一个健康和残疾的模式,也被加拿大、美国、澳大利亚和斯堪的纳维亚作业治疗专业的社团公认为一个健康和残疾的模式。表 3-4-1 解释 ICF 如何在美国、加拿大补充现在的作业治疗的概念和理论,以及最近在英国做出的贡献"作业疗法定义为一种复杂的干预"(Creek 2003)。

表 3-4-1 ICF 与作业疗法概念和理论的比较

ICF（WHO 2001）	身体功能和结构	活动	参与	背景性因素
作业疗法分类（Law 和 Baum 2001）	活动表现成分	作业的活动表现	作业角色的活动表现	环境／背景因素
作业疗法的实践架构（美国作业疗法协会）	患者因素	作业区域,活动表现的模式和技能	作业区域,活动表现的模式和技能	背景
作业疗法定义为一种复杂的干预（Creek 2003）	能力	作业		环境需求

二、ICF 与三种作业疗法模式相联系

（一）三种作业疗法模式

1. 人类作业模式（Model of Human Occupation,简称 MoHO）。

MoHO 的中心是人类系统。一个系统指的是任何一个相互影响的元素复合体,并且这些元素共同组成了一个合理的有着功能目的的整体。作业行为是人类系统、作业和环境的结果。人类系统有 3 个子系统:决断力子系统(进行作业选择;包括价值、兴趣和个人原因)、习惯化子系统(包括作业行为的习惯)以及心理 - 大脑 - 身体活动表现子系统(描述活动能力)。另外,环境影响人类作业行为:物理、社会和文化环境构成了作业行为设施,如在家、学校或工作场所和娱乐场所(Kielhofner,1995; Kielhofner & Forsyth, 1997)。

2. 加拿大作业活动表现模式（Canadian Model of Occupational Performance,简称 COMP）。

COMP 的中心是作业活动表现。作业活动表现被定义为三个关键术语的交汇处:作业、环境和个人。动态的作业、环境与个人之间关系的结果是作业活动表现。环境的关键组成部分是文化、制度、物理和社会。作业的目的可以是休闲、生产力,也可以是自我照顾。COMP 指出个人作为完整的整体,整合了精神、情感、认知和生理需求(Townsend, 2002)。

3. 作业活动表现模式(澳大利亚)（Occupational Performance Model (Australia)，简称 OPM（A））。

OPM（A）的中心是作业活动表现。五个主要成分构成了作业活动表现：生物力学活动表现、感觉运动活动表现、认知活动表现、内心活动表现和人际关系的活动表现。外环境被分为物理、感觉、文化和社会环境。作业活动表现的核心要素是身体、心理和精神要素。作业活动表现嵌入到空间和时间中。空间指的是物理事件（物理空间）和个人的空间体验（感觉空间）。时间指的是物理事件的暂时安排（物理时间），也还有归因于根据个人的时间（感觉时间）（Chapparo & Ranka, 1997）。

（二）三种模式与 ICF 相联系

三种模式的 41 个概念与四个主要的 ICF 组成部分相联系：身体功能和结构、活动和参与、环境因素和个人因素。这 3 种模式项目之间的比较，按照组成部分来排序。表格的数字代表了 ICF 类目在不同模式中被强调的频率。一个较高的数字表明来自一种特定模式的几个项目与同一 ICF 类目相联系。表 3-4-2 代表了三个确定模式的每个概念以及与之相联系的 ICF 类目。

人们发现下面的两个概念没有被 ICF 所涵盖，被编码为 nc:OPM（A）中"感觉空间"概念和 MoHO 中"习惯化子系统"概念。

OPM（A）中"空间"概念被分为"物理空间"和"感觉空间"。"感觉空间"指的是个人的空间体验的观点（Chapparo &Ranka, 1997, p. 60）。同样，"时间"概念被分为"物理时间"和"感觉时间"。"感觉时间"概念被包括在 ICF 中，不同于其他，"感觉空间"概念并没有包括在 ICF 中。"感觉时间"与 ICF 类目 b1802 时间体验相联系，b1802 时间体验被定义为与时间长度和推移有关的主观体验的特殊精神功能。一个相似的 ICF 类目如与"感觉空间"相适应的空间体验并不存在。ICF 类目 b1565 视觉空间觉被定为涉及通过观察物体在环境中或与自身的相对位置从而做出辨别的精神功能。然而这个 ICF 类目并不包括个体的主观体验，因而也不能与"感觉空间"相联系。

MoHO 中"习惯化子系统"的概念没有包含在 ICF 中。MoHO 是一种行为模式。习惯化子系统由作业方式和日常活动（如必要的习惯，目的是为了引导作业在一个日常的基础上）组成（Kielhofner, 1995）。ICF 没有包括 MoHO 主张的当人们进行作业和活动时必要的日常活动和习惯。

"休息"概念在概念作业疗法模式和 ICF 中用法不同。与 ICF 中"休息"是一个身体功能相反，在 OPM（A）中"休息"有一个活动观点。因此，类目 d9209 娱乐和休闲，未特指与下面的 OPM（A）中的两个概念"休闲"和"休息"相联系。OPM（A）中"休息"概念与一个活动和参与的 ICF 类目相联系，因为 OPM（A）作者指的是有目的的非活动追求。"休息"可包括用于睡觉的时间（Meyer, 1977），以及进行目的是为了放松的日常活动、作业、子作业和仪式（Chapparo & Ranka, 1997）。

作业疗法概念模式的三个概念与 ICF 现在还没有开发的组成成分的个人因素相联系。下面的三个概念与 ICF 组成成分个人因素相联系:OPM（A）的"内心活动表现成分"、"心理"概念以及 MoHO 的"决断力子系统"。

表 3-4-2　ICF 与作业疗法模式的联系

ICF 类目	MoHO	COMP	OPM（A）
开发时间	1985	1997	1997
国家	美国	加拿大	澳大利亚
身体功能	1	1	
b1349 睡眠功能,未特指			1
b1529 情感功能,未特指		1	
b1802 时间体验			1
b199 精神功能,未特指		1	1
b299 感觉功能和疼痛,未特指			1
b799 神经肌肉骨骼和运动有关的功能,未特指			2
身体结构	1	1	1
活动和参与			
d599 自理,未特指		1	1
d799 人际交往和人际关系,未特指			1
d859 其他特指或未特指的工作和就业		1	1
d9209 娱乐和休闲,未特指		1	2
d9309 宗教和精神性活动,未特指		1	1
环境因素			1
e199 用品和技术,未特指	1	1	1
e2459 与时间有关的变化,未特指			1
e299 自然环境和对环境的人为改变,未特指	1		1
e465 社会准则、实践和观念	1	2	2
e599 服务、体制和政策,未特指		1	
个人因素	1		2
NC	1		1

表 3-4-2 显示的是 ICF 类目和组成成分以及与之相联系的模式概念。模式概念与 ICF 类目和三个组成成分身体功能、身体结构和个人因素相联系。COMP,加拿大作业活动表现的模式;MoHO,人类作业模式;NC,未涵盖;OPM（A）,作业活动表现（澳大利亚）。

表 3-4-3　个体概念作业疗法模式与 ICF 的联系

概念	ICF 类目
OPM（A）	
感觉环境	环境因素
物理环境	e199 用品和技术,未特指

概念	ICF 类目
社会环境	e465 社会准则、实践和观念
文化环境	e465 社会准则、实践和观念
空间(物理空间)	e299 自然环境和对环境的人为改变,未特指
空间(感觉空间)	未特指
时间(物理时间)	e2459 与时间有关的变化,未特指
时间(感觉时间)	b1802 时间体验
自我维护	d599 自理,未特指
休息	b1349 睡眠功能,未特指
休闲	d9209 娱乐和休闲,未特指
生产力	d859 其他特指或未特指的工作和就业
生物力学	b799 神经肌肉骨骼和运动有关的功能,未特指
感觉运动(感觉)	b299 感觉功能和疼痛,未特指
感觉运动(运动)	b799 神经肌肉骨骼和运动有关的功能,未特指
认知	b199 精神功能,未特指
个人内在	个人因素
人际	d799 人际交往和人际关系,未特指
身体	身体结构
心理	个人因素
精神	d9309 宗教和精神性活动,未特指
COMP 概念	
一级水平:个人	
二级水平:情感	b1529 情感功能,未特指
二级水平:认知	b199 精神功能,未特指
二级水平:身体	身体功能和身体结构
二级水平:精神	d9309 宗教和精神性活动,未特指
一级水平:作业	
二级水平:自理	d599 自理,未特指
二级水平:生产力	d859 其他特指或未特指的工作和就业
二级水平:休闲	d9209 娱乐和休闲,未特指
一级水平:环境	
二级水平:物理	e199 用品和技术,未特指
二级水平:制度	e599 服务、体制和政策,未特指
二级水平:文化	e465 社会准则、实践和观念
二级水平:社会	e465 社会准则、实践和观念
MoHO 概念	
决断力子系统	个人因素

概念	ICF 类目
习惯化子系统	未涵盖
活动表现:心理 - 大脑 - 身体子系统	身体功能和身体结构
环境因素:物理环境	e199 用品和技术,未特指
环境因素:社会环境	e465 社会准则、实践和观念
环境因素:作业行为设施	e299 自然环境和对环境的人为改变,未特指

表 3-4-3 显示个人模式与 ICF 的联系。每一个概念根据已建立的连接规则与适当的 ICF 类目或组成成分相联系(Cieza et al., 2002)。

三、ICF 用于作业疗法的个案管理

(一)将 ICF 用于作业疗法实践中

ICF 可被用作一个架构以在问题鉴定中开发技能,确定作业治疗的作用以及作业治疗过程对每个患者的功效,并且在与一个新的患者小组工作、工作量监督或与有复杂问题的患者工作时尤其有用。同一架构可被用于服务提供并且可在专业和机构内以及跨专业和机构障碍来开发。

(二)个案管理

表 3-4-4 中的个案研究表明在个案管理中 ICF 作为一个架构的使用。

表 3-4-4　帕金森病患者 Peter

Peter,55 岁,15 年前被诊断为帕金森病。他是一个卡车司机,在他 49 岁时提前退休离开了工作岗位,因为他不能再应付长时间的每天开车。他也感觉到自己的注意力、解决问题与决策制定能力正在衰退,并且他的思维过程和反应时间变慢了。他觉得退休对于雇主和自己来说可能都是一种解脱。Peter 退休有一笔丰厚的退休金,因此他和妻子 Maureen 财政上有保证。他们住在农村 Peter 老母亲的房子里,这个房子在河边,有时还会有洪水。Peter 和 Maureen 过去有一个积极的社会生活,但是朋友们变得为难和不能容忍他的吃喝困难,并且邀请旅行去酒吧或本地餐馆时很快就得停止。Maureen 现在做了所有的开车工作,虽然 Peter 能帮助她做很轻的家务活和打理花园,但 Peter 有平衡问题并且经常在试图搬运或接物体时摔倒。Peter 摔倒时只有挫伤和小的撕裂伤,但是这些变得越来越频繁和严重。关于他的摔倒,Maureen 很紧张,她开始禁止 Peter 在没有她帮助的情况下进行花园劳动、家务活和洗澡。Peter 变得更加不独立,得到的锻炼更少并且觉得无聊和有挫败感。Peter 以前是生活和聚会的灵魂人物,现在变得非常内向和孤僻,将大多数时间花费在上网上。

使用 ICF 领域作为一个架构,Peter 的一些问题可被鉴定。ICF 分类的定义已经被使用和进行编码。

表 3-4-5　运用 ICF 架构来考虑 Peter 的问题

身体功能 / 结构损伤	活动限制和参与局限	背景性因素
基底神经节损伤（s1103）	吃（d550）	妻子的支持（e310）
思维步调损伤（b1600）	喝（d560）	与朋友关系的障碍（e320）
保持注意力损伤（b1400）	盥洗自身（d510）	朋友和熟人的个人态度（e420）
内向（b1260）	举起和搬运物体（d430）	同事的个人态度（e425）
认知可塑性损伤（b1643）	伸（d4452）	水体 - 住在河边（e2101）
平衡能力损伤（b755）	控制饮食和调节身体 - 身体锻炼	自然事件 - 遭洪水（e230）
皮肤的修复功能 - 挫伤和撕裂伤	（d5701）	社会保障的服务、体制和政策 -
（b820）	解决问题（d175）	丰厚的退休金（e570）
	驾驶（d475）	通信用的用品和技术 - 使用互联
	做家务（d640）	网（e125）
	与朋友的非正式关系（d7500）	
	终止工作 - 退休（d8452）	
	业余爱好 - 园艺（d9204）	

　　一旦患者的问题被鉴定，那么最适合他的干预也就会被确定。如果问题是损伤性质的，那么可以运用身体功能 / 结构的结局测量。

　　从表 3-4-5 中可以看出，可以突出强调最重要的问题，这些问题可能要求从以下几个观点来关注：

- 患者。
- 作业治疗师。
- 跨专业的小组。

　　这三者中的每一个都有他们优先考虑的事项，通过由政策背景和资源标准所报告的他们的信仰、价值、知识、技能、角色、基本原理和理论模式来确定。

　　例如，如果 Peter 强调盥洗自身是他的主要问题，然后最适合的干预需要被确定（基于信仰、基本原理和理论模式）。

- 作业治疗师可能觉得通过提供洗浴设备，改善 Peter 的活动表现能力，使他的环境变容易是最好的。
- 物理治疗师可能考虑他的平衡问题（身体功能），以及改善运动耐受力（活动能力），使盥洗自身成为一个更安全的活动。

　　这里作业治疗师和物理治疗师从不同的观点强调了 Peter 的盥洗自身问题。物理治疗师集中注意力在损伤和活动能力的限制上，与物理治疗师的物理疗法基本原理和传统相一致，然而作业治疗师则考虑 Peter 的活动表现能力和环境因素的影响。通过讨论，Peter、Maureen 与小组决定将来最好的干预方式，是解决 Peter 因帕金森症而导致的功能退化。

　　作业治疗师将选择一种工具来评定 Peter 的环境以及环境中的活动表现能力。

　　物理治疗师将选择一种工具来评定 Peter 的平衡能力（身体功能）以及移动与转移（活动能力）。

（三）ICF 在服务条款中的运用

在服务条款中运用 ICF 架构为个案管理确定缺口或不符合之处。而且它还能说明主要优先考虑的这些领域。例如，Mathiowetz（1993- 被 Gibson 和 Strong2003 年引用）建议作业治疗师的主要管理范围是强调作业活动表现和活动表现的作用（活动和参与），因此次要考虑干预目的——活动表现的组成部分（身体功能 / 结构）。然而，这样会促进哪些领域和问题是作业治疗师的管理范围，以及哪些是小组中其他专业人员领域的争论。

运用 ICF 术语也能使作业治疗师与其他关于评定和干预学科相交流，他们用一种共享的"语言"来进行，可解释作业疗法干预的复杂性。

（邱卓英）

思考题

1. ICF 的理论模式是什么？
2. ICF 对作业疗法的影响有哪些？

第四章   日常生活活动能力评定

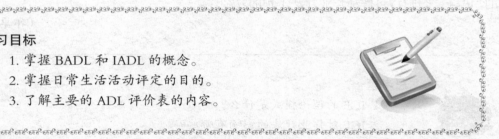

学习目标
1. 掌握 BADL 和 IADL 的概念。
2. 掌握日常生活活动评定的目的。
3. 了解主要的 ADL 评价表的内容。

由于 ADL 能力反映了人们在家庭内(或医疗机构内)和在社区中活动的最基本的能力，因而在康复医学中是最基本和最重要的研究对象。自 1945 年由 Dearier 首先提出以后，至今已出现了大量的有关 ADL 能力的评定方法。本章仅介绍一些通用的方法，至于与个别疾病密切相关的如 QIF 则在与该疾病有关的章节内介绍。

第一节   日常生活活动评定的主要内容

日常生活活动(activities of daily living ,ADL) 指一个人为了满足日常生活的需要，每天所进行的必要活动。日常生活活动能力的评定，可以最基本的反映一个个体的综合运动能力，通过观察其每天基本生活活动完成的情况，客观地评价一个个体的精细、协调、控制能力和感知功能，作为了解其残疾状态的基本指标之一。日常生活活动分为基础性日常生活活动 (basic activity of daily living ,BADL) 和工具性日常生活活动 (instrumental activity of daily living ,IADL)。基础性日常生活活动评定的对象为住院患者，而工具性日常生活活动评定则多用于生活在社区中的伤残者及老人。

一、基础性日常生活活动 (BADL)

是指人维持最基本的生存、生活需要所必需的每日反复进行的活动，包括自理和功能性移动两类活动。基础性日常生活活动评定所包含的具体内容：
1. 自理活动
(1) 进食：包括从碗里取食、用杯子或吸管喝水、切食品、使用餐具、咬断或咀嚼、吞咽。
(2) 卫生：刷牙、梳头、剃须、化妆、修剪指甲。

（3）洗澡：上身（手、脸、上肢、躯干）、下身（臀部、大腿、小腿、脚）。

（4）穿衣：上身（内衣、前开襟、套头衫）、助听器/眼镜、下身（内裤、长裤、裙子、袜子、鞋、矫形器/假肢）。

（5）如厕：穿脱衣服、清洁、冲洗厕所、控制排尿、控制排便。

（6）交流：理解口语、理解书面语、理解手语、表达基本需要（说、写、手势）。

2. 功能移动性活动

（1）床上移动：移动体位、翻身、坐起。

（2）转移：床、椅、浴盆、淋浴室、小汽车。

（3）坐。

（4）站。

（5）行走：平地、斜坡、台阶、楼梯。

（6）社区活动：进出公寓、过马路、去车站。

二、工具性日常生活活动（IADL）

工具性日常生活活动指人维持独立生活所必需的一些活动，包括使用电话、购物、做饭、家事处理、洗衣、服药、理财、使用交通工具、处理突发事件以及在社区内的休闲活动等。从工具性日常生活活动所包含的内容中可以看出，这些活动常需要使用一些工具才能完成，是在社区环境中进行的日常活动。工具性日常生活活动是在基础性日常生活活动基础上实现人的社会属性的活动，是维持残疾人自我照顾、健康并获得社会支持的基础。工具性日常生活活动评定所包含的具体内容：

1. 室内活动

（1）做饭：使用器皿餐具、使用炉灶。

（2）打电话：找电话号码、拨号、留言、记录留言。

（3）服药：开瓶盖、按医嘱服药。

（4）打扫卫生。

（5）衣服：洗衣服、熨衣服。

（6）财务：找零钱、存取钱、记账。

2. 室外活动

（1）购物：食品、衣物、日常用品。

（2）社交：时间安排、计划、组织、准时赴约。

（3）交通：开车、搭乘公交车。

（4）其他。

三、日常生活活动评定的主要内容

根据 ADL 的分类，ADL 评定的主要内容分为两大类：PADL 和 IADL。PADL 分为个人自理类和躯体活动类两部分；IADL 分为户外和室内两部分，见表 4-1-1。

表 4-1-1　PADL 评定的主要内容

PADL	IADL	
	户外	室内
Ⅰ．个人自理类	i．乘公共汽车	i．家庭卫生
i．穿衣	ii．骑车或驾车	ii．烧水沏茶
ii．进食	ii．骑车或驾车	iii．切菜做饭
iii．整容	iv．采购	iii．切菜做饭
iv．如厕	iv．采购	v．用电灯、电话
v．入浴	vi．社区活动和交际	vi．听广播、看电视
vi．自理生活中的一些徒手操作		vii．写信
Ⅱ．躯体活动类		viii．看报纸、杂志
i．床上活动		ix．打牌、照相
ii．坐		x．订收支计划
iii．站		x．订收支计划
iv．转移		xii．记住约会生日和节假日
床\椅(轮椅)		
椅\卫生间等		
v．步行		
vi．上下楼		
vii．驱动轮椅		

第二节　日常生活活动评定的主要方法

一、日常生活活动评定的目的

1. 确立日常生活活动的独立程度。
2. 确定哪些日常生活活动需要帮助,需要何种帮助以及帮助的程度。
3. 为制订康复目标和康复治疗方案提供依据。
4. 为制订环境改造方案提供依据。
5. 观察疗效,评估医疗质量。
6. 进行投资 - 效益比分析。

二、日常生活活动评定量表的选择

PADL 反映较粗大的运动功能,适用于较重的残疾;而 IADL 反映较精细的功能,适用于较轻的残疾,并在发现残疾方面较 PADL 敏感,故常用于调查。由于上述的原因,PADL 常在医疗机构内应用;而 IADL 多在社区老年人和残疾人中应用。目前大多数 IADL 量表的内容不是纯属 IADL 的,多半是在 PADL 的基础上加上 IADL 的内容而成;相反,PADL 表则多数较纯而不含 IADL 的内容。从内容、信度、效度、简明实用性等方面考虑,单纯评定 PADL 时首选 Barthel 指数 (见表 4-2-4) 或日本 ADL 量表;如果除了 PADL 情况外尚需了解认知功能时可选 FIM。若需单纯了解患者的 IADL 情况可首选 FAQ(见表 4-2-6),陶寿熙的量表 (见表 4-2-7) 也可供参考。

常用的 PADL 和 IADL 量表如下。

表 4-2-1 常用的 ADL 评定方法

分 类	名 称	提出者	检查项	信 度	效 度	适用性
PADL	ⅰ.PULSES	Moskowitz 与 Mccann	6	++	++	C
	ⅱ.Barthel index	Mahony 与 Barthel	10	++	++	C
	ⅲ.ADL 独立指数 (index of independence in ADL)	Katz	6	+	+	C
	ⅳ.Kenny 自理评定 (kenny self care evaluation)	Schoening	85	+	++	C
	ⅴ.功能状态评定量表 (functional status rating scale)	Forer	85	+	++	C、R
	ⅵ.功能独立评定 (functional independence measure)	UDSMR	18	++	++	C、R
IADL	ⅰ.残疾快速评定量表 (rapid disability rating scale)	Linn	18	+++	++	R
	ⅱ.功能状态指数 (functional status index)	Jette	45	++	+	C
	ⅲ.功能活动问卷	Pfeffer	10	+	+++	S、C

注:C:临床;R:研究;S:调研;UDSMR:美国康复医学统一资料系统。
(选自缪鸿石主编的《康复医学理论与实践》(上册)P334。)

三、常用的日常生活活动评定量表

(一)PADL 量表

1. PULSES 评定量表

1957 年,由 Moskowitz 和 Mclann 发表,是一种总体功能评定方法(global functional assessment instrument）。评定内容共分 6 项：

P（physical condition ）身体状况；

U（upper limb function）上肢自理功能；

L（lower limb function）下肢行动功能；

S（sensory intactness and communication）感觉器官的完整和交流；

E（excretory function）大小便控制能力；

S（situational factors）社会地位因素。

按功能障碍程度分 4 级评定，即：1 级：无功能障碍，能独立完成；2 级：功能有轻度障碍；3 级：功能有严重障碍；4 级：完全依赖。

1957 年 Granger 等肯定此法是有实用价值的总体评定方法，并对原表进行修订。修订表仍按 6 项 4 级评定，但各项评定的具体内容有所改变，主要按患者的依赖程度为评定标准。制定记分系统，总分 6 分（即各项均为 1 级）者功能最佳，24 分（即各项均为 4 级）者功能最差（见表 4-2-3）。

表 4-2-3　PULSES 评定法评分内容

P——身体情况（physical condition）：指内脏疾病（心血管、胃肠道、泌尿和内分泌疾病）和神经系统疾病。

1. 病情很稳定，3 个月复查一次即可。

2. 病情尚稳定，需 3 个月内复查一次，但非每周。

3. 病情不稳定，至少每周复查一次，需他人照顾。

4. 病情很不稳定，需每日监护。

U——上肢功能（upper limb function）：主要指上肢自理功能，如餐饮、穿衣、假肢支具的使用、整容、洗澡等。

1. 生活自理，上肢无残损。

2. 生活自理，上肢有一定残损。

3. 生活自理有困难，需要帮助或指导，上肢有残损或无残损。

4. 生活完全依赖他人，上肢有明显残损。

L——下肢功能（lower limb function）：主要指下肢的行动，如由轮椅移至浴盆、淋浴或便器、步行、上楼、操纵轮椅等。

1. 独立行动，下肢无残损。

2. 行动稍受限，下肢有一定残损，如可以行走，但需应用步行辅助器或假肢和支具，可操纵轮椅在无障碍处行动。

3. 在帮助和指导下才能行动，下肢有残损或无残损，轮椅行动需给予帮助，或在有障碍时需帮助。

4. 完全依赖他人行动，下肢有明显残损。

S——感觉器官（sensory components）：与语言交流（听、说）和视力有关的功能。

1. 独立作语言交流，无视力残损。

2. 独立作语言交流，视力有一定残损，但有轻度构音障碍，轻度失语，配戴眼镜或助听器，或需用药。

3. 帮助下方能完全语言交流，视力障碍严重，语言交流需翻译或指导。

4. 完全不能进行语言交流，不能视物。

E——排泄功能（excretory function）：指大、小便控制能力。

1. 可完全自主控制。

2. 正常情况下可控制，但便意急；使用导管、栓剂或其他用具时，无需帮助可以自理。

3. 需他人帮助以控制大、小便，但常有失禁。

4. 大、小便失禁，经常尿床、溢粪。

S——社会地位因素（situational factors）：指智力和感情适应能力，家庭的支持，经济能力和社会关系。

1. 能胜任本职工作，完成日常工作任务。

2. 需对本职工作及日常工作任务做些调整。

3. 需要帮助、指导和鼓励才能完成本职工作，或需由公共或私人服务组织得到协助。

4. 需长期住院（医院或护理院）。

总分 6 分为最佳，24 分最差

2. Barthel 指数

Barthel 指数（the Barthel index，BI），由美国 Barthel 和 Mahoney 于 1965 年发表，是美国康复医疗机构常用的方法。Barthel 指数评定简单，可信度高，灵敏度也高，使用最广泛。它还可用于预后的估计。对于急性脑血管意外和其他脑脊髓疾病患者，在发病后一个月以内，住院评定时 Barthel 指数为 0—20 者，35% 将死亡，16% 能返家。入院时 Barthel 指数 60—100 者，95% 左右能返家，无一例死亡。经过 2—3 个月的住院综合康复治疗后平均可使 Barthel 指数提高 30 左右。因此 Barthel 指数 40—60 者康复治疗的效益最大，以下介绍 1987 年修订的 Barthel 指数（modified Barthel index，MBI）（表 4-2-4）。

表 4-2-4　Barthel 指数评定表

项目	评分标准
大便	0= 失禁或昏迷 5= 偶尔失禁（每周＜1 次） 10= 能控制
小便	0= 失禁、昏迷或需他人导尿 5= 偶尔失禁（每 24h ＜次，每周＞1 次） 10= 能控制
修饰	0= 需帮助 5= 独立洗脸、梳头、刷牙、剃须
如厕	0= 依赖别人 5= 需部分帮助 10= 自理
进食	0= 依赖 5= 需部分帮助（切面包、抹黄油、夹菜、盛饭） 10= 全面自理

项目	评分标准
转移	0= 完全依赖别人（需 2 人以上帮助或用升降机不能坐） 5= 需 2 人或 1 个强壮动作娴熟的人帮助。 10= 需要少量帮助（1 人）或语言指导。 15= 自理
活动 （步行）	0= 不能动 5= 在轮椅上独立行动 10= 需 1 人帮助步行（体力或语言指导） 15= 独自步行（可用辅助器）
穿衣	0= 依赖 5= 需一半帮助 10= 自理（系开钮扣、开关拉链、穿脱鞋及乳罩）
上下楼梯	0= 不能 5= 需帮助（体力或语言指导） 10= 自理
洗澡	0= 依赖 5= 自理

总分为 100 分。60 分是能否独立的分界点:100 分为正常;大于 60 分为轻度残疾但尚能独立;60-41 分为中度残疾;40-20 分为重度残疾;低于 20 分为完全残疾。

Barthel 指数的详细评分标准

说明:指数应记录患者的确能做什么,而不是可能或应达到什么程度。

主要目的是确定由任何体力或智力帮助（较小的）所获得的自理程度。因此,如需提供任何自动监督则表明患者不能自理。患者自理的程度应通过由护士、亲属或本人所提供的最好信息和通过与病人交谈来确定。应记录患者 24 小时内所完成的情况,虽周期较长,但为说明问题是需要的。尽管无失禁,昏迷者也应积分为 0。中度指患者能提供所需力量的一半。只要患者无需任何人帮助,虽用辅助器也可划入自理类。

便:偶尔失禁 = 每周少于 1 次。

尿:偶尔失禁 = 每 24 小时少于 1 次,每周多于 1 次。

导尿患者划为尿失禁。如无需帮助能自行导尿,视为能控制。

修饰:指的是个人卫生。例如洁齿（包括固定义齿）、梳头、洗脸等。

用厕:能去厕所或便桶处,无助手能解衣或处理卫生。

进食:能吃任何正常食物,但不能取饭、做饭。

转移:从床上到轮椅上并返回。完全依赖:需两人以上帮助,或用升降机,不能坐起。大帮助:需两个人或 1 个强壮且动作娴熟的人帮助。小帮助:为保安全需 1 人搀扶或语言指导。

步行:指在家中或病房周围活动,不是走远路。

能力:步行可用任何辅助器。如坐轮椅无需帮助并能拐弯。任何帮助都应由未经特殊训练者提供。

穿衣:在无人指导情况下能穿好全部适合身体的衣服。检查患者能否系扣、开关拉锁、穿拖鞋及乳罩。

上楼梯:必须携带任何有效的辅助器才能上楼梯者,视为能独自进行。

洗澡:无需指导能进出浴池并自理。

3. Katz 指数分级法

1963 年 Katz 等在观察研究 1001 例不同病种老年慢性病人的日常生活活动能力的基础上制定此方法。应用 Katz 指数分级法(the Katz index of ADL),96% 的病人可以评出 ADL 能力,并能估计预后。

此法将 ADL 分为入浴、更衣、如厕、转移、大小便控制和进食六个大项。每项评定结果分为自理和依赖,据此将功能状态分为 A、B、C、D、E、F、G 共 7 级:A 级完全自理;G 级为完全依赖;B 级至 F 级 ADL 自理能力逐级下降,依赖程度不断增加,其表现是入浴能力最早丧失,依次为更衣、如厕、转移、大小便控制,最后为进食。ADL 训练前,若病人评为 G 级,其 ADL 能力恢复的顺序相反,必然是最先开始恢复进食能力。

此法是根据人体功能发展的规律制定,分级简单、有效。对于中风病人 ADL 能力的评定和预后估计,确定类风湿性关节炎病人的护理级别,分析老年病人 ADL 能力丧失情况更为重要。

Katz 指数分级法分级标准如下:

A 级:6 项动作完全自理。

B 级:仅 1 项依赖。

C 级:仅入浴和其余 5 项之一依赖。

D 级:入浴、更衣和其余 4 项之一依赖。

E 级:入浴、更衣、如厕和其余 3 项之一依赖。

F 级:前 4 项及其余 2 项之一依赖。

G 级:6 项动作完全依赖。

所谓完成,即不需指导、监督或他人帮助。但各项活动中所规定的个别特殊动作不在此例,如病人可以自己洗澡,但不能洗背部。所谓"帮助",按其程度可分他人协助、指导和监护 3 种。

Katz 指数分级评定记录表(见表 4-2-5)。

表 4-2-5　Katz 指数分级评定记录表

姓名_____	评定日期_____	
按下列各项功能进行检查（"帮助"一词表示监督、指导或需他人帮助） 入浴——海绵擦澡、盆浴、淋浴		
□ 无需帮助	□ 仅身体一部分需要帮助	□ 超过一部位需要帮助
更衣——从衣柜或抽屉内取内、外衣，系钮扣		
□ 取、穿衣无需帮助	□ 除系鞋带外无需帮助	□ 取、穿衣物需要帮助
如厕——去厕所，排便，便后清洁，整理衣裤		
□ 无需帮助 （可能用手杖或轮椅）	□ 需要帮助 （上述内容之一）	□ 不能去厕所排便
转移——		
□ 上、下床，椅上起坐 无需帮助	□ 上、下床、椅上起坐 需要帮助	□ 不能离床
控制大小便——		
□ 完全控制	□ 偶有失控制	□ 需监护，用导管或 完全失控制
进食——		
□ 无需帮助	□ 除切肉，涂奶油外 无需帮助	□ 需帮助，或完全用管， 或静脉输液

(二) IADL 量表

1. 功能活动问卷

功能活动问卷 (the functional activities questionnaire, FAQ) 是 Pfeffer 于 1982 年提出，1984 年进行了修订。此表原用于研究社区老人的独立性和轻症老年性痴呆，其修订后的内容如表 4-2-6。

从评分可知，分数越高障碍越重，正常标准为低于 5 分；大于 5 分为异常。

表 4-2-6　功能活动问卷 (FAQ) (问患者家属)

项　目	正常或从未做过，但能做（0 分）	困难但可单独完成或从未做（1 分）	需要帮助（2 分）	完全依赖他人（3 分）
ⅰ. 每月平衡收支的能力，算账的能力				
ⅱ. 患者的工作能力				
ⅲ. 能否到商店买衣服、杂货和家庭用品				
ⅳ. 有无爱好，会不会下棋和打扑克				
ⅴ. 会不会做简单的事，如生炉子、泡茶等				
ⅵ. 会不会准备饭菜				
ⅶ. 能否了解最近发生的事件(时事)				
ⅷ. 能否参加讨论和了解电视、书或杂志的内容				
ⅸ. 能否记住约会时间、家庭节目和吃药				
ⅹ. 能否拜访邻居，自己乘公共汽车				

此表信度在 0.8 左右。在效度方面，与精神功能试验的相关系数大多大于 0.7；与 Lawton 和 Brody 的 IADL 表相关系数为 0.72，是目前 IADL 表中效度最高的，而且 FAQ 项目全为 IADL 内容，因此在评定 IADL 时应首先选用。

2. 我国的 IADL 量表

1992 年我国陶寿熙等报道了他们自己拟定的一种可供评定脑卒中患者 ADL 能力的量表，经过在 59 例卒中患者身上试用，并在信度、效度等方面以 PULSES 和 Barthel 指数为标准进行了相关分析，证明有良好的相关性，与 PULSES 相关系数达 0.8813，值得应用。陶寿熙等的评定项目见下表 4-2-7。

表 4-2-7　我国的 IADL 评定量表（陶寿熙）

---

1. 床上活动（指翻身活动，从卧位到坐起，床边坐）。

2. 床椅转移（从床上到坐在椅子上，从椅子到床上）。

3. 吃喝（包括进食、端茶杯喝水）。

4. 整洁修饰（洗脸、刷牙、漱口、梳理后部头发、剃胡须）。

5. 穿脱衣服（穿脱上下身衣服，脱穿袜子，系鞋带）。

6. 大、小便控制。

7. 上厕所（去厕所大、小便后擦净，穿好衣裤返回）。

8. 洗澡（指进出浴盆或淋浴器，自己洗全身各部位）。

9. 会阴护理（较年轻女病人）。

10. 上、下一段楼梯（指 7-8 个台阶）。

11. 行走 10m（20S 内完成）。

12. 开小药瓶盖，取药后拧紧。

13. 一般家务（指室内一般清洁，铺床叠被，做简单饭菜或热饭，烧开水，洗碗筷）。

14. 开、关照明灯（室内照明灯或床头灯）。

15. 锁门、开门（指进出家门时锁门、开门）。

16. 打电话（指使用电话与上班家人、朋友或单位领导商谈简单紧急事件）。

17. 接通电源，调电视频道。

18. 交谈阅读与书写（交谈一些自己病情、阅读报刊标题或短文、书写自己的姓名或简单家信）。

19. 点算钞票（限数量在 100 内）。

20. 户外活动（指自己能到住家附近公园或不太远的地方活动）。

---

3. 国内、外目前常用的 ADL 量表简介（见下表 4-2-8）

表 4-2-8 国内外目前常用的 ADL 量表

分类	名称	提出者	评定内容	分值	信度	效度	适用性／局限性
PADL 量表	Barthel 指数	由 Mahoney 和 Barthel 于 1965 年提出，1993 年进行改良	进食／洗澡／修饰／穿衣／大便控制／小便控制／如厕／转移／行走／上下楼梯	分 0-100 分，完全正常为 100 分，60 分是能否独立的分界点	重测信度为 0.89；评定者间信度 >0.95	有	被综合，广泛应用，使用简单，省时，可以用来预测和评定干预结果；存在"天花板和地板效应"；无人知功能评定内容
	Klein-Bell 评定法	由 Klein 和 Bell 于 1982 年提出	穿衣／排泄功能／活动／卫生或洗澡／吃饭／括约肌功能／转移／交流	每小项 0-3 分，共 170 个小项，需计算百分比	评定者间信度为 0.92	有	是精心设计，灵敏度较高的量表，计分较费时，没有被广泛验证
	综合功能评定法（CFE）	由缪鸿石等于 1998 年提出	记忆／问题解决能力／言语／社交／生活自理／括约肌功能／转移／行进	每大项为 100 分制，每大项分为 5-10 部分，总分 800 分。	评定者间信度为 0.75；重测信度为 0.79	未见效度报道	项目全面完整，部分考虑其独立性，言语、认知评定内容设计切合中国国情，但计分较费时，未被广泛验证
	功能综合评定量表（F-CA）	由胡永善等于 2002 年提出	自我照料／括约肌控制／转移／行走／交流／社会认知	每小项 1-6 分，总分 18-108 分，分数越高代表功能水平越高	重测信度为 0.78-0.99；评定者间信度为 0.77-0.99	有	部分参考 CFE 和 FIM 量表要点，6 分制评定敏感性较好，适合中国国情，但计分较费时，未被广泛验证

续表

分类	名称	提出者	评定内容	分值	信度	效度	适用性/局限性
IADL量表	功能活动问卷(FAQ)	由Pfeffer于1982年提出,于1984年修订	算账/工作/购物/爱好/简单事物操作/准备饭菜/时事了解/交流/记忆/外出	<5分为正常,≥5分为异常,分数越高表示障碍程度越重	评定者间信度为0.8	有	应用较多,主要用于社区老人独立性和轻症老年痴呆评定,是单纯评定IADL的量表
	陶寿熙IADL评定量表	陶寿熙于1992年提出	床上活动/转移/吃喝/修饰/穿衣/大小便/如厕/洗澡/会阴护理/爬楼梯/行走/取药/打一般家务/开关灯/电话/接通电源/书写/阅读/点钞/户外活动	每项1-4分,总分为20-80分,≤20分为基本正常,21-59分为轻度障碍,60-79分为重度障碍,得80分以上为能力丧失	重测信度为0.9	有	可同时了解PADL和IADL的能力,具有反映认知、生活质量方面的内容,较全面
	Frenchay活动指数(FAI)	由Holbrook等于1983年提出	涉及室内外活动,对于室内、娱乐、工作和室外活动等各项得分,依靠患者和家属报告进行评定	每项活动给予0-3分,总分15-60分	评定者间信度为0.82-0.94;重测信度为0.6	有	是专门针对脑卒中患者制定的IADL评测,使用广泛,但敏感性未经检验

注:C:临床;R:研究;S:调研;UDSMR:美国康复医学统一资料系统。

四、日常生活活动评定的实施方法

(一)提问法

提问法是通过提问的方式来收集资料和进行评定。提问有口头提问和问卷提问两种。无论是口头问答还是答卷都不一定需要面对面的接触。谈话可以在电话中进行,答卷则可以采取邮寄的方式。就某一项活动提问,其提问内容应从宏观到微观。进行提问时应尽量让患者本人回答问题。检查者在听取患者的描述时,应注意甄别患者所述是客观存在还是主观意志,回答是否真实、准确。当患者因体力过于虚弱、情绪低落或有认知功能障碍而不能回答问题时,可以请患者的家属或陪护者回答问题。

由于在较少的时间内就可以比较全面地了解患者的日常生活活动完成情况,因此提问法适用于对患者的残疾状况进行筛查。

(二)观察法

观察法是指检查者通过直接观察患者日常生活活动实际的完成情况来进行评定的。观察的场所可以是实际环境,也可以是 ADL 模拟实验室。实际环境只被检查者日常生活中实施各种活动的生活环境,这里所指的环境,不仅包括家里,还包括在家里所使用的物品及完成活动所用时间的长短等。社区康复常采用在实际环境中观察日常生活活动实施情况的方法,检查者可在清晨起床后再被检查者家中的盥洗室里观察其洗漱情况。住院患者的日常生活活动观察评定通常在试验室条件下,即模拟的家庭或工作环境中进行。需要指出的是,不同的环境会对被检查者日常生活活动表现的质量产生很大的影响。因此,在评定的过程中应当将环境因素对日常生活活动的影响考虑在内,使观察结果更真实、准确。

采用观察法能够使作业治疗师在现场仔细地审视患者活动的每一个细节,看到患者的实际表现。这一点是无法从提问中获得的,而且观察法能够克服或弥补提问法中存在的主观性强、可能与实际表现不符的缺陷。通过实际观察,作业治疗师还可以从中分析影响该作业活动完成的因素或原因。

(三)量表检查法

量表检查法是采用经过标准化设计、具有统一内容、统一评价标准的检查表评价 ADL。检查表中规定设计了 ADL 检查项目并进行系统分类,每一项活动的完成情况被予以量化并用分数表示。量表经过信度、效度及灵敏度检验,其统一和标准化的检查与评分方法使得评价结果可以在不同患者、不同疗法以及不同的医疗机构之间进行比较。因此,量表检查法是临床及科研中观察治疗前后的康复进展、研究新疗法、判断疗效等常用的手段。

五、日常生活活动评定的注意事项

1. 评价时注重观察患者的实际操作能力,而不能仅依赖其口述。

2. 患者在帮助下才能完成某种活动时,要对帮助方法与帮助量予以详细记录。

3. 评价应在适当的时间和地点进行。应在早上起床时到病房观察患者穿衣、洗漱、刮脸或化妆等各种自理活动,以求表现真实。如作业疗法科有 ADL 评定设施,必须尽量接近实际生活环境。

4. 为避免因疲劳而失实,必要时评定可分几次完成。

5. 再次评定的时间应该安排在一个疗程结束时和出院前以观察疗效、及时调整方案和判断预后。出现新障碍时应随时进行评价。

6. 对于不能独立完成的项目,需进一步检查影响这些活动完成的因素,如关节活动度、肌力、平衡、协调性、感觉以及认知功能等。

第三节　功能独立性评定(FIM)

功能独立性评定(functional independence measurement, FIM）是 1987 年由美国纽约州功能评估研究中心的研究人员提出的,并列入美国医学康复统一资料系统(uniform data system for medical rehabilitation, UDSMR）之中,此量表包含认知功能和社会功能,应用范围广泛,可用于各种疾病或创伤者的日常生活能力的评价。

1.FIM 评定内容

FIM 包括 6 个方面,共 18 项,其中包括 13 项运动性 ADL 和 5 项认知性 ADL(表 4-3-1)。评分采用 7 分制,即每一项最高分为 7 分,最低分为 1 分。总积分最高分为 126 分;最低分 18 分。得分的高低是根据患者独立的程度、对于辅助具或辅助设备的需求,以及他人给予帮助的量为依据。

表 4-3-1　FIM 评价内容

Ⅰ. 自理活动:	1.进食;2.梳洗修饰;3.洗澡;4.穿上身衣;5.穿下身衣;6.如厕
Ⅱ. 括约肌控制:	1.排尿管理;2.排便管理
Ⅲ. 转移:	1.床椅间转移;2.转移至厕所;3.转移至浴盆或淋浴室
Ⅳ. 行进:	1.步行/轮椅;2.上下楼梯
Ⅴ. 交流:	1.理解;2.表达
Ⅵ. 社会认知:	1.社会交往;2.解决问题;3.记忆

2. FIM 评分标准见下表 4-3-2。

表 4-3-2 FIM 的评分标准

无需帮助	
7 分:完全独立	1. 不需要考虑安全问题
	2. 在合理的时间内完成
	3. 不需要修改、使用辅助用具
6 分:有条件的独立	1. 需考虑安全保证问题
	2. 需要比正常多的时间
	3. 需用辅助用具
需他人帮助(依赖): 有条件的依赖:患者付出≥ 50% 的努力,根据所需的辅助水平评出 5、4、3 分	
5 分:监护或准备	1. 需要帮助者,但不必给予身体接触的帮助
	2. 需要帮助者做准备工作
	3. 需要帮助者的督促、提示
4 分:最小量接触性辅助	1. 所需要的帮助不多于轻触
	2. 自己付出的努力≥ 75%
3 分:中量辅助	1. 所需要的辅助>轻触
	2. 自己付出 50%~75% 的努力
完全依赖:患者付出的努力< 50%,需要最大量的和完全的辅助,或者活动不能进行,根据所需辅助水平,评出 2 分和 1 分。 2 分:最大量辅助——或者付出的努力< 50%,但至少有 25%。 1 分:完全辅助——或者付出的努力< 25%,或活动根本不能进行。	

3. FIM 评分规律

(1)进食项的评分规律。如下表 4-3-3 所示。

表 4-3-3　FIM 中进食项的评分规律

开始	→	患者用餐时是否需要帮助	否→	患者进食时是否需要辅助设备？是否需要用比正常多的时间？是否有安全方面的顾虑？是否需要改变食物的硬度或是否能够独立地应用鼻饲？	否→	7分 * （完全独立）
不需要帮助者		↓是			是→	6分 （有条件的独立）
需要帮助者		患者进食时是否能付出一半或更多的努力？	是→	患者是否仅需要监护、提示、哄劝或需要由他人帮助戴上矫形器，帮助切食物，帮助开罐头，倒饮料，或在面包上帮助涂黄油	是→	5分 （监护或准备）
		↓是		↓否		
		患者进食时是否完全需要辅助？ 例如，由他人握住餐具并将所有食物和饮料送到患者的嘴上，或者用鼻饲时则完全需要帮助。		患者是否仅仅偶尔地需要帮助？如将餐具放到他的手中或偶尔地帮他将食物舀到汤匙或叉上？		
		↓是　　↓否		↓否　　↓是		
		1分　　2分 （完全辅助）（最大量的辅助）		3分　　4分 （中度辅助）（最小量的辅助）		

*7分水平时，食物以通常习惯的方式放在桌上或托板上，患者应能从盘中取食，能处理任何硬度的食物，能从杯中喝饮料，能用合适的餐具将食物送入口中，咀嚼并吞咽，动作独立且完全。

（2）梳洗修饰项的评分规律。如下表 4-3-4 所示。

表 4-3-4　FIM 中梳洗修饰项的评分规律

开始	→	患者刷牙、梳头、洗手、洗脸、刮脸或化妆时是否需要帮助？	否 →	患者梳洗修饰时是否需要辅助设备（如修改过的梳子或多功能 ADL 箍）？是否需用比正常多的时间？或是否有安全方面的顾虑？	否 →	7 分 * （完全独立）
不需要帮助者			↓ 是		是 →	6 分 （有条件的独立）
需要帮助者		患者梳洗修饰时是否能付出一半或更多的努力？ ↓ 是 患者梳洗修饰时是否完全需要帮助？如由他人握住梳洗修饰用具和基本上由他人进行所有的活动？ ↓ 是　　↓ 否 1 分　　2 分 （完全　（最大量 辅助）　的辅助）	是 →	患者是否仅需监护、提示、哄劝？是否需要帮其准备梳洗修饰用品？是否需帮其穿上矫形器？ ↓ 否 患者是否仅仅偶尔地需要帮助/如将毛巾放在其手中或仅帮他完成梳洗修饰中的一个或几个任务？ ↓ 否　　↓ 是 3 分　　4 分 （中度　（最小量 辅助）　的辅助）	是 →	5 分 （监护或准备）

*7 分时，患者应能刷牙或套戴义齿、梳头、洗手和脸、刮脸或使用化妆品，动作独立且安全。

** 此项需评估 4-5 个活动，取决于患者是刮脸（男）还是化妆（女）。

（3）沐浴项的评分规律。如下表4-3-5所示。

表 4-3-5　FIM 中沐浴项的评分规律

开始	→	患者洗涤、冲刷或擦干身体时是否需要帮助？	否 →	患者沐浴时是否需要辅助设备？（如长柄的海绵刷、沐浴用的连指手套）？是否需用比正常多的时间？是否需要帮其调节水温？是否有安全方面的顾虑？	否 →	7分 ** （完全独立） 是 →　6分 （有条件的独立）
不需要帮助者			是 ↓			
需要帮助者		患者沐浴时能否付出一半或更多的努力？	是 →	患者是否仅需监护、提示、哄劝？是否需要帮他准备沐浴用品？ 是否要帮他放水和调节水温或帮他穿上矫形器？	是 →	5分 （监护或准备）
		否 ↓		否 ↓		
		患者沐浴时是否完全需要帮助？例如由他人拿着毛巾和浴巾并基本上由他人进行所有的活动？		患者是否仅仅偶尔地需要帮助？如沐浴中有几次将毛巾放入他手中或仅帮他洗涤肢体、足或会阴部等1-2个区域。		
		是 ↓　　否 ↓		否 ↓　　是 ↓		
		1分　　　2分 （完全　　（最大量 辅助）　　的辅助）		3分　　　4分 （中度　　（最小量 辅助）　　的辅助）		

* 沐浴包括从颈向下（后背除外）洗涤、冲洗和擦干身体，可用淋浴、盆浴或海绵刷浴。

**7分水平时，患者应能洗涤、冲洗和擦干包括后背在内的身体，动作独立而安全。

（4）穿上身衣服项的评分规律。如下表 4-3-6 所示。

表 4-3-6　FIM 中穿上身衣服 * 的评分规律

开始	→	患者穿到腰部以上的上身衣服时是否需要帮助？	否 →	患者穿上衣时是否需要辅助设备（如系钮扣和勾、塑料搭扣或取物夹）是否需要比正常多的时间？是否有安全方面的顾虑？	否 →	7 分 ** （完全独立）
不需要帮助者		↓ 是			是 →	6 分 （有条件的独立）
需要帮助者		患者穿上身衣服时是否能够付出一半或更多的努力？	·是 →	患者是否仅需监护、提示、哄劝？是否需帮助他准备穿衣物品或帮他穿上矫形器？	是 →	5 分 （监护或准备）
		↓ 否		↓ 否		
		患者是否完全需要辅助？诸如由他人拿住衣服和基本上由他人进行所有的活动。		患者是否仅仅偶尔地需要帮助？诸如仅帮他发起穿衣动作，帮他系钮扣，拉拉锁或按上钮扣。		
		↓ 是　　↓ 否		↓ 否　　↓ 是		
		1 分　　2 分 （完全　（最大量 辅助）　的辅助）		3 分　　4 分 （中度　（最小量 辅助）　的辅助）		

* 穿上身衣服包括穿、脱至腰部以上的衣服以及穿、脱假肢或矫形器，此项可包括一至数项活动的评估，取决于患者是穿一件衣服（如衬衣）或几件衣物（如乳罩、短罩衫和汗衫）。

**7 分水平时，患者应能穿脱衣服，包括从抽屉和柜中取出衣服、系乳罩、穿套头衫与穿、脱矫形器或假肢，动作独立且安全。

（5）穿下身衣服项的评分规律。如下表 4-3-7 所示。

表 4-3-7　FIM 中穿下身衣服项的评分规律

开始	→	患者刷牙、梳头、洗手、洗脸、刮脸或化妆时是否需要帮助?	否	患者梳洗修饰时是否需要辅助设备（如修改过的梳子或多功能 ADL 箍）?是否需用比正常多的时间?或是否有安全方面的顾虑?	否	7 分 **（完全独立）
不需要帮助者			↓是		→是	6 分（有条件的独立）
需要帮助者		患者穿下身衣服时是否能付出一半或更多的努力?	是→	患者是否仅需监护、提示、哄劝?是否需帮他准备穿衣物品或帮助穿上矫形器?	是→	5 分（监护或准备）
		↓否 患者是否完全需要辅助?诸如由他人拿住衣服和基本上由他人进行所有的活动?		↓否 患者是否仅仅偶尔地需要帮助?诸如仅帮他发起穿衣动作,帮他系钮扣,拉拉锁或按上钮扣。		
		是↓　　否↓ 1 分　　2 分（完全　（最大量 辅助）　的辅助）		否↓　　是↓ 3 分　　4 分（中度　（最小量 辅助）　的辅助）		

*7 分时,患者应能刷牙或套戴义齿、梳头、洗手和脸、刮脸或使用化妆品,动作独立且安全。

**此项需评估 4-5 个活动,取决于患者是刮脸（男）还是化妆（女）。

（6）如厕项的评分规律。如下表 4-3-8 所示。

表 4-3-8　FIM 中如厕项的评分规律

开始	→	患者在上厕所和清洁的前后整理衣服时是否需要帮助？	否→	患者是否需要辅助设备？是否需要比正常多的时间？是否有安全方面的顾虑？	否→	7分**（完全独立）	
不需要帮助者			↓是		是→	6分（有条件的独立）	
需要帮助者		患者如厕时是否能付出一半或以上的努力？	是→	患者是否仅需监护、提示、哄劝？是否需帮助准备如厕时用的物品？	是→	5分（监护或准备）	
		↓否		↓否			
		患者是否完全需要辅助？诸如如厕和清洁的前后整理衣服等		患者是否仅仅偶尔需要帮助？诸如在他清洁和整理衣服时帮他保持稳定或平衡			
		↓是　　↓否		↓否　　↓是			
		1分　　2分（完全辅助）　（最大量的辅助）		3分　　4分（中度辅助）　（最小量的辅助）			

* 包括如厕前后保持会阴的清洁和整理衣服,若大小便所需的辅助水平不同,采用最低的一种。

**7 分水平时,患者在如厕前后应能整理衣服,大小便后能清洁会阴,动作独立且安全。

（7）膀胱管理项的评分规律

1）无失禁时的评分规律。如下表 4-3-9 所示。

表 4-3-9　FIM 中膀胱管理项的评分规律（第一部分：辅助的水平）

开始 →	患者在膀胱管理方面是否需要帮助？	否 →	患者在膀胱管理方面是否需要辅助设备（如导尿管、集尿器、床上便盆）？通常是否需要用药物来控制膀胱？	否 →	7 分 ** （完全独立）
不需要帮助者	↓是			是 →	6 分 （有条件的独立）
需要帮助者	患者在膀胱管理方面能否完成一半或更多的任务？	是 →	患者是否仅需监护、提示、哄劝？是否需要他人帮助准备膀胱管理的器械？	是 →	5 分 （监护或准备）
	↓否		↓否		
	患者在膀胱管理方面是否完全需要帮助？是否需要基本上由他人来处理所有的器械？		患者是否仅仅偶尔地需要帮助？诸如将器械放入他的手中，或帮助他完成膀胱管理的几个任务中的一个。		
	↓是　　↓否		↓否　　↓是		
	1 分 （完全辅助）　　2 分 （最大量的辅助）		3 分 （中度辅助）　　4 分 （最小量的辅助）		

*膀胱管理包括完全地和随意地控制排尿，如有必要，可应用机械或控制膀胱的药物，膀胱管理的功能目标是需要时就松弛尿道约肌，而在其他时间则使之关闭，因此，此项有两个方面：①管理成功的水平；②所需辅助的水平，两者相伴随但不完全一样，评分时选评分低的为准。

**7 分水平时，包括完全和随意地控制排尿，无失禁，不用器械和药物。

2）有失禁时的评分规律。如下表 4-3-10 所示。

表 4-3-10　FIM 膀胱管理项的评分规律（第二部分:失禁的频度,反映控制成功的水平）

开始 →		患者在膀胱管理方面是否需要帮助？	否 →	患者在膀胱管理方面是否需要辅助设备（如导尿管、集尿器、床上便盆）？通常是否需要用药物来控制膀胱？	否 →	7分 ** （完全独立）
不需要帮助者			↓是		是 →	6分 （有条件的独立）
需要帮助者		患者在膀胱管理方面能否完成一半或更多的任务？	是 →	患者是否仅需监护、提示、哄劝？是否需要他人帮助准备膀胱管理的器械？	是 →	5分 （监护或准备）
		↓否		↓否		
		患者在膀胱管理方面是否完全需要帮助？是否需要基本上由他人来处理所有的器械？		患者是否仅仅偶尔地需要帮助？诸如将器械放入他的手中，或帮助他完成膀胱管理的几个任务中的一个。		
		↓是　　↓否		↓否　　↓是		
		1分　　2分 （完全 辅助）　（最大量 　　　的辅助）		3分　　4分 （中度 辅助）　（最小量 　　　的辅助）		

* 膀胱管理包括完全地和随意地控制排尿,如有必要,可应用机械或控制膀胱的药物,膀胱管理的功能目标是需要时就松弛尿道括约肌,而在其他时间则使之关闭,因此,此项有两个方面:①管理成功的水平;②所需辅助的水平,两者相伴随但不完全一样,评分时选评分低的为准。

**7 分水平时,包括完全和随意地控制排尿,无失禁,不用器械和药物。

（8）大肠管理项的评分规律

1）无失禁时的评分规律。如下表 4-3-11 所示。

表 4-3-11 FIM 中大肠管理项的评分规律（第一部分：辅助的水平）

开始	→	患者在排便方面是否需要帮助？	否 →	患者在排便方面是否需要辅助设备（如结肠造口术或床上便盆）？是否需要用药物来控制排便？	否 →	7分 **（完全独立）
不需要帮助者			↓ 是		是 →	6分（有条件的独立）
需要帮助者		患者在排便方面能否完成一半或更多的任务？	是 →	患者是否仅需监护、提示、哄劝？是否需要他人帮助准备排便的器械？	是 →	5分（监护或准备）
		↓ 否		↓ 否		
		患者是否完全需要辅助？或基本上需由他人处理所有的器械？		患者是否仅仅偶尔地需要帮助？诸如将器械放到他的手中，或在排便管理的几项作业中仅需帮他完成一项。		
		↓ 是　　　↓ 否		↓ 否　　　↓ 是		
		1分　　2分（完全辅助）（最大量的辅助）		3分　　4分（中度辅助）（最小量的辅助）		

* 大肠管理包括完全地和随意地控制排便，如有必要，可应用器械或药物。大肠管理的功能目标是使肛门括约肌在需要时打开，在其余时间关闭。这可能需要设备、药物或他人帮助，故此项有两种情况：①管理成功的水平；②所需辅助的水平，两者相伴随但不完全相同，评分是以低分为准。

**7分水平时，患者应能完全和随意地控制排便，永无失禁，不需任何辅助物品。

2）有大便失禁时的评分规律。如下表 4-3-12 所示。

表 4-3-12 FIM 大肠管理项的评分规律（第二部分：失禁的频度，管理成功的水平）

开始	→	患者是否有大便失禁？	否 →	仅用第一部分的评分		
不需要帮助者		↓ 是				
需要帮助者		患者是否每日都失禁？	是 →	患者的失禁是否每月一次或是每月多于一次	是 →	5 分（监护或准备）
		↓ 否		↓ 否		
		是否有任何办法可以减少失禁？		患者的失禁是否每周一次或每周多于一次？		
		↓ 是　　↓ 否		↓ 是　　↓ 否		
		1 分（完全辅助）　　2 分（最大量的辅助）		1 分（完全辅助）　　2 分（最大量的辅助）		

（9）床、椅或轮椅转移项的评分规律。如下表 4-3-13 所示。

表 4-3-13 FIM 中转移（床、椅或轮椅）项的评分规律

开始 →		患者进出床、椅或轮椅是否需要帮助？	否 →	患者在床、椅或轮椅转移方面是否需要辅助设备（如滑板、扶手或矫形器）？是否需要比正常多的时间？是否有安全方面的顾虑？	否 →	7分 ** （完全独立）
不需要帮助者					是 →	6分 （有条件的独立）
		↓是				
需要帮助者		患者是否每日都失禁？	是 →	患者的失禁是否每月一次或是每月多于一次	否 →	5分 （监护或准备）
		↓否		↓是		
		是否有任何办法可以减少失禁？		患者的失禁是否每周一次或每周多于一次？		
		↓是 ↓否		↓否 ↓是		
		1分 2分 （完全 （最大量 辅助） 的辅助）		3分 4分 （中度 （最小量 辅助） 的辅助）		

* 床／椅（轮椅）转移包括进出在内，若步行是主要的运动方式，则还包括站起。若在轮椅中，包括接近床和椅，合上车闸，提起足托；如有必要需包括拆除扶手，通过站起、转身或使用滑板（或不用滑板）转移。动作独立且安全。

**7 分水平时，患者应能从一般椅子上站起、坐下，从椅子转移到床或相反，动作独立且安全。

（10）向厕所转移项的评分规律。如下表 4-3-14 所示。

表 4-3-14　FIM 中转移至坐厕所项的评分规律

开始	→	患者进出坐厕是否需要帮助？	否 →	患者进出坐厕是否需要辅助设备（如扶手、特别的坐圈）？是否需要比正常多的时间？是否有安全方面的顾虑？	否 →	7 分 **（完全独立）**
不需要帮助者		↓是			是 →	6 分（有条件的独立）
需要帮助者		患者是否每日都失禁？	是 →	患者的失禁是否每月一次或是每月多于一次	否 →	5 分（监护或准备）
		↓否		↓是		
		是否有任何办法可以减少失禁？		患者的失禁是否每周一次或每周多于一次？		
		是↓　　否↓		否↓　　是↓		
		1 分　　2 分（完全辅助）（最大量的辅助）		3 分　　4 分（中度辅助）（最小量的辅助）		

* 包括进出坐厕。若在轮椅中包括靠近坐厕、合上车闸、提起足托，如有必要包括拆除扶手。通过站起、转身或使用滑板转移，动作独立且安全。

* *7 分水平时，患者应能靠近、坐下和离开标准的坐厕。

（11）向浴室转移项的评分规律。如下表 4-3-15 所示。

表 4-3-15　FIM 中盆浴或淋浴场所转移项的评分规律

开始	→	患者进出浴盆或淋浴场所是否需要帮助？	否 →	患者向盆浴或淋浴场所转移是否需要辅助设备（如扶手或特殊的椅子）是否需要比正常多的时间？是否有安全方面的顾虑？	否 →	7分 ** （完全独立）
不需要帮助者		↓ 是			是 →	6分 （有条件的独立）
需要帮助者		患者在上述方面是否能够付出一半或更多的努力？ 否 患者是否完全需要辅助？诸如基本上由他人进行全部的搬运动作。 是　　否 ↓　　↓ 1分　2分 （完全　（最大量 辅助）　的辅助）	是 →	患者是否仅需监护、提示、哄劝？是否需帮他准备转移用的器械？或需帮他合上车闸或（和）提起足托？ 是 患者是否仅仅偶尔地需要帮助？ 诸如转移时给予接触性防护或保持稳定或帮他抬一条腿进入浴盆等。 否　　是 ↓　　↓ 3分　4分 （中度　（最小量 辅助）　的辅助）	是 →	5分 （监护或准备）

* 包括进出浴盆或淋浴场所,若在轮椅中,包括靠近浴盆或淋浴场所,合上车闸、提起足托,如有必要包括拆除扶手。通过站起、转身或使用滑板（或不用滑板）转移,动作独立且安全。

＊＊7分水平时,患者应能接近或进出盆浴或淋浴场所,动作独立且安全。

（12）步行 / 轮椅行进项的评分规律。如下表 4-3-16 所示。

表 4-3-16　FIM 中行进（步行或轮椅）项的评分规律

开始	→	患者步行或驱动轮椅行走 50m 时是否需要帮助？	→ 否	患者行走 50m 是否需要辅助设备（如轮椅、矫形器、假肢、拐杖或助行器）？或需要比正常多的时间？是否有安全方面的顾虑？	→ 否	7 分 ** （完全独立）
					→ 是	6 分 （有条件的独立）
不需要帮助者		患者在无人帮助下（用或不用辅助设备）能否至少行走 17m	↓ 是		→ 是	5 分 （家庭步行）
需要帮助者		患者在上述方面在有人帮助下能否至少前进 50m（行走或坐在轮椅中）？	→ 是	至少行走 50m 时，患者是否仅需监护、提示或哄劝？	→ 是	5 分 （监护或准备）
			↓ 否	↓ 是 患者是否仅仅偶尔地需要帮助？诸如转移时给予接触性防护或保持稳定，若在轮椅中，在拐弯或越过门槛时需帮助？		
		患者是否行走小于 17 米或需两人辅助行走？				
		↓ 是　　↓ 否 1 分　　2 分 （完全辅助）（最大量的辅助）		↓ 否　　↓ 是 3 分　　4 分 （中度辅助）（最小量的辅助）		

* 包括在站位（步行）或在座位（轮椅）上在平的表面上行走，出院时用以评分的行进方式与入院时相比较，若有变化（如从轮椅变为步行），按出院时最常用的行进方式评分，并要记下入院时方式的评分。

**7 分水平时，应不用辅助设备，在合理的时间内至少能行走 50 米。

*** 若不能步行，应能独立操纵轮椅至少前进 50 米，能转弯，能驱车到桌、床，坐厕旁，越过至少为 30 度的斜坡，能在地毯上驱车和越过门槛。

**** 可能需要比正常多的时间，或有安全方面的顾虑，或独立地操纵轮椅行走 17m。

（13）上下楼梯项的评分规律。如下表 4-3-17 所示。

表 4-3-17　FIM 中行进（上下楼梯）项的评分规律

开始 →		患者上下 12 ～ 14 级楼梯是否需要帮助？	否 →	患者上下楼梯是否需要辅助设备（如，扶手或拐杖）？是否需要比正常多的时间？是否有安全方面的顾虑？	否 →	7 分 **（完全独立）
不需要帮助者		↓是			是 →	6 分（有条件的独立）
		患者是否不用他人的帮助（用或不用辅助设备）至少上下 4 ～ 5 级楼梯？			是 →	5 分（家庭步行）
需要帮助者		患者在上述方面在有人帮助下能否至少上下 12 ～ 14 级楼梯？	是 →	上下 12 ～ 14 级楼梯时患者是否仅需监护、提示或哄劝？	否 →	5 分（监护或准备）
		↓否		↓是		
		患者能否上下 4 ～ 6 级楼梯或需两人辅助行走？		患者上下 12 ～ 14 级楼梯时，是否仅仅偶尔地需要帮助？诸如转移时给予接触性防护或保持稳定。		
		是↓　　否↓		否↓　　是↓		
		1 分（完全辅助）　 2 分（最大量的辅助）		3 分（中度辅助）　 4 分（最小量的辅助）		

* 包括上下 12 ～ 14 级（一段）楼梯。

** 7 分水平时，患者应能上下 12 ～ 14 级楼梯而不用任何类型的扶手或支撑。

（14）理解项的评分规律。如下表 4-3-18 所示。

表 4-3-18　FIM 理解项的评分规律

开始	→	患者对于诸如家庭问题、时事或家庭财政等复杂和抽象的观念的理解是否需要帮助？	否 →	在表达复杂和抽象的讯息方面，患者是否需要额外多的时间？是否需要辅助设备（为阅读而需用眼镜，为听声而需用助听器）？或有轻度的困难？	否 →	7 分 **（完全独立）
不需要帮助者		↓ 是			是 →	6 分（有条件的独立）
需要帮助者		在观察的时间内是否有一半或更多的时间患者能理解关于每日基本需要和概念（如饿或不适等）的问题或陈述？	是 →	患者在理解关于每日基本需要的指示和会话方面是否仅仅罕见地需要帮助（需要帮助的时间少于 10%）。	是 →	5 分（备用提示）
		↓ 否 患者是否基本上不能理解或尽管给予提示但他的反应仍不恰当或反复无常？		↓ 是 患者在理解关于每日基本需要的指示和会话方面是否仅仅偶然地需要帮助（需要帮助的时间少于 25%）？		
		↓是　　↓否 1分　　2分 （完全辅助）（最大量的辅助）		↓否　　↓是 3分　　4分 （中度辅助）（最小量的辅助）		

注：理解复杂和抽象的信息，包括但不限于理解电视和报纸中出现的时事或诸如在日常生活中的宗教、幽默、数学或财政等主题的抽象信息。理解复杂和抽象信息也包括理解集体会话时的信息：即与患者饮食、营养、排泄、卫生或睡眠等（生理需要）有关的每日基本需要方面的会话、提示、提问或陈述。

（15）表达项的评分规律。如下表 4-3-19 所示。

表 4-3-19　FIM 中表达项的评分规律

开始	→	患者对于诸如家庭问题、时事或家庭财政等复杂和抽象的观念的表达是否需要帮助？	否 →	在表达复杂和抽象的讯息方面,患者是否需要额外多的时间？是否需要辅助设备(如增强交流系统)？或有轻度困难(包括轻度构音障碍或轻度用词困难)？	否 →	7分 ** （完全独立）
不需要帮助者					是 →	6分 （有条件的独立）
需要帮助者		在观察的时间内是否有一半或更多的时间患者能表达关于每日基本需要和想法(如饿或不适)？ ↓否 患者是否基本上不能表达或尽管给予提示但他的反应仍不恰当或反复无常？ 是↓　否↓ 1分　　2分 (完全辅助)　(最大量的辅助)	是 →	患者在表达基本需要方面是否仅仅罕见地需要帮助(需要帮助的时间少于10%)？ ↓否 患者在表达关于每日基本需要和想法方面是否仅仅偶然地需要帮助(需要帮助的时间少于25%)？ 否↓　是↓ 3分　　4分 (中度辅助)　(最小量的辅助)	是 →	5分 （备用提示）

注：理解复杂和抽象的信息,包括但不限于理解电视和报纸中出现的时事或诸如在日常生活中的宗教、幽默、数学或财政等主题的抽象信息。理解复杂和抽象信息也包括理解集体会话时的信息：即与患者饮食、营养、排泄、卫生或睡眠等(生理需要)有关的每日基本需要方面的会话、提示、提问或陈述。

（16）解决问题项的评分规律。如下表 4-3-20 所示。

表 4-3-20　FIM 中解决问题项的评分规律

开始	→	在解决诸如处理和校对账目或面对人际难题等的复杂问题时患者是否需要帮助？	否 →	患者在做出决定或解决问题时是否需要额外多的时间？或者是在不熟悉的状况中，在做出决定、发起行动或自我修正方面有轻度困难？	否 →	7分 ** （完全独立）
不需要帮助者					是 →	6分 （有条件的独立）
需要帮助者		在观察的时间内是否有一半或更多的时间患者能恰当地解决常规问题？ 否 ↓ 是否在所有时间内患者解决问题均需帮助或不能解决问题 是↓　　否↓ 1分　　2分 （完全辅助）（最大量的辅助）	是 →	患者在解决常规问题时是否仅仅罕见地需要帮助或是仅仅在紧急的情况下才需要帮助（需帮助的时间＜10% 否↓ 患者在有效地解决常规问题时是否仅仅偶尔地需要帮助（需帮助的时间＜25% 否↓　　是↓ 3分　　4分 （中度辅助）（最小量的辅助）	是 →	5分 （监护）

注：解决复杂的问题包括：处理账目、参与制定出院计划、自己用药、处理人际难题以及做出受雇决定等。常规问题中较特殊的例子，包括在转移时恰当地请求辅助；若碟中食物变质或没有及时提供时请求给一份新的食物；在试穿衬衣前请求解开钮扣和索取桌上漏放的餐具等。

（17）记忆项的评分规律。如下表 4-3-21 所示。

记忆包括认识和记住在医院或社区场合中的每日活动,特别是存储和检索言语和视觉信息,不用提醒就记住常见的人、每日的常规活动和履行他人的请求。

表 4-3-21　FIM 中记忆项的评分规律

开始	→	患者在记忆人物、常规活动和他人的请求方面是否需要帮助?	否 →	患者在不需重复的条件下认识人、记住日常常规活动、履行他人的请求方面是否有轻度困难或者需要应用自身发起的或从环境中取得的提示来记忆?	否 →	7分(完全独立)
不需要帮助者		↓是			是 →	6分(有条件的独立)
需要帮助者		在观察的时间内是否有一半或更多的时间患者能恰当地与他人交往? ↓否 是否在所有时间内患者解决问题均需帮助或不能解决问题。 是↓　　否↓ 1分　　2分 (完全　(最大量 辅助)　的辅助)	是 →	患者在解决常规问题时是否仅仅罕见地需要帮助或是仅仅在紧急的情况下才需要帮助(需帮助的时间 < 10% ↓否 患者在有效地解决常规问题时是否仅仅偶尔地需要帮助(需帮助的时间 < 25% 否↓　　是↓ 3分　　4分 (中度　(最小量 辅助)　的辅助)	是 →	5分(监护)

（18）社会交往功能的评分规律。如下表 4-3-22 所示。

表 4-3-22　FIM 中社会交往功能的评分规律

开始	→	在社会和治疗场合中患者与他人交往是否需要帮助？	否 →	在社会场合中患者与他人交往是否需要额外多的时间？或是否他只能在组织好的或改良过的环境中才能和工作人员，病友和家庭成员恰当地交往，或他在社会交往中是否需要药物维持？	否 →	7 分（完全独立）
不需要帮助者		↓ 是			是 →	6 分（有条件的独立）
需要帮助者		在观察的时间内是否有一半或更多的时间患者能恰当地与他人交往？	是 →	患者在合适地交往方面是否仅仅罕见地需要帮助或只有在不熟悉或紧张的状况中才需要帮助（需要帮助的时间 < 10%）。	是 →	5 分（监护或准备）
		↓ 否		↓ 否		
		是否尽管给以任何帮助但患者与人交往恰当的时间仍 < 25%。		在与他人恰当地交往方面患者是否仅仅偶尔需要帮助（需帮助的时间 < 25%）		
		↓ 是　　↓ 否		否 ↓　　是 ↓		
		1 分（完全辅助）　　2 分（最大量的辅助）		3 分（中度辅助）　　4 分（最小量的辅助）		

注：特别不恰当的行为包括发脾气、大喊大叫、说下流话或侮辱性言语，过度地笑或哭，人身攻击或非常退缩或不能相互交往的行为。

（刘璇　汪家琮）

思考题

1. 日常生活活动评定的目的是什么？

2. Barthel 指数评定表的主要内容和评分标准是什么？

第五章 日常生活活动障碍的解决途径

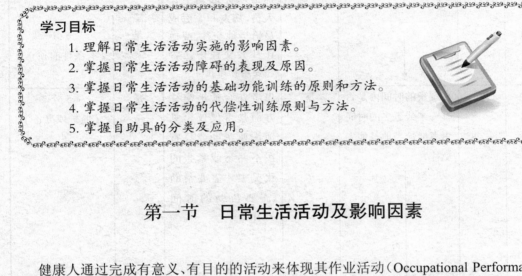

学习目标
1. 理解日常生活活动实施的影响因素。
2. 掌握日常生活活动障碍的表现及原因。
3. 掌握日常生活活动的基础功能训练的原则和方法。
4. 掌握日常生活活动的代偿性训练原则与方法。
5. 掌握自助具的分类及应用。

第一节 日常生活活动及影响因素

健康人通过完成有意义、有目的的活动来体现其作业活动（Occupational Performance），即日常生活活动能力水平的高低并达到个体和环境要求之间的平衡；能够照顾自己，帮助别人，参加工作和各种娱乐活动及参与家庭和社区生活。健康人在成长的过程中表现出一定的适应力并建立起健康的角色模式，实现个人和社会价值。因健康原因或／和环境方面存在障碍时，作业活动能力受到限制，个体则无法按照社会水准承担起各种角色，如学生、母亲、教师、妻子或丈夫等。

ICF 与作业疗法的理论框架具有某种程度的吻合。两者均表明，一个人能否按照各个角色的社会水准完成不同的作业活动有赖于自身功能状况，以及外部环境两方面的支持。任何一个方面存在问题都会对作业活动的质与量产生影响。

一、影响完成日常生活活动的自身因素

自身的因素包括个体的结构与功能（躯体与认知功能）、情感及社会文化因素等，它们从不同的角度、在不同的时期或阶段起着积极、促进或消极、妨碍的作用。

1. 躯体运动感觉功能因素：包括关节活动度、肌力、反射、运动协调性、姿势控制、耐力、感觉功能状况等。

2. 认知功能因素：包括注意、定向、记忆、思维、知觉、判断等。

3. 情感因素：包括主观愿望、内心体验、情绪、动机、驱动力、欲求等

4. 社会文化因素:指一个人在家庭或社会文化环境中发展形成的心理素质,包括一个人的价值观、兴趣的选择以及角色的领悟能力等。

上述因素与日常活动的实施关系密切并影响活动的质与量。例如,因烧伤形成瘢痕或类风湿性关节炎导致利手的关节活动范围受限,有可能会影响一个作家握笔或农民抓握农具而影响写作或耕作(躯体功能因素影响生产性活动);因记忆损害致使忘记回家的路、亲朋好友的名字或约会等(认知功能因素影响自理、生产性活动、休闲活动);如果没有强烈的康复欲望,即便有最好的康复医疗和社会环境,患者有可能还是无法达到最佳功能状态。在临床工作中,治疗师有时只考虑和重视躯体功能因素而忽略其他因素对于作业活动即日常活动质量的影响,这种倾向应给予纠正。

二、影响完成日常生活活动的外部环境因素

影响日常活动实施的所有外界因素称之为环境,包含自然与物质、文化、社会以及政策环境等。环境是个体实施有目的活动的外部条件。不同的环境都可能从不同角度起着阻碍或支持作用,提供环境支持则有利于促进和帮助患者发挥最佳的作业活动能力水平,存在环境障碍有可能会阻碍残疾者最大限度地发挥其最佳作业活动能力。

1. 自然与物质环境(Physical Environment):包括自然环境如气候、温度、地域,物质环境如各种建筑结构(家居、社区以及公共建筑)、交通工具、各种可利用的空间和设备及物品等。

2. 社会环境(Social Environment):包括居住方式、家人的期望值、社会的支持、社区支持(邻居、朋友)、公众的态度与偏见。

3. 文化环境(Cultural Environment):包括文化传统、宗教礼仪、礼节以及受到文化环境的熏陶或影响所表现出的对待疾病与健康、治疗与处理残疾的态度。

4. 政策环境(Political Environment):包括残疾人相关的立法和政策。政府对残疾人的相关扶持政策;用于为残疾人、残疾人家属及社区服务的政府基金;残疾人选举和被选举的权利等。

加拿大作业活动模式勾画出作业活动与人和环境三者之间相互依存、相互影响又相互作用的关系。这种关系模式为作业疗法实践提供了坚实而丰厚的理论基础,作业治疗师应遵循这个理论框架和思路寻找解决日常生活活动障碍的途径。

作业治疗的最终目标是帮助患者在日常生活中尽可能独立地完成各种有价值、有意义的作业活动。本章将介绍用于改善和提高作业活动能力的各种治疗技术,包括(1)恢复性疗法,用以恢复或重建受损的功能,即实施正常作业活动的技能成分;(2)代偿性疗法,直接训练患者完成自理、工作及休闲活动等各种作业活动;(3)改造环境以使作业活动更加容易完成。治疗师针对每个病人存在的问题、预后以及现有条件选择使用上述三种技术。

第二节　ADL 障碍表现与原因

如前所述,各种作业活动即日常活动按正常方式完成有赖于其功能基础。一旦功能或

结构损害,相应的作业活动必然受到影响。本节将介绍最基本、最常见的基础性 ADL 和工具性 ADL 障碍的具体表现,以及这些障碍产生的原因,使学习者进一步理解作业活动与基础功能之间的密切关系,从而为制定更为合理的治疗计划打下扎实的基础。学生可通过学习本节内容举一反三,对工作及休闲娱乐活动可能存在的障碍进行分析。

一、进食障碍

(一)主要障碍表现

1. 吞咽困难:呛水、呛食。

2. 手不能到达嘴边:不能将食物送到口中。

3. 不能拿起并把握住餐具(碗、筷子、勺子等)、食品及各种饮料杯、罐。

4. 不能同时双手操作。

(二)障碍的原因

1. 上肢或口腔颌面部关节活动受限。

2. 上肢或口周围肌群肌力低下。

3. 上肢、颈部及口周围肌群协调性障碍。

4. 上肢偏瘫。

5. 认知知觉障碍及感觉障碍。

二、修饰障碍

修饰活动包括洗手和脸、拧毛巾、刷牙、梳头和做发型、化妆、刮胡子、修剪指甲等。

(一)主要障碍表现

1. 手不能触到头面部,不能靠近水池或水龙头。

2. 不能拿起并握住梳洗用具。

3. 双手不能配合进行有关活动,如拧毛巾等。

(二)障碍的原因

1. 上肢和颈部关节活动受限。

2. 上肢和颈部肌群肌力低下。

3. 上肢和颈部肌群协调性障碍。

4. 上肢偏瘫。

5. 认知和知觉障碍。

三、穿上衣障碍

(一)主要障碍表现

1. 不能将上肢放进袖口中,不能将上衣上举过头或从背后绕到身体的另一侧。

2. 不能脱、穿套头衫,不能用手将衣服的后背部向下拉。

3. 不能解开或系上钮扣、开关拉链和按钮。

4. 不能拿较重的衣服如皮夹克。

5. 分不清上衣的上、下、前、后及左、右,以及它们与身体各部位的关系。

(二)障碍的原因

1. 上肢和躯干关节活动受限。

2. 上肢和躯干部肌群肌力低下。

3. 上肢肌群协调性障碍。

4. 上肢偏瘫。

5. 感觉障碍。

6. 认知和知觉障碍。

四、穿裤子、鞋、袜障碍

(一)主要障碍表现

1. 手不能摸到脚。

2. 不能站着提裤子。

3. 不能抓住裤腰并系皮带。

4. 不能解开或系上扣子、开关拉链,系鞋带。

5. 分不清裤子的上、下、前、后及左、右,以及它们与身体各部位的关系。

(二)障碍的原因

1. 上肢、下肢和躯干关节活动受限。

2. 上肢、下肢和躯干肌群肌力低下。

3. 上肢偏瘫。

4. 移动障碍(无上肢损伤)。

5. 感觉障碍。

6. 认知和知觉障碍。

五、洗澡障碍

(一)主要障碍表现

1. 不能进入澡盆或淋浴室。

2. 不能使用水龙头、肥皂、海绵、浴巾。

3. 手不能够到身体的每一个部位和水龙头。

(二)障碍的原因

1. 上肢、下肢和躯干的主动及被动关节活动受限。

2. 上肢、下肢和躯干协调性障碍。

3. 一侧上肢或身体偏瘫。

4. 下肢被动和主动关节活动障碍(无上肢损伤)。

5. 感觉障碍。

6. 认知和知觉障碍。

六、如厕障碍

(一)主要障碍表现
1. 不能上、下座便器。
2. 手不能接触到会阴部。
3. 不能拿住和使用卫生纸。
4. 不能穿、脱裤子。
5. 不能使用尿壶或便器。
6. 不能自己使用栓剂。
7. 不能排空和护理结肠造瘘。

(二)障碍的原因
1. 上肢、下肢和躯干的被动与主动关节活动受限。
2. 上肢、下肢和躯干协调性障碍。
3. 一侧身体障碍。
4. 感觉障碍。
5. 认知和知觉障碍。

七、移动障碍

移动包括床上移动(翻身、坐起)、轮椅移动及转移。

(一)主要障碍表现
1. 不能翻身。
2. 不能驱动和操纵轮椅。
3. 不能进行各种转移。

(二)障碍的原因
1. 上肢、下肢关节活动受限。
2. 四肢肌力低下。
3. 上肢、下肢协调性障碍。
4. 一侧肢体偏瘫。

八、家务劳动障碍

家务劳动是工具性 ADL 的一部分,是较基础性 ADL 复杂的日常活动,与个人在社会、工作、家庭中所承担的不同角色密切相关。

(一)主要障碍表现
1. 不能做饭及清洗餐具。
2. 不能打扫卫生。
3. 不能洗衣服。

4. 不能照顾婴幼儿。

（二）障碍的原因

1. 一侧上肢或一侧身体病患。临床上常见的疾病包括由脑血管病引起的偏瘫、脑外伤、截肢、一侧身体外伤或暂时性的损伤，如烧伤、外周神经损伤等。

2. 双上肢关节活动受限或肌力低下。功能障碍常由四肢瘫、烧伤、关节炎、截肢、多发性硬化以及其他骨科创伤等引起。

3. 上肢协调性障碍。协调性功能障碍常由脑外伤、脑瘫、中风以及其他神经系统疾患造成。

4. 耐力低下。不同疾病的患者都可能会出现耐力暂时下降的情况，而心肺疾病患者则或多或少存在永久性耐力下降。这些患者心肌和骨骼肌利用氧的能力下降，如果缺氧严重，就会出现记忆、知觉、信息加工等障碍，其结果将影响训练效果。

第三节　ADL 相关的功能训练

结构与功能正常是保障各种日常生活活动得以完成的基础。例如，肩、肘关节以及手指屈曲是完成梳头动作的基本条件，但其中任一关节因各种原因导致活动受限时，不仅不能梳头，刷牙、洗脸等也都会受到影响。因此，治疗师在找到患者不能独立完成某项活动的功能方面的原因后，应针对相应功能进行训练。

一、概念

针对功能损害或障碍进行训练是以功能恢复为目的，例如，认知功能障碍与日常生活活动密切相关，当患者存在记忆、计算、思维或知觉方面的损害，病人可表现为记不住治疗师教给的康复训练要领，或不能跟随训练指令、穿衣困难等。因此，治疗师需要根据患者的损害特点进行认知功能的强化训练。通过改善功能，提高其日常生活活动的能力水平。

功能训练适用于：（1）功能损害有望恢复或改善的患者。例如，一个双上肢 II°烧伤导致双肘关节屈曲受限，不能用手摸脸、头或躯干，大多数自理活动（任务）因此而不能完成。这些任务可以通过使用改造了的长柄工具（勺、牙刷、梳子、刷子等）来完成；但是烧伤患者通过关节活动度训练和瘢痕处理可以有效地扩大和改善关节活动度，烧伤患者肘关节活动度的增加无疑将有助于患者多种日常生活活动能力显著提高。（2）功能进行性退步的患者。此类患者通过基本技能训练可以维持现有的功能水平，延缓功能进一步下降。例如，帕金森病患者通过运动训练可以延缓运动迟缓、启动和停止运动困难的进展。

二、训练方法

作业疗法在许多情况下与物理疗法具有相同的目的，如增强肌力，扩大关节活动度等等。但是作业疗法是采用治疗性作业活动，让患者在完成某项活动的过程中达到治疗的目的。因此,选择什么活动能达到预期的目的,如何完成和怎样指导患者完成某项活动成为作业疗法能否提高和改善功能的关键。例如,为了增强肌耐力,所选择的活动必须具有重复性,并规定在一定的时间内重复若干次。阻力应不超过最大肌力的 50% 并逐渐延长作业活动时间。为了重新获得正常的姿势与运动模式,所选活动应能够诱发出调整反应和提高平衡反应能力,如患者向各方向伸手取物的活动或在无倚靠时使用双手的活动均可以诱发平衡反应。为了建立姿势的稳定性,应采用能对肢体近端肌群施加阻力或使之负重的活动。常用的治疗性作业活动请参考相关章节。

功能训练不能脱离相关的日常生活活动而盲目或无休止地进行,要与 ADL 紧密结合。例如,扩大上肢关节活动训练旨在能够用勺进食、梳头、刷牙等,当关节活动度达到完成上述活动所需要求即可,不必强求达到正常极限。

第四节　ADL 障碍的康复疗法

一、康复疗法的概念

提高日常生活活动能力是作业疗法一个主要的工作内容。治疗师的责任是训练和教给患者如何在现有的身体条件下完成 BADL 和 IADL。

康复疗法(Rehabilitative approach)为代偿疗法(compensatory approach)和适应技术(adaptive technique)的总称,是通过各种方法来补助和代偿患者已丧失的功能,改善和实现患者在日常生活活动的独立性,所要达到的目的是要使患者在残存功能保留的情况下以最满意方式尽可能独立地生活,适用于残疾暂时存在或将伴随终生的患者。因此,该法专注于发展患者完成作业活动任务(Occupational performance tasks)的能力。具备这样的能力有赖于个体的基本功能(例如,肌力、知觉、运动控制等)。功能正常时,不需要作业疗法的介入;但在功能受到损害并且不可恢复,患者不能按通常的方式完成日常生活中的各种活动或任务时,就需要作业治疗师采用代偿的方法、工具 / 设备或改造环境以适应其功能现状,适应新的活动方式,通过反复的实践以实现生活最大限度地独立。

康复疗法的工作步骤包括:(1)分析完成特定作业活动的要求或条件,包括对作业活动本身及物质环境两方面的要求;(2)找出功能障碍及问题点;(3)选择正确的康复方法;(4)创造性地运用适应性代偿原则去解决问题;(5)效果检验;(6)训练使用方法。

二、康复疗法的治疗原则

(一)肌力低下的 ADL 康复治疗原则
1. 使用重量轻的物品、器皿或工具。
2. 利用重力辅助。

3. 使用辅助设备或适应方法替代丧失的功能。

4. 使用电动工具或用具。

5. 运用生物力学原则:(1)运用杠杆原理,使力臂＞阻力臂;(2)通过调节力与支点的距离来改变杠杆臂的长度;(3)增加摩擦力,使手捏或握物品时所需要的力量减小。

6. 使用双手。

(二)关节活动受限的 ADL 康复治疗原则

1. 运用各种适应方法延长取物的能力。

2. 运用各种适应方法避免俯身弯腰。

3. 运用各种适应方法代偿抓握受限。

4. 将常用物品放在易取之处。

5. 类风湿性关节炎患者应采用关节保护技术。

(三)协调性和灵巧性障碍的康复治疗原则

1. 固定工作目标(物体)。

2. 通过稳定身体近端来加强对远端的控制。

3. 运用可以减少光滑度的适应性设备或加强稳定性。

4. 使用沉重的器皿、炊具、工具等。

5. 运用替代精细动作技能的各种适应方法。

(四)感觉减退的康复治疗原则

1. 保护感觉缺失的部位,避免出现擦伤、碰伤、切割伤、烧伤及褥疮。

2. 用视觉代偿感觉障碍。

3. 建立和养成关注受累部位的习惯。

(五)耐力下降的康复治疗原则

1. 运用保存能量的方法以减少代谢性消耗。

2. 放慢工作节奏以防疲劳。

3. 减轻工作负荷。

4. 活动水平与个人能力相适应。

5. 避免压迫性体位以及环境压力。

三、康复疗法的治疗方法

日常生活活动障碍不同,障碍产生的原因不同,所选择的方法也就有所区别。下面就常见的日常生活活动障碍,以及障碍的原因提出针对性的康复治疗对策。

(一)进食障碍

1. 口腔颌面部关节活动受限、肌力低下及协调性障碍者:

(1)端正头、颈及身体的位置以利于吞咽动作进行。

(2)改变食品的硬度或黏稠度。

(3)借助设备来帮助维持进食的正确体位,即头中立位稍前屈、躯干直立、髋关节屈曲90 度、双脚着地。

2. 上肢关节活动受限和肌力低下者,可根据不同情况选择采用以下代偿方法或采用辅

助具 / 设备：

（1）健侧上肢辅助患侧上肢送食品入口。

（2）将肘关节放置于较高的台面上，以利于手到达嘴边，利于将食品送至口中。

（3）用叉或勺代替筷子。

（4）将餐具（勺）绑或固定在手指间。

（5）用双手拿杯子。

（6）利用肌腱固定式抓握（腕关节伸展时手指屈肌紧张）拿起玻璃杯或指样食品。

（7）采用抗重力的上肢支持设备，如活动性前臂支持板、悬吊装置辅助病人移动上肢将食物送到口中。

（8）腕关节伸展及手指屈曲受限者，可使用腕关节背伸固定夹板。

（9）握力减弱或丧失者可使用多功能固定带（万能袖带）。

（10）握力减弱者可使用手柄加粗的勺、刀、叉等。

（11）肩肘关节活动受限者可使用手柄加长或成角的勺、刀、叉。

（12）手指伸肌肌力低下者可使用加弹簧的筷子。

（13）取食过程中食物易滑落者，可使用手柄为转动式的勺子，使食物在运送过程中始终在勺内。

（14）单手不能固定餐具或食物者，可使用防滑垫以增加盘子与桌面的摩擦力，当用单手取菜饭时，不至于因另一只手不能固定碗或盘子而使碗盘移动。

（15）单手不能固定餐具或食物者可使用盘挡，以防止食物被推到盘子外。

3. 上肢协调障碍者，可根据不同情况选择以下方法：

（1）增加肢体重量。

（2）一侧上肢固定另一侧上肢，躯干、肘、腕部靠在桌子上以保持上肢稳定。

（3）使用增加阻力的设备。

（4）使用增加重量的餐具。

（5）使用防滑垫。

（6）使用加盖及有饮水孔的杯子，或用吸管喝水。

（7）饮水设备安装在轮椅上或床旁。

（8）双手使用前后滚动式刀具切食物。

4. 一侧上肢或身体障碍者，可根据不同情况选择以下方法：

（1）使用防滑垫、吸盘等辅助用品固定碗或盘子。

（2）使用盘挡防止饭菜被推出盘外。

（二）修饰障碍

修饰活动包括洗手和脸、拧毛巾、刷牙、梳头和做发型、化妆、刮胡子、修剪指甲等。

1. 上肢和颈部关节活动受限、肌力低下者，可根据不同情况选择以下方法：

（1）健手辅助患手进行梳洗。

（2）将前臂置于较高的平面上以缩短上肢移动的距离。

（3）用嘴打开盖子。

（4）用双手握住杯子、牙刷、剃须刀、梳子等。

（5）使用按压式肥皂液。

（6）使用抗重力辅助上肢支持设备（活动性前臂支持板、悬吊带）辅助患者移动上肢至头面部。

（7）机械式抓握 - 释放矫形器。

（8）多功能固定带（万能袖带）。

（9）手柄加粗的牙刷、梳子。

（10）手柄加长或成角的牙刷、梳子。

（11）带有吸盘的刷子或牙刷：固定在水池边刷手或刷义齿。

（12）安装"D"型环的头刷。

（13）安装在剃须刀上便于抓握的结构。

（14）带有固定板的指甲刀。

2. 上肢和颈部协调障碍者，可根据不同情况选择以下方法：

（1）增加肢体重量。

（2）一侧上肢固定另一侧上肢或同时使用双上肢。

（3）在洗脸、刷牙以及梳头时，将躯干、肘、腕部靠在水池边，以保持上肢稳定。

（4）使用按压式肥皂液。

（5）使用增加阻力的设备。

（6）使用电动牙刷、电动剃须刀。

（7）刷子固定安装在水池边，用于洗手和洗指甲。

（8）饮水设备安装在轮椅上或床旁。

3. 一侧上肢或身体障碍者，可根据不同情况选择以下方法：

（1）开瓶盖时，将容器夹在两腿之间。

（2）可将毛巾绕在水龙头上，用健手拧干。

（3）刷子和牙刷固定安装在水池边：用于洗手、洗指甲和刷义齿。

（4）将大号指甲刀固定在木板上修剪健侧手指的指甲。

（三）穿衣障碍

1. 躯干关节活动受限、肌力低下者，可根据不同情况选择以下方法：

（1）穿轻便、宽松的上衣。

（2）穿前开襟的衣服。

（3）穿前开襟上衣时，不解开衣服下部的扣子，按套头衫的方式穿、脱。

（4）躯干肌力弱，座位平衡不稳定时给予支持。

（5）在接近衣领处安一个环或挂钩，用于挂住手指或衣钩。脱衣时，将环拉起协助将衣服上提过头。

（6）用衣钩将衣袖上提至肩部或在腋窝处协助将袖子脱下。

（7）用尼龙搭扣替代扣子、拉链等。

（8）在拉链上加上拉环，使手指对捏无力或不能者能够开关拉链。

（9）钮扣牵引器。

（10）机械性抓握 - 释放矫形器。

（11）乳罩在前面开口，开口处用尼龙搭扣。

（12）套头式领带。

2. 上肢和躯干协调障碍者,可根据不同情况选择以下方法:

(1) 穿着宽松的服装。

(2) 提倡穿套头式上衣或前开襟上衣按套头式服装穿脱。

(3) 必要时选用大的扣子或按扣。

(4) 手工操作时,上肢应尽量靠近身体。

(5) 使用尼龙搭扣。

(6) 使用手柄加粗、增加重量的钮扣牵引器。

(7) 使用拉链拉环。

3. 一侧上肢或身体障碍者,可根据不同情况选择以下方法:

(1) 穿着轻便、宽松的上衣。

(2) 座位平衡较差时予以支持。

(3) 穿前开襟的衣服时,先穿患侧,后穿健侧;脱衣时,先脱患侧一半,再将健侧袖子全部脱下,最后退出患侧的衣袖。

穿套头式上衣时,①先将上衣背朝上放在膝上;②将患手插入衣袖,并将手伸出袖口;③再将健手插入衣袖并伸出;④用健手将衣服尽量往患肩上拉;⑤将衣服后身部分收起并抓住;⑥头从领口钻出;⑦整理衣服。脱衣时,将衣服后身部分向上拉起,先退出头部,再退出双肩与双手。

(4) 钮扣牵引器;用尼龙搭扣替代扣子、挂钩、拉链等。

(四)穿裤子、鞋、袜障碍

1. 下肢关节活动受限、肌力低下者,可根据不同情况选择以下方法:

(1) 穿轻便、宽松的裤子。

(2) 根据不同疾病导致障碍的特点运用相应的穿、脱裤子的方法。

(3) 穿松紧口鞋或有尼龙搭扣的鞋。

(4) 避免穿高帮鞋或靴子。

(5) 用尼龙搭扣替代扣子、拉链、鞋带。

(6) 在开始穿裤子时,用拴在裤子上的拉攀、杆状衣构或拾物器将裤子拉到手可以抓住裤腰的地方。可用吊裤带、袜吊替代穿裤、袜用的拉攀。

(7) 用长柄鞋拔。

(8) 用穿袜辅助具。

(9) 用钮扣牵引器。

(10) 用拉链环。

2. 上肢、下肢和躯干协调障碍者,可根据不同情况选择以下方法:

(1) 穿着宽松的服装,裤腰是松紧带。

(2) 在稳定的床上、轮椅或扶手椅上穿衣。

(3) 需要用手触摸脚面时,用上肢顶住腿部以保持稳定。

(4) 肢体远端负重。

(5) 使用尼龙搭扣。

(6) 使用手柄加粗、增加重量的钮扣牵引器。

(7) 使用拉链拉环。

（8）使用弹力鞋带或尼龙搭扣。

2. 一侧上肢或身体障碍者，可根据不同情况选择以下方法：

（1）在床上穿裤子时，先穿患腿，后穿健腿；用健腿撑起臀部，上提裤子；用健手系皮带。

（2）在椅子上穿裤子时，先穿患腿，再穿健腿；然后用健手抓住裤腰站起，将裤子上提；最后坐下用健手系皮带。

（3）脱裤子时，先在座位上松解皮带或腰带；站起时裤子自然落下；先脱健侧，再脱患侧。

（4）采用单手系鞋带的方法。

（五）洗澡障碍的康复

（1）澡盆底部及淋浴的地面铺上防滑垫。

（2）将湿毛巾搭在椅背上，患者坐在椅子上，通过背部摩擦毛巾擦洗背部；擦干背部也用同样的方法。

（3）如果手不能摸到脚，就在脚底部放一块有皂液的毛巾洗脚。

（4）将有皂液的毛巾放在膝盖上，将上肢放在毛巾上擦洗（用于一侧上肢损伤者）。

（5）使用按压式皂液。

（6）坐便椅可使患者在座位上淋浴。

（7）用带长柄的海绵刷擦背。

（8）用扶手协助患者站起。

（9）长把开关水龙头有助于患者拧开水龙头。

（六）如厕障碍的康复

（1）上厕所前后，穿、脱裤子的方法与前述相同。

（2）抓握功能差者，可将卫生纸缠绕在手上使用。

（3）自动冲洗及烘干器。上肢关节活动受限、截肢或手指感觉缺失者可使用安装在座便器上的自动冲洗器清洁。

（4）肌力弱或协调性差者在如厕和清洁时可使用扶手，以保持稳定。

（5）可调节高度的座便器有助于下肢关节活动受限者。

（6）夜间在床旁放置便器，以免去厕所的不便。

（7）纸尿裤或床垫用于二便失禁者。

（8）插导尿管。

（七）移动障碍的康复

1. 肌力低下者：

（1）抓住床栏或床旁的轮椅扶手翻身。

（2）在床尾系一根绳梯，患者抓住绳梯坐起。

（3）四肢瘫痪患者坐起的方法请参阅第二篇第三章脊髓损伤康复训练的有关内容。

（4）双上肢无力者可带防滑手套以增加摩擦力，有助于驱动轮椅前进。

（5）根据不同部位的肌力状况，转移可采用支撑转移、滑动转移、秋千式转移或升降机转移。

2. 协调障碍者：

（1）上肢协调障碍者可用脚驱动轮椅，但要安装后视镜，以防事故发生。

（2）四肢协调障碍者需要使用电动轮椅。

3. 偏瘫患者：

（1）偏瘫患者的翻身和坐起方法请参阅第二篇第一章偏瘫康复训练的有关内容。

（2）健侧上肢与下肢相互配合驱动轮椅前进并保持方向。

（3）转移的方法可采用辅助下支点转移和独立支点转移。

（八）家务活动障碍的康复

1. 一侧上肢或身体障碍者：

采用代偿性对策和辅助性用具的目的是为了①保证单手操作的安全性；②固定；③代偿丧失的平衡功能及活动功能。

（1）做饭及清洗餐具

• 改造切菜板。可以在切菜板上安装各种类型的刀片或钉子，患者可以用一只手完成土豆、萝卜、苹果等蔬菜和水果的剥皮、切片和切丝等加工；

• 海绵、湿毛巾或吸盘。用于固定碗、盘子、盆、锅、壶等；

• 开瓶器。可使用电动的罐头开启器或将开瓶、开罐器安装在厨房桌边，患者一只手就可以开瓶、开罐；

• 电器如搅拌器、食品加工器；

• 前后滚动式刀具；

• 用手推车运送物品，以代偿耐力或活动能力下降；

• 用喷雾器冲洗餐具；

• 在水池底部垫上橡胶垫，以减少餐具破损；

• 将有吸盘的刷子固定在池边用来洗玻璃器皿；

• 平衡功能受影响时，应在座位上进行厨房里的各种工作，如用膝关节固定物品；挪动锅、壶等厨具时不要采用端、提等动作，可通过滑动达到挪动的目的。

（2）洗衣物

• 可用洗衣机代替手洗；用手推车运送洗涤物品（衣服、床单、床罩等）。

• 可请家人代洗或送到洗衣店。

（3）照顾婴幼儿

• 喂饭时，将孩子放在与患者同高的位置上，用保温器保温饭菜；用钳或夹子转移加热的餐具；

• 洗澡时，将孩子安置在一个有负压吸引装置的坐椅上；

• 穿衣时，用尼龙搭扣将孩子固定在桌面上以减少身体活动；将孩子放在地板上穿衣服最安全；

• 外出时，如果平衡功能正常，可用婴儿背架；亦可用健手将孩子跨靠在腰间。

（4）打扫卫生

• 可使用调节式吸尘器，把手的长度及其角度均可以调节，使患者在座位上就能清扫较大的范围；

• 使用长柄打扫灰尘的掸子；

• 使用长把簸箕；

• 使用不用手拧的拖把；

• 在整理和打扫房间的过程中，要灵活运用能量保存技术。

2. 双上肢关节活动受限或肌力低下者：

辅助用具及代偿对策应用的目的在于代偿丧失的伸手和抓握功能；代偿下降的肌力和耐力；代偿平衡功能以及借助于重力完成各种活动。

（1）做饭及清洗餐具

- 类风湿患者要采取关节保护措施；
- 遵循能量保存的原则，将使用物品放在易取的地方；采取座位工作等；
- 用牙打开瓶盖；
- 购买方便食品；
- 采用肌腱固定式的动作（即腕关节背伸时手指屈曲；腕关节屈曲时手指伸展）拾起较轻的物品；
- 使用重量轻的锅、壶及餐具。
- 改良的瓶罐开启器；
- 手柄加粗（菜刀、炒菜锅、勺、各种锅的把手）；
- 多功能固定带；
- 长把拾物器，用于取重量较轻的物品；
- 用手推车或步行器输送物品；
- 改制的切菜板。

（2）打扫卫生

- 用长柄拾物器从地面捡起东西；
- 用长把海绵刷清洗澡盆；
- 用不是手拧的拖把；
- 用重量轻的工具如海绵拖把和扫帚清洁地面；
- 在打扫地面前，先用清洁剂溶解污垢。

（3）洗衣物

- 如患者能够走动，宜使用从上方投放衣物的洗衣机，以免俯身弯腰；
- 按键式的洗衣机优于旋钮式洗衣机，必要时应将旋钮改装；
- 熨烫衣服时，应将一块石棉放在熨衣架上，患者能够直接将熨斗放在上面；
- 遵循和运用能量保存的原则。洗衣时，使用分装好的洗衣粉；患者应在座位上熨烫衣服等。

（4）照顾婴幼儿

- 对于坐在轮椅中的母亲来讲，使用一侧床栏可打开的婴儿床便于接近孩子；
- 喂饭时，可将孩子放在婴儿椅中或斜靠在枕头上，用电保温盘保持饭菜温度；
- 孩子的衣服应宽松、易穿着；
- 使用一次性尿布；
- 遵循和运用能量保存的原则，如果母亲能够从地板上站起或坐下，应选择在地板上处理孩子的事物，如穿脱衣、换尿布、喂饭、游戏等。

3．上肢协调性障碍者：

使用辅助用具及代偿对策的目的在于固定肢体的近端；减少震颤；固定所用物品；促进安全、高效的作业活动。

（1）做饭及清洗餐具

- 在切菜或削皮时，稳定双上肢近端以减少震颤；
- 将食品或餐具放在光滑的桌面上滑至目的地代之以手端或手提；
- 为避免餐具破损，应尽量少用手端盘子或碗等。如洗餐具时，可采取浸泡，然后用喷淋器冲洗餐具的方法；
- 使用较重的厨具，以助肢体远端稳定；
- 使用双耳壶、炒菜锅等；
- 腕部绑上沙袋，以减少震颤；
- 切菜时用有钉子的切菜板来固定食品；
- 使用较重的手推车运送食品；
- 洗餐具时，在水池底部铺一块橡胶垫。

（2）打扫卫生

- 使用较重的工具；
- 打扫灰尘时不需要手握扫灰尘的掸子，而是用戴手套来代替掸子；
- 除去室内过多的装饰品或储藏品，以减少打扫卫生的工作量。

（3）洗衣物

- 采用已分装好的洗衣粉，以免在舀取时因震颤而致洗衣粉洒落、浪费；
- 避免熨烫衣服，买衣服时挑选不需要熨烫的衣服或布料。

（4）照顾婴幼儿

- 使用尼龙搭扣替代婴儿衣服上的扣子；
- 协调障碍较轻者可用勺子给孩子喂饭；
- 协调障碍较轻者最好将孩子放在地板上照顾最安全。

（九）耐力下降

慢性疾患常常导致身体耐力下降。因此，在日常生活中进行各种活动时要尽量减少活动时的代谢消耗，并使工作负荷限制在心肺功能能力范围之内。能量保存是耐力下降康复的基本原则，具体方法如下：

- 在进行某项活动之前，要预先计划和组织活动的步骤和方法；
- 去除不必要的步骤，以避免不必要的活动或能量消耗；
- 坐着工作；
- 开始一项工作前，做好一切准备工作，包括准备好所有必需的物品；
- 组织安排好工作空间，建立符合人体工程学原理的工作环境；
- 去除多余的工作，将多项工作合并；
- 活动时放慢节奏；
- 使用省力的辅助器具或设备，以减少自身能量的消耗，如使用电器；
- 使用重量轻的用具或工具；
- 在重力辅助下，而不是在抗重力的情况下工作；
- 在疲劳出现之前休息，做到频繁而有计划地休息。

不同的活动，其能量消耗水平不同。选择何种活动可根据代谢当量加以判断。大多数自理活动均在 3METs 以下。淋浴、盆浴、上厕所、洗漱和整理头发需要较高的代谢水平。患者在进行活动治疗时,仍要注意监测患者的心率和呼吸。出现呼吸短促提示所进行的活动已超出其能力范围。心绞痛或心动过速比安静时的心率增加 20 次,提示已达到其运动极限。患者在 ADL 活动中应避免下列各种压迫性体位和情况:①俯身弯腰。穿易穿脱的鞋、使用鞋拔以及拾物夹有助于患者无需弯腰就能够独立完成上述活动。②伸手取高架物品。将衣物放在易于取到的地方;如非从高处取物不可时,在取物的过程中可将上肢停靠在某物上休息。③等长收缩。应避免推、拉及保持握姿。如避免不了,患者要学会在做这些动作的过程中呼气或计数。④湿、热环境。湿热环境易出现呼吸短促,减少患者的有氧代谢能力。⑤过度负荷。保证高质量睡眠以及调整情绪与情感对于节约能量不可忽视。

(恽晓平)

思考题
1. 影响完成日常生活活动的因素有哪些?
2. 日常生活活动障碍的解决途径有哪些?

第五节　自助具

　　自助具(self help devices or self help aids)是为了最大限度地提高患者的日常生活能力而设计制作,用来代偿其减弱或已丧失的功能,用以辅助患者完成自理、工作或休闲娱乐等活动的一类专门器具。自助具本身结构简单,不需借助外界能源,它可以在原有工具的基础上进行改造,例如将进食的勺子加长、加粗或将把柄弯曲便于患者进食使用,也可以是为患者专门设计的专用工具。自助具的使用不仅是一种积极的治疗手段,而且有助于患者树立重返社会的信心。

一、自助具的选用和制作原则

　　自助具的选择和使用要根据患者的障碍程度、残存能力和实际需要,治疗师要对患者的动作进行分析,在充分训练的基础上寻找出躯体功能的不足之处,给予适当的自助具,帮助其完成日常生活动作。需要注意的是,自助具是在患者经过全面、系统的康复治疗的基础上使用的一种器具,不能代替康复训练,不论是长期还是短期使用,都要与作业治疗及其他康复治疗相结合,这样才能使自助具的使用更加合理,效果更加明显。自助具的选用和制作应遵循以下原则:

1. 达到改善患者日常生活自理的目的。
2. 充分发挥患者的残存功能。
3. 对使用者不存在任何潜在的不安全因素。
4. 简单、便于制作、易学习使用。

5. 美观、轻便、耐用、舒适。

6. 价格便宜，易于清洁和维修。

二、各种常见的自助具

包括进食类、穿衣类、梳洗修饰类、如厕入浴类、阅读书写类、通讯交流类、厨房用自助具等。

（一）进食类自助具

1. 叉、匙、筷子类自助具

（1）把手加长的叉、匙：适用于肩、肘关节活动受限，够不到碟、碗或嘴的患者（图 5-5-1）。

（2）把手加粗的叉、匙：适用于手指屈曲受限或者握力较弱的患者。加粗的把手易于患者把持并增加了把持的稳定性（图 5-5-2）。

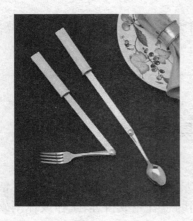

图 5-5-1

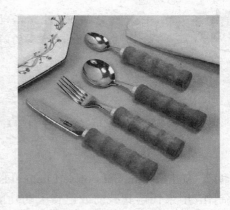

图 5-5-2

（3）把手弯曲的叉、匙：适用于手功能差，叉或匙与碗碟或嘴之间无法达到合适角度的患者，因此改变叉、匙的角度以满足需要（图 5-5-3）。

（4）多功能叉、匙：尖端可当叉，后部可当匙用，避免了患者频繁更换叉、匙的麻烦（图 5-5-4）。

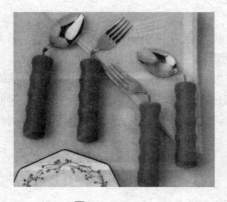

图 5-5-3

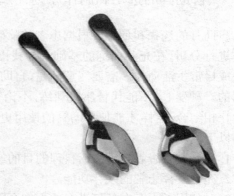

图 5-5-4

（5）带有"C"形把手的叉、匙：适用于手指抓握功能差且不能握住叉、匙柄的患者，用时四指一起穿入"C"形的中空部分（图5-5-5）。

（6）插在万能袖带内的叉、匙：同样适用于手指抓握功能差且不能握住叉、匙柄的患者，利用万能袖带将叉和匙固定在掌心（图5-5-6）。

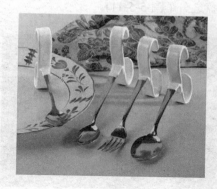
图 5-5-5

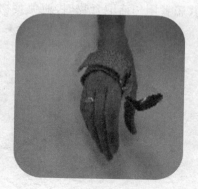
图 5-5-6

（7）腕关节背伸位固定夹板与万能袖带的配合应用：适用于腕关节和手指抓握功能同时低下的患者（图5-5-7）。

（8）为儿童设计的弯曲并加粗手柄的勺、叉：加上安全挡板可以防止勺、叉伸到嘴里太深（图5-5-8）。

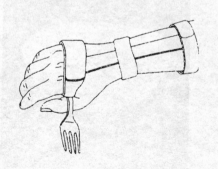
图 5-5-7

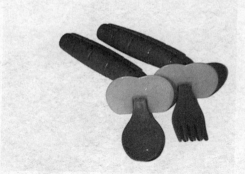
图 5-5-8

（9）上端加装弹簧的筷子：在筷子的上端加装弹簧片，松手后由于弹簧片的张力而使筷子自动分开，适用于手指屈肌、肌力存在而伸肌无力或力弱不能自行释放筷子的患者（图5-5-9）。

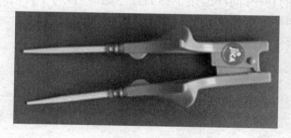
图 5-5-9

2. 碟盘、碗和杯子类自助具

（1）分隔凹陷式碟子：可将盘中的菜分开，其边缘深陷而且接近垂直，这样用匙盛取食物时不易被弄出碟外。适用于只能用一只手持匙进食的患者（图 5-5-10）。

（2）碟挡：为塑料或不锈钢制成的圆箍状制品，带有三个卡口。使用时将碟挡卡在菜盘的周围，患者用勺盛取食物时，避免食物被推出菜盘之外（图 5-5-11）。

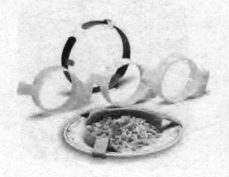
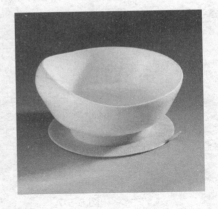

图 5-5-10　　　　　　　　　　　　　　　图 5-5-11

（3）带负压吸盘的碗：碗底部装有负压吸盘，可防止碗被推动。碗的一侧边缘加高，可防止食物被弄出碗外（图 5-5-12）。

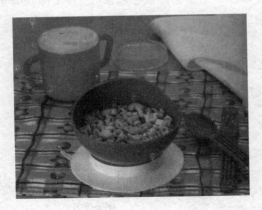

图 5-5-12

（4）有"C"把的杯子：适用于握力不足的患者，使用时四指一起穿入"C"形的中空部分（图 5-5-13）。

（5）有"T"形把的杯子：同样适用于握力较差的患者，将中、环指分别置于"T"形把水平横梁的上下，夹住即可拿起杯子（图 5-5-14）。

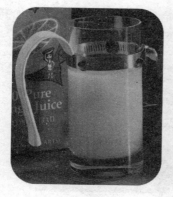

图 5-5-13

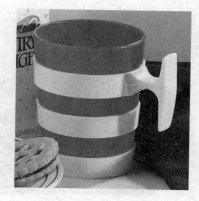

图 5-5-14

（6）带吸管夹及吸管的杯子：吸管夹固定于杯口，吸管从夹中穿过，吸管的长度和形态可以根据患者的需要调整，适用于无法持杯的患者（图 5-5-15）。

（7）盖上带吸口的杯子：适用于上肢有震颤或协调性低下的患者（图 5-5-16）。

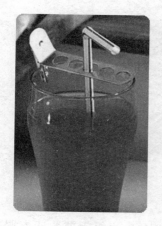

图 5-5-15

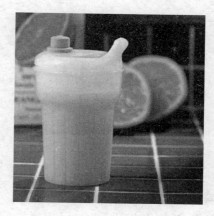

图 5-5-16

（8）这个杯子杯口的设计，为鼻子和眼镜留出了空间，喝水时脖子能尽可能地不动或减少运动（图 5-5-17）。

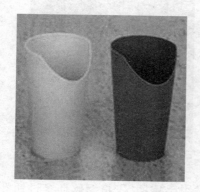
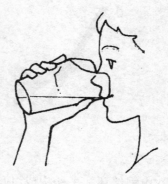

图 5-5-17

（9）特制的碟子：带有竖直向上的钉子，用于固定食物，碟子的一侧边缘加高，可防止食物被弄出碟子外。适用于单手操作的患者（图 5-5-18）。

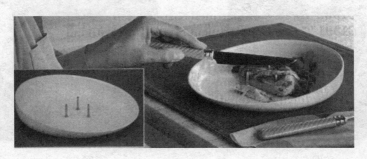

图 5-5-18

3. 进食机：对于双上肢活动障碍，需借助其他进食辅助具如万能袖带等仍不能进食的患者，可以使用自动进食工具，它可以自动从盘子里盛起食物送到患者嘴里，使患者可以按照自己的节奏进食（图 5-5-19）。

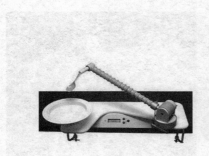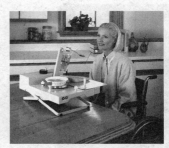

图 5-5-19

（二）穿衣类自助具

1. 穿衣棒：棒端有"L"形钩，可把要穿的衣服拉上来，也可把要脱的衣服推下去（图 5-5-20）。

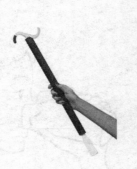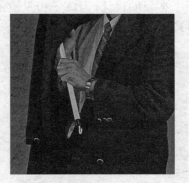

图 5-5-20

2. 系扣器：由钢丝环和手柄构成，使用时用手持柄，先将钢丝环穿过钮孔后套住钮扣，再将钢丝环带着钮扣从钮孔中拉出,最后将钢丝环与钮扣脱开,扣钮扣动作即完成 (图 5-5-21)。

3. 拉锁环: 为一穿入拉锁孔内的环,患者将手指伸入环内即可拉动拉锁。适用于手指抓捏功能差的患者 (图 5-5-22)。

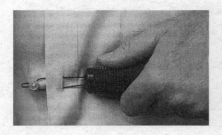

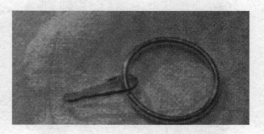

图 5-5-21　　　　　　　　　　　　　　　　图 5-5-22

4. 穿袜自助具: 为一弹性塑料片,下窄上宽,宽口缘系有两根带子,使用时将袜子由窄口向宽口方向套住塑料片,脚从宽口处穿入,待脚进入袜子后将塑料片拉出即完成穿袜动作 (图 5-5-23)。

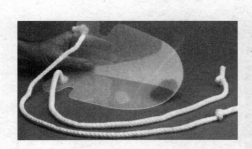

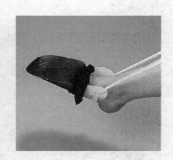

图 5-5-23

5. 穿鞋自助具: 如加长的鞋拔。穿鞋时将其下端垂直放入鞋内紧贴鞋的后根部,当患者的脚穿进鞋的前部后,脚跟顺着鞋拔滑进鞋内,省去了用手上提鞋跟的动作,鞋拔的长度可以根据患者需要或长或短。适用于不能弯腰和手指无力的患者 (图 5-5-24)。

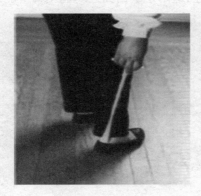

图 5-5-24

（三）梳洗修饰类自助具

1. 有延长手柄并弯曲成一定角度的梳子　适用于肩、肘关节活动受限而手不能够到头部的患者（图 5-5-25）。

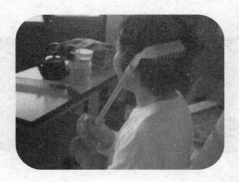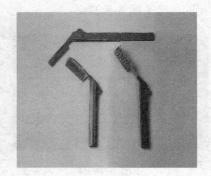

图 5-5-25

2. 有延长把手的镜子：患者可以用来检查自己皮肤的完整性（图 5-5-26）。

3. 用蛇形管制成把柄并在柄上配有夹子的镜子：易于患者抓握，角度也可以根据患者需要而调整（图 5-5-27）。

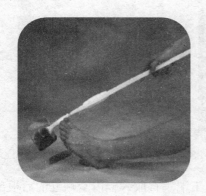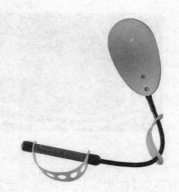

图 5-5-26　　　　　　　　　　　图 5-5-27

4. 插在万能袖带内的梳子：适用于手指抓握功能差又不能握住梳子的患者（图 5-5-28）。

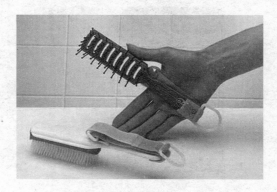

图 5-5-28

5. 有底座的指甲刀：适用于不能完成手指对掌或对掌力量弱的患者，利用手掌或腕关节按压指甲刀来完成剪指甲的动作。底座用吸盘固定在桌子上 (图 5-5-29)。

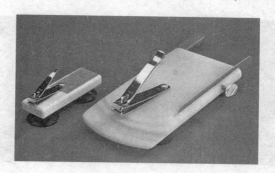

图 5-5-29

6. 单手操作的指甲刀：适用于只能单手操作的患者，如偏瘫患者可用此指甲刀给健手剪指甲 (图 5-5-30)。

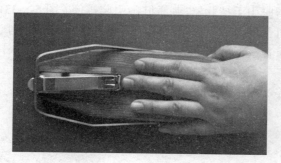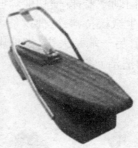

图 5-5-30

7. 带有"C"形把手的电动剃须刀：适用于手指抓握功能差，不能稳固握住剃须刀的患者 (图 5-5-31)。

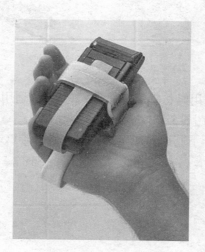

图 5-5-31

8.带负压吸盘的毛刷:使用时患者只需轻轻地将毛刷一按就可将其固定在水池壁或桌面上。适用于患者单手清洗指甲缝和义齿等 (图 5-5-32)。

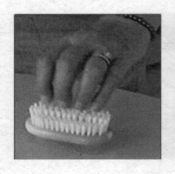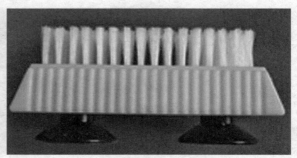

图 5-5-32

(四) 如厕、入浴类自助具

1. 如厕类自助具

(1) 肛门刺激器:排便功能障碍时用手持此器,刺激肛门引起排便 (图 5-5-33)。

(2) 卫生纸挟持器:这种设备可帮助手或上肢活动受限的患者独立完成如厕动作。它的一端是手柄,另一端是夹钳,当使用者按下手柄上的按钮时,夹钳就打开了,可挟持卫生纸进行会阴部的清洁 (图 5-5-34)。

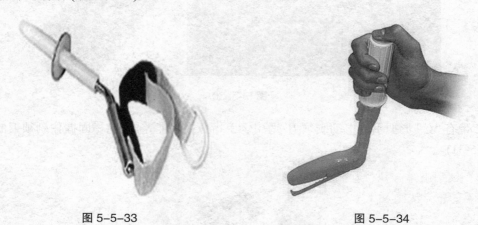

图 5-5-33　　　　　　　　　　　　图 5-5-34

(3) 马桶加高的座垫:使用时将它固定在坐式马桶上,适用于髋关节和膝关节屈曲障碍、下蹲和站起有困难的患者 (图 5-5-35)。

(4) 助起式便器:适用于下肢力弱或年老体弱久坐后难以站起的患者,可以帮助患者站起和离开便器 (图 5-5-36)。

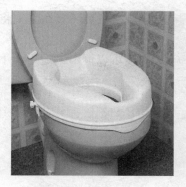
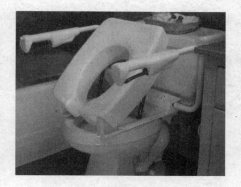

图 5-5-35　　　　　　　　　　图 5-5-36

2. 入浴类自助具

（1）"U"形擦背刷：是带有延长手柄和角度的海绵擦或刷，用于刷擦难于刷到的后背部。适用于上肢关节活动受限的患者 (图 5-5-37)。

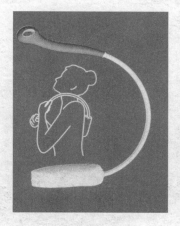

图 5-5-37

（2）长柄刷：是一种手柄被加长的洗浴用刷子，有直杆式和弯曲式，帮助关节活动受限和弯腰困难的患者洗澡时用手难以达到的身体部位的清洗，如后背部 (图 5-5-38)。

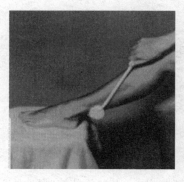
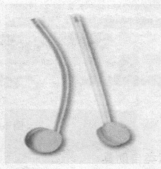

图 5-5-38

（3）安装了套环的淋浴球：适用于手指抓握功能差的患者，将套环套在手上将淋浴球固定在手掌上进行擦洗（图 5-5-39）。

（4）淋浴椅子：可为患者提供舒适的座位，并可疏水，高度可以调节。适用于下肢功能较差、不能站立的患者（图 5-5-40）。

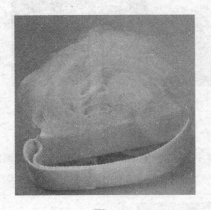 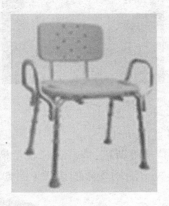

图 5-5-39　　　　　　　　　　　图 5-5-40

（5）防滑垫：置于浴室地面上可以防止摔倒（图 5-5-41）。

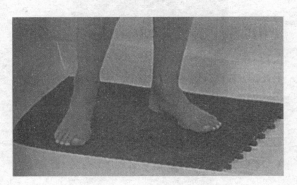

图 5-5-41

（6）安装了双环的搓澡巾：在搓澡巾的两端加上双环，适用于双手抓握功能差的患者（图 5-5-42）。

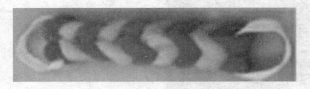

图 5-5-42

（五）阅读书写类自助具

1. 翻页器：由 C 形夹和顶端带橡皮头的延长杆制成，可用腕关节控制翻动书页（图 5-5-43）。

2. 打字自助器：手指运动不灵活或手指无力时利用"C"形夹配合顶端带橡皮头的延长

杆构成的打字自助具 (图 5-5-44)。

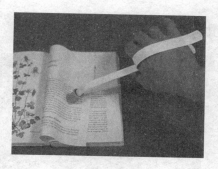

图 5-5-43

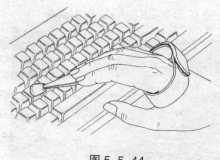

图 5-5-44

3. 用乒乓球加粗的笔:适用于指尖捏力弱或没有对指功能的患者 (图 5-5-45)。

4. 握笔器:由低温热可塑材料制成的握笔器,分别将笔、拇指和食指插入相应的孔内即可 (图 5-5-46)。

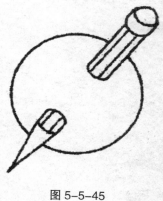

图 5-5-45

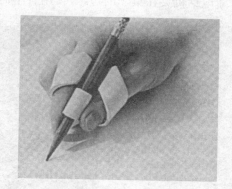

图 5-5-46

5. 易于保持手指对掌位的握笔器 (图 5-5-47)。

6. 棱片眼镜:适用于长期卧床不起的患者阅读用,这些患者双目仰视天花板,难于看书和电视等,戴上此镜后,利用棱镜折射原理,可以让患者看到放于床脚的电视和胸前的书等 (图 5-5-48)。

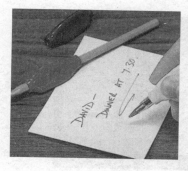

图 5-5-47

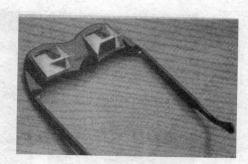

图 5-5-48

7. 阅读架:可以夹持书本的架子 (图 5-5-49)。

(六)通讯交流类自助具

1. 带 C 形夹的电话:适用于抓握困难且不能握住听筒的患者 (图 5-5-50)。

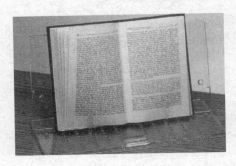

图 5-5-49

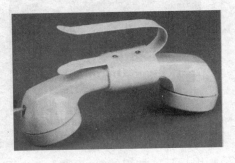

图 5-5-50

2. 由蛇形管支撑的话筒:金属软管的一端与一个弹性塑料夹相连,另一端与话筒连接,塑料夹可随电话机夹在桌子的边缘,使用者不需要手持话筒即可通话 (图 5-5-51)。

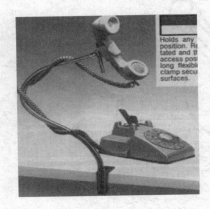

图 5-5-51

(七)厨房用自助具

1. 特制切菜板:带有竖直向上的钉子,用于固定蔬菜如土豆、洋葱等,其边缘有的还加装了带直角形的挡板,防止蔬菜滑出 (图 5-5-52)。

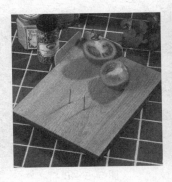
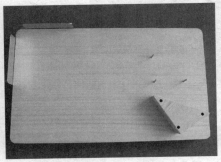

图 5-5-52

2. 固定在洗涤槽壁上的刷子：适用于仅一手有功能的患者。将带负压吸盘的刷子固定在洗涤槽壁上,用一只手就可以很方便完成清洗土豆、黄瓜和其他水果的动作 (图 5-5-53)。

3. 开瓶盖器：将一"V"形条固定于板上,再将板固定在悬吊柜的底部,应用时将瓶子或罐头的盖子卡入"V"形口内旋,即可打开瓶盖 (图 5-5-54)。

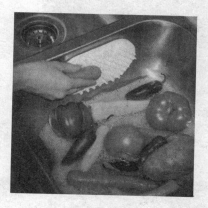

图 5-5-53

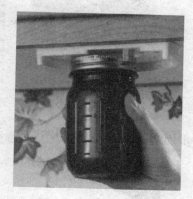

图 5-5-54

4. 锅柄固定器　锅柄固定器是一个固定在灶台一脚的装置,将锅柄置于两根固定垂直的金属杆中间,在搅拌食物的时候可以防止锅的移动。适用于只能单手操作的患者 (图 5-5-55)。

5. 帮助灌注的自助具：适用于上肢和手部力弱的患者。覆盖着金属丝的支架能容纳大水罐、果汁瓶等,患者借助这种器具可以轻松地将需要的饮料倒入杯中 (图 5-5-56)。

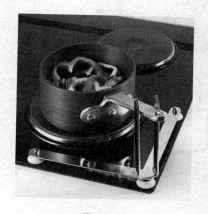

图 5-5-55

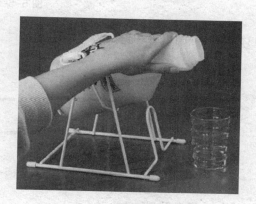

图 5-5-56

6. 特殊类型的刀具：手指力弱,不能用食指掌面下压刀背切物时,只好借助整个手和臂的力量来进行切割。

（1）"工"形摇切刀：不仅可以利用下压的力量,还可以利用向两边摇动的力量进行切割 (图 5-5-57)。

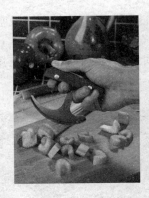
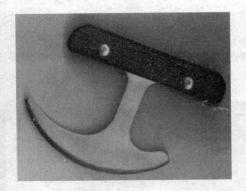

图 5-5-57

（2）"L"形刀：可以用手握住刀柄进行摇动（图 5-5-58）。

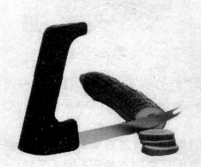
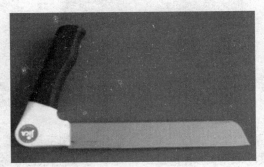

图 5-5-58

（3）锯刀：可利用手和臂的力量，以及刀刃呈锯状的优势克服切割的困难（图 5-5-59）。

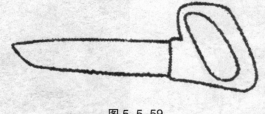

图 5-5-59

（八）移动类自助具

1. 转移板：由硬的材料如木头或玻璃纤维制成，可架在两转移面之间，协助患者完成轮椅到床、浴盆、便桶、汽车、椅子等之间的转移。新月形设计，中间有 S 形凹槽作为座板的轨道，座板可以从一端滑到另一端，减少了在转移板上移动的阻力（图 5-5-60）。

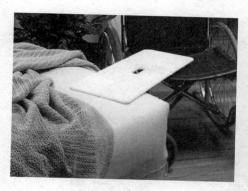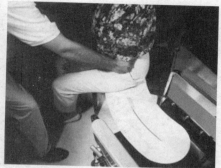

图 5-5-60

2. 绳梯：固定在床尾的绳制梯子，适用于行动不便或躯干力量差的患者。患者用双手拉住绳梯，双手交替一级一级地将自己从床上拉起完成由仰卧位至坐位的体位变化（图 5-5-61）。

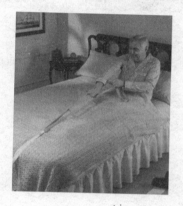

图 5-5-61

（九）取物自助具

适用于不能下床或离不开轮椅等移动有困难的患者。常用的取物器一端为扳机式控制把手，另一端为叉状的夹子，扣动控制把手时，另一端的夹子即闭合，可以抓取需要的物品，长度可依患者的需要来选择（图 5-5-62）。

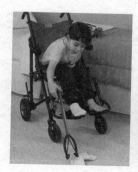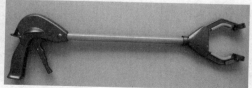

图 5-5-62

（十）文娱类自助具

1. 纸牌固定架：为一个有条形沟的托架，使用时将纸牌插在沟中，适用于手握力差、不能拿扑克牌的患者使用（图 5-5-63）。

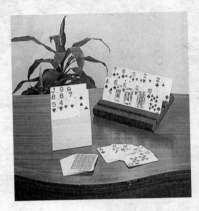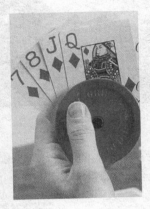

图 5-5-63

2. 园艺用具：这是一种添加在园艺用工具上的夹子，适用于存在抓握障碍的患者（图 5-5-64）。

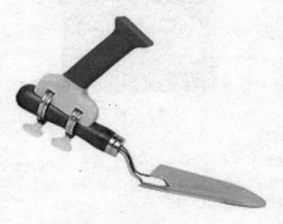

图 5-5-64

（十一）四肢瘫患者常用的自助具

1. 口棒：为一木棒或铝合金杆，一端有咬合片可用口咬住，另一端为插口，可根据需要插入如铅笔、毛笔、翻书页的橡皮头等，不用时可放在架子上。四肢瘫患者可以利用口棒触动各种按键和进行翻书页、写字、绘画等活动（图 5-5-65）。

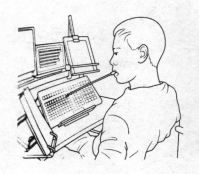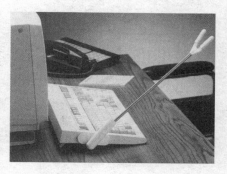

图 5-5-65

2. 头棒:由固定于头部的环状固定箍和从中伸出并指向前下方的棒构成,棒端的结构同口棒,使用对象与口棒的类似,唯独操作时不用口而用头(图 5-5-66)。

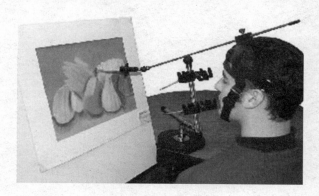

图 5-5-66

3. 环境控制系统(environmental control system,ECS)是一个帮助重度残疾患者选择性控制和使用家用电器或其他设备的中央控制系统,可以利用手指、口棒、呼吸(通过一根吸管)、声音等方式,触动各种按钮,对周围环境中的电灯、电话、收音机、电视、电动门、电动窗帘等进行控制,适用于四肢瘫痪但可使用头棒或口棒的患者和手指功能很差仅能触动按键的患者。

（张冬　周红俊）

思考题
1. 影响完成日常生活活动的因素有哪些?
2. 日常生活活动障碍的解决途径有哪些?
3. 自助具的概念是什么?

第二篇

日常生活技能各论

第一章 偏瘫

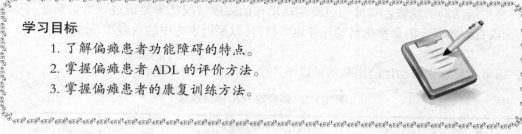

学习目标

1. 了解偏瘫患者功能障碍的特点。
2. 掌握偏瘫患者 ADL 的评价方法。
3. 掌握偏瘫患者的康复训练方法。

偏瘫 (hemiplegia) 是脑血管意外（cerebrovascular accident, CVA）或脑卒中造成的以一侧肢体瘫痪为主要表现的综合征。是一组急性起病的脑血液循环障碍疾病,以起病急骤,出现局灶神经功能缺失为特征,其引起的功能障碍主要表现在运动、意识、知觉、认知、语言、精神情绪等方面。70%-80% 的患者会有不同程度的劳动能力丧失,或因为残疾而不能独立生活。

近年来,急性脑血管病发病率有明显上升趋势,且发病年龄呈下降趋势,而随着医疗技术水平的提高,虽然死亡率有所下降,但是致残人数有所增加。脑卒中的发病率、患病率、死亡率及致残率、复发率均很高,在我国分别为 219/10 万、719/10 万、116/10 万及 80%、41%。偏瘫致残后不仅严重影响患者日常生活,也增加其家庭负担,进而造成严重的社会问题。因此,脑卒中的防治和康复已经成为当今医学领域的重要课题,目前,康复理论和实践也能够证明康复治疗和训练能够有效地促进恢复过程,减轻残疾程度,提高生活能力和生活质量。

第一节 偏瘫的 ADL 障碍特点

人在自然环境和与其相关的社会环境中出生、成长,在与环境的相互作用过程中伴随着喜、怒、哀、乐的同时获得各种能力。这些机能和能力,会由于疾病、损伤或者环境因素造成损害,或者能力降低,或者能力丧失,偏瘫患者也是如此。另外,从某种意义上讲,还存在因没有发挥的机会而被忽视或未被发现的能力。作业疗法就是在这些情况下,设法逐渐减少或者弱化造成患者能力障碍的因素,利用各种活动去发现、开发患者的潜能,并强化和充分发挥这些能力,最大限度地提高患者的生活自立能力和生活质量。

对脑血管障碍患者的日常生活动作指导和训练,主要目的在于降低患者活动受限的程度,因为患者的生活自理程度,直接关系到患者的生活质量。

一、偏瘫的 ADL 障碍的表现

脑血管障碍患者大多会产生日常生活活动和动作的受限,其原因多表现在以下几方面:由于患者的单侧上下肢肌紧张异常,引起运动麻痹,恢复过程中容易停留在特定的运动模式,从而影响其他所有动作和全身的运动。

有的患者还会出现另一侧肢体的机能降低,继而造成上肢能力的低下或影响步行能力。

如果伴有感觉障碍和高级脑机能障碍,如理解能力或认知能力下降,将会更大程度地影响日常生活活动的质量。具体的日常生活动作的完成情况还需要通过评定来判断,目前国际、国内有很多既定的日常生活动作评定表格,可以根据表格中的内容逐条进行检验。

偏瘫对日常生活动作的影响常见以下几个方面,见下表 1-1-1。

表 1-1-1　偏瘫的 ADL 障碍特点

ADL	ADL 障碍表现	解决途径
起居	一侧身体活动障碍,不能翻身、坐起,移动困难	PT、OT
进食	患手不能握匙、球麻痹导致吞咽困难、面肌瘫痪影响咀嚼	OT
排泄	从床到厕所之间的转移困难、穿脱裤子和用手纸困难	OT
整容	患手不能拿毛巾、牙刷、梳子,半侧失认	OT
入浴	不能拿毛巾搓后背	OT
更衣	不能完成穿脱衣服动作,半侧失认	OT
交流	失语	语言训练
家务	不能拖地、烹饪、购物	PT、OT
健康管理	不能按时服药	OT
外出	不能上下台阶、上下公共汽车	PT、OT
作息时间安排	作息时间反常	OT
公共设施的利用	认知障碍导致不能去邮局、银行	OT

二、日常生活动作评定(以下略称 ADL 评定)

(一) ADL 评定的目的

1. 康复医学十分注重残疾患者的日常生活受到限制的情况,ADL 评定恰恰反映了康复医学的特点。ADL 评定的结果可以成为制定作业疗法治疗计划的依据,也是判断治疗结果的标准之一。

2. 康复过程中的不同阶段,所做的 ADL 评定的意义也有所不同。

患病初期的评定:急性期状态下,由于受到患者身体状况的限制,全面掌握患者情况是有难度的,需要在可能的范围内进行评定,这对于了解患者当前的机能水平和 ADL 状况以及对今后 ADL 的预后是非常重要和有效的。

治疗开始时的评定:患者全身状态有所改善、开始进行全面康复治疗的阶段,必须做细致的 ADL 评定,治疗者需要根据 ADL 评定的结果,有目的地制定详细的治疗计划。

治疗开始后的评定:按照治疗计划实施康复训练以后,通过进行评定结果来判断 ADL 活动的改善情况,进而发现有所改善的内容和未发生变化甚至更加恶化的项目,再通过对结果的分析,了解和掌握其原因,再对治疗计划进行调整和修改,以便开始下一步的治疗和训练。

回归社会、回归家庭时的评定:根据评定结果对患者及其家属给予适当的指导和建议。

(二)日常生活评定时的注意事项

1. 避免对患者或者家属进行单纯语言询问式的评定,而是要实际操作,通过进行各种活动的实际操作,针对构成日常生活活动的每个基本动作和每个环节进行细致的观察。

2. 掌握"能做的日常生活动作"和"实际做的日常生活动作"的区别,并分析造成这种状况的原因。在评定过程中,常常发现这样的情况:即虽然在做检查的时候,患者能够完成某些动作,而在实际生活过程中,患者拒绝做这些动作。遇到这种情况的时候,就需要首先查明原因,并尽快设法消除其原因造成的影响。常见的情况有:有时在治疗室接受检查时,患者能够独立完成上厕所的动作,而回到病房后,需要他人辅助才能完成。造成这种情况的原因大多是:或者治疗室与病房的厕所样式不同、或者由于病房走廊中有医护人员或其他人员来往走动,患者由于产生恐惧心理而拒绝。另外,常见的原因还有:患者在训练室进行训练后,会产生明显的疲劳感,回到病房后疲于做任何动作,基本完全处于休息状态。治疗师应区别不同情况采取不同的措施。

3. 治疗师需要对患者原发病灶的性质有充分的了解和认识,并预测将来有可能完成的日常生活动作。

4. 注意避免疲劳过度。对于高龄或者体力较差的患者,可以分开数次进行评定,避免造成疲劳而影响评定结果。

(三)偏瘫患者日常生活能力的评定方法

常用的偏瘫患者 ADL 评定方法有 Barthel 指数和功能独立性评定(FIM)。详见康复评定分册。下面介绍的是目前中国康复研究中心使用的偏瘫患者 ADL 评定用表格(表1-1-2)。

表 1-1-2　脑血管病日常生活动作评价表

一、个人卫生动作
  1. 洗脸、洗手
  2. 刷牙
  3. 梳头
  4. 刮胡子
二、进食
  1. 用吸管吸食
  2. 用勺、叉进食
  3. 端碗
  4. 用茶杯饮水
  5. 用筷子进食
三、更衣动作
  1. 穿脱上衣
  2. 穿脱裤子
  3. 穿脱袜子
  4. 穿脱鞋
  5. 穿脱支具
四、排泄动作
  1. 能自我控制小便
  2. 能自我控制大便
  3. 便器使用
  4. 便后自我处理
  5. 卫生纸的使用
  6. 便后冲水
  7. 栓剂的使用
五、入浴动作
  1. 入浴
  2. 洗身
  3. 出浴
六、器具使用
  1. 剪刀的使用

  2. 钱包的使用
  3. 电源插销、电器开关的使用
  4. 指甲刀的使用
  5. 锁、钥匙的使用
  6. 开瓶盖
  7. 开关水龙头
七、床上运动
  1. 翻身
  2. 卧位移动
  3. 卧位－坐位
  4. 卧位－立位
  5. 独立坐位
八、移动动作
  1. 床－轮椅
  2. 床－椅子
  3. 轮椅－便器
  4. 前进后退轮椅
  5. 操纵手闸
  6. 乘轮椅开门、关门
九、步行动作(包括辅助具)
  1. 前进 5 公尺,拐弯
  2. 登阶梯
  3. 步行 50 公尺
十、认识交流动作
  1. 记忆力
  2. 书写(姓名、地址)
  3. 打电话
  4. 与人交谈
  5. 信封、信纸的使用

评分标准:满分 100 分
  1. 能独立完成,每项 2 分
  2. 能独立完成但时间长,每项 1.5 分
  3. 能完成但需辅助,每项 1 分
  4. 两项中能完成一项,每项 1 分
  5. 不能完成,每项 0 分

第二节 偏瘫患者的功能评定及相关问题

一、运动功能障碍的康复评定

偏瘫患者运动功能的障碍,首先表现为弛缓性麻痹,随着"休克期"的消失,失去皮层中枢控制的皮层下中枢运动反射释放,出现原始的异常运动模式。表现为肌张力增高,肌群间协调紊乱(表 1-2-1)。

表 1-2-1　偏瘫患者肢体异常运动模式

部位		屈肌共同运动模式	伸肌共同运动模式
上肢	肩胛带	上提、后缩	前伸、向下
	肩关节	外展、外旋(内旋)	内旋、内收
	肘关节	屈曲	伸展
	前臂	旋后(旋前)	旋前
	腕关节	屈曲	背伸
	手指	屈曲、内收	屈曲
下肢	髋关节	屈曲、外展、外旋	伸展、内收、内旋
	膝关节	屈曲	伸展
	踝关节	背屈、外翻	跖屈、内翻
	足趾	伸展	跖屈、内收

Brunnstrom 提出的偏瘫恢复六阶段理论(详见总论的有关内容)是目前国际公认的偏瘫临床治疗的基础,也是评定患者功能障碍的依据。但是此恢复过程依患者的病情而有差异,有的患者可能停留在某一个恢复阶段上不再进展。

由于脑血管意外的发病机理与下运动神经原损伤完全不同,其评定就不能仅考虑肌力和关节活动度,而要有能反映偏瘫运动功能障碍的本质并对康复治疗起指导作用的评定指标。目前,国际上对偏瘫运动功能评定的主要方法,除 Brunnstrom 方法之外,还有 Bobath 方法、上田敏评价法、Fugl-meyer 评价法、MAS 评价法和 MRC 方法等,它们各有特点,但基本上都是根据偏瘫的恢复机理而制订的。偏瘫后运动功能障碍的评定包括上肢、下肢、躯干的功能评定以及肌痉挛的评定。本节重点介绍目前临床上常用的评定方法。

(一)肢体运动功能障碍的评定

Fugl-Meyer 评定法的上肢运动功能评定见表 1-2-2,Fugl-Meyer 评定法的下肢运动功能评定见表 1-2-3。运动积分的临床意义见表 1-2-4。

表 1-2-2　上肢运动功能评定（Fugl-Meyer 评定法）

部 位	运动功能检测	评分标准
上肢	I. 上肢反射活动	
	a. 肱二头肌腱反射	0 分　不能引出反射活动
	b. 肱三头肌腱反射	2 分　能够引出反射活动
	II. 屈肌共同运动	
	肩关节上提	0 分　完全不能进行
	肩关节后缩	
	外展（至少 90°）	1 分　部分完成
	外旋	
	肘关节屈曲	2 分　无停顿充分完成
	前臂旋后	
	III. 伸肌共同运动	
	肩关节内收 / 内旋	0 分　完全不能进行
	肘关节伸展	1 分　部分完成
	前臂旋前	2 分　无停顿充分完成
	IV. 伴有共同运动的活动	
	a. 手触腰椎	0 分　没有明显活动
		1 分　手必须通过髂前上棘
		2 分　能顺利进行
	b. 肩关节屈曲 90°	0 分　开始时手臂立即外展或肘关节屈曲
	（肘关节位于 0° 时）	1 分　肩关节外展及肘关节屈曲发生在较晚时间
		2 分　能顺利充分完成
	c. 肩关节 0° 时，肘关节 90° 时 　　前臂旋前旋后运动	0 分　在进行该活动时肩关节 0°，但肘关节不能保 　　　持 90° 和完全不能完成该动作
		1 分　在进行该活动时肩关节 0°，但肘关节不能保 　　　持 90° 和完全不能完成该动作
		2 分　完全旋前、旋后活动自如
	V. 分离运动	
	a. 肩关节外展 90°、肘关节 0° 　　时，前臂旋前	0 分　一开始肘关节就屈曲、前臂偏离方向不能旋前
		1 分　可部分完成这个动作或者在活动时肘关节屈 　　　曲或前臂不能旋前
		2 分　顺利完成
	b. 肩关节屈曲 90°-180°，肘于 　　0° 时前臂旋前旋后	0 分　开始时肘关节屈曲或肩关节外展发生
		1 分　在肩部屈曲时，肘关节屈曲、肩关节外展

续表

部 位	运动功能检测	评分标准	
上肢	c. 在肩关节屈曲 30°~90° 时、肘关节 0° 位时,前臂旋前旋后	2分	顺利完成
		0分	前臂旋前旋后完全不能进行或肩肘位不正确
		1分	能在要求肢位时部分完成旋前、旋后
		2分	顺利完成
	VI. 正常反射活动(上肢及腕为满分时再评此项)		
	肱二头肌腱反射	0分	至少 2~3 个位相性反射明显亢进
	指屈肌反射	1分	一个反射明显亢进或至少 2 个反射活跃
	肱三头肌腱反射	2分	反射活跃不超过一个并且无反射亢进
腕	VII. 腕稳定性		
	a. 肘关节 90°、肩关节 0°	0分	患者不能背屈腕关节达 15°
		1分	可完成腕背屈,但不能抗阻
		2分	有些轻微阻力,仍可保持腕背屈
	b. 肘关节 90°,肩关节 0° 时腕关节屈伸	0分	不能随意运动
		1分	患者不能在全关节范围内主动活动腕关节
		2分	能平滑地不停顿地进行
	c. 肘关节 0°,肩关节 30°	评分同 a 项	
	d. 肘关节 0°,肩关节 30° 屈伸腕	评分同 b 项	
	e. 环行运动	0分	不能进行
		1分	活动费力或不完全
		2分	正常完成
手	VIII. a. 手指共同屈曲	0分	不能屈曲
		1分	能屈曲但不充分
		2分	(与健侧比较)能完全主动屈曲
	b. 手指共同伸展	0分	不能伸
		1分	能放松主动屈曲的手指(能够松开拳)
		2分	能充分地主动伸展
	c. 握力 1:掌指关节伸展并且近端和远端指间关节屈曲,检测抗阻握力	0分	不能保持要求位置
		1分	握力微弱
		2分	能够抵抗相当大的阻力抓握
	d. 握力 2:所有关节于 0°时,拇指内收	0分	不能进行
		1分	能用拇指与食指捏住一张纸,但不能抵抗拉力
		2分	可牢牢捏住纸

部　位	运动功能检测	评分标准
手	e. 握力 3：患者拇指食指可挟住一只铅笔	评分方法同握力 2
	f. 握力 4：患者能握住一个圆筒物体，如网球	评分方法同握力 2
	g. 握力 5：抓握球形物体，如网球	评分方法同握力 2
	IX. 协调性与速度指鼻试验(快速连续进行 5 次)	
	a. 震颤	0 分　明显震颤
		1 分　轻度震颤
		2 分　无震颤
	b. 辨距不良(肘关节位于 0°时)	0 分　明显的或不规则辨距障碍
		1 分　轻度的或规则的辨距障碍
		2 分　无辨距障碍
	c. 速度	0 分　较健侧慢 6S
		1 分　较健侧慢 2-5S
		2 分　两侧相差少于 2S
		上肢总积分 66

表 1-2-3　下肢运动功能评定(Fugl-Meyer 评定法)

部　位	运动功能检测	评分标准
仰卧位	I. 反射活动	
	跟腱反射	0 分　无反射活动
	膝腱反射	2 分　有反射活动
	II. a. 屈肌共同运动	
	髋关节屈曲	0 分　不能进行
	膝关节屈曲	1 分　部分进行
	踝关节屈曲	2 分　充分进行
坐位	III. 联合的共同运动	
	a. 膝关节屈曲	0 分　无主动活动
		1 分　膝关节能从微伸位屈曲,但不超过 90°
		2 分　膝关节屈曲超过 90°
	b. 踝背屈	0 分　不能主动背屈
站位		1 分　不完全主动屈曲
		2 分　正常背屈

部 位	运动功能检测	评分标准
站位	Ⅳ.分离运动（髋关节0°）	
	a.膝关节屈曲	0分　在髋关节伸展位不能屈膝
		1分　髋关节不屈曲时,膝能屈曲,但不能超过90°或在进行时髋关节屈曲
		2分　能自如运动
	b.踝背屈	0分　不能主动活动
		1分　能部分背屈
		2分　能充分背屈
坐位	Ⅴ.正常反射　膝部屈肌　膝腱反射　跟腱反射	0分　2-3个明显亢进
		1分　1个反射亢进或2个反射活跃
		2分　不超过1个反射活跃
仰卧位	Ⅵ.协调/速度　跟膝胫试验(连续重复5次)	
	a.震颤	0分　明显震颤
		1分　轻度震颤
		2分　无震颤
	b.辨距不良	0分　明显的或不规则辨距障碍
		1分　轻度的或规则的辨距障碍
		2分　无辨距障碍
	c.速度	0分　较健侧慢6S
		1分　较健侧慢2-5S
		2分　两侧相差少于2S
		下肢总积分34分

各项最高分为2分,上肢33项,共66分;下肢17项,共34分,上下肢合计100分。

表1-2-4　运动积分的临床意义

运动积分	分级	临床意义
＜50分	Ⅰ	患肢严重运动障碍
50-84分	Ⅱ	患肢明显运动障碍
85-95分	Ⅲ	患肢中度运动障碍
96-99分	Ⅳ	患肢轻度运动障碍

（二）躯干控制能力的评定

躯干控制能力的评定通常使用Sheikh法,见下表1-2-5。

表 1-2-5 偏瘫患者躯干控制测定法(Sheikh 法)

测 定 内 容	评 分 标 准
1. 转向偏瘫侧(在床上)	0 分　　无帮助不能完成
2. 转向健侧(在床上)	12 分　　能做,但需一些帮助(抓、倚物体)
3. 坐位保持平衡(床边或无扶手椅上)	25 分　　正常完成
4. 从卧位坐起	
躯干控制积分 =1、2、3、4 项积分之和	

(三)肌痉挛的评定

目前对肌痉挛的评定多采用修订后的 Ashworth 法,见下表 1-2-6。

表 1-2-6 修订后的 Ashworth 痉挛评定法

级别	特 征
0	无肌张力的增加
I	肌张力轻度增加:受累部分被动屈伸时,在 ROM 之末时呈现最小的阻力或出现突然卡住和释放
I+	肌张力轻度增加:在 ROM 后 50% 范围内出现突然卡住,然后在 ROM 的后 50% 均呈现最小的阻力
II	肌张力较明显地增加:通过 ROM 的大部分时,肌张力均较明显地增加,但受累部分仍然较容易被移动
III	肌张力严重增高:被动运动困难
IV	僵直:受累部分被动屈伸时呈现僵直状态而不能运动

二、平衡功能的评定

平衡功能障碍严重程度的分级,可采用 Fugl-meyer 的评定法。该评定法将障碍的程度分为 7 个级别(表 1-2-7)。

表 1-2-7 平衡功能 Fugl-meyer 的评定法

	评定内容(该项最高分)	评分标准
平衡	I . 无支撑坐位(2)	0 分:不能保持坐位
		1 分:能坐但不多于 5min
		2 分:能坚持坐位 5min 以上
	II . 健侧伸展防护反应(2)	0 分:肩部无外展,肘关节无伸展
		1 分:反应减弱
		2 分:反应正常
	III . 患侧伸展防护反应(2)	评分同第 II 项
	IV . 支持站立	0 分:不能站立
		1 分:需他人最大的支持方可站立

评定内容（该项最高分）		评分标准
平衡		
	Ⅴ.无支持站立（2）	2分:一人稍给支持就能站立
		0分:不能站立
	Ⅵ.健侧单足站立（2）	1分:不能站立1min或身体摇晃
		2分:能平衡站立1min以上
		0分:不能维持1—2s
		1分:平衡站稳达4—9s
		2分:平衡站立超过10s
	Ⅶ.患侧单足站立（2）	评分同第Ⅵ项

注:平衡最大积分14分

三、手的实用能力评定

进行手功能实用能力评定时,需要准备如下物品:

雨伞一把。

带拉锁或锁扣钱包一个。

硬币若干。

长度为约10cm的指甲刀一把。

带袖扣衬衫一件。

评定内容见下表1-2-8。

表1-2-8 手功能实用能力的评定方法和内容

序号	评 定 方 法
1	将一信封放在桌上,让患者用健手在患手的帮助下剪开信封口
2	患手悬空把持钱包,健手打开钱包取出硬币,然后拉上钱包拉锁或闭合锁扣
3	患手把持雨伞持续约10秒钟以上(要求伞垂直支撑,而非靠在肩上)
4	患手为健侧手剪指甲
5	患手系衬衣袖扣

手功能实用性的评定标准是根据以上5个动作的完成情况而判定的,评定标准如下表1-2-9。

表1-2-9 手功能实用能力的评定标准

手功能实用性的类型	完成动作情况
实用手A	5个动作全部能够完成
实用手B	能完成5个动作中任意4个动作
辅助手A	能完成5个动作中任意3个动作
辅助手B	能完成5个动作中任意2个动作

手功能实用性的类型	完成动作情况
辅助手 C	能完成 5 个动作中任意 1 个动作
废用手	5 个动作均不能完成

四、偏瘫患者认知功能障碍的评定

见第三节的有关内容。

五、偏瘫患者的心理问题

偏瘫患者除具有一般患者的心理变化外,还有因脑部受损的部位、范围、程度的不同而产生不同程度的心理和情感障碍。如发病早期有的患者表现出对疾病的不理解和否认。多数患者有倒霉、怨恨甚至愠怒心理以至态度生硬、拒绝合作,尤其容易对亲属反映出来。这有时会造成治疗师和亲属疏远患者。而此时实际上是患者最需要心理治疗的时候。之后,有些早期各方面有所恢复患者,容易产生过高的期望,急于迅速康复,希望立即改变偏瘫、失语的状况,但事与愿违,由于脑血管意外患者的运动和语言功能的恢复是一个较长的过程,一般至少数月甚或一年以上,且有相当一部分患者功能难以恢复或不能完全恢复,不得不接受遗留偏瘫、失语的事实,这对患者心理上是很大的打击,因此多数患者会出现程度不同的抑郁症,表现为忧愁、悲观、失望、焦虑、淡漠、迟钝、兴致索然、失眠、企图自杀等。另一方面,由于患者大脑皮层功能紊乱,高级神经系统对情感释放失控,造成患者情绪极不稳定,只要有轻微的刺激常会引起激动、发脾气或伤感,甚至哭泣或呆笑。上述情感障碍必然会影响患者治疗的积极性,不能与治疗师配合,甚至对家属的督促产生反感,难以达到应有的康复效果。因此,对患者进行必要的心理评测及有针对性的心理治疗十分重要。

心理治疗可采用个别治疗与集体治疗等方式进行。请参阅有关章节。

另外,还需要对患者家属以及陪护人员进行必要、明确的解释,取得他们的理解和配合。

六、预后及社会回归

(一)疾病预后

偏瘫是一组起病急、预后差的疾病,脑梗死患者急性期病死率为 5%-15%,伴有严重意识障碍、脑水肿、出血性、严重肺部感染等并发症,脑干损害者预后更差,而且脑栓塞存活者约有 50%-60% 的复发率,再发时病死率较高。脑出血患者急性期的病死率更高,其死亡率往往取决于出血部位、出血量、损害程度、全身情况和有无并发症等。在数日内多数死于脑疝,一周以后常因长期昏迷、继发感染等而再度出血。蛛网膜下腔出血的预后与病因、出血部位及出血量的多少、有无并发症及是否得到适当的治疗等有关。颅内动脉瘤出血急性期的病死率为 40%,存活者约 1/3 复发,发病后 2 周内复发率最高。脑血管畸形引起的出血预后较动脉瘤为好,病死率约为 10%-25%,复发率也较低,约 < 25%。

（二）康复预后和社会回归

偏瘫患者康复的效果良好与否与病情轻重、治疗是否及时、患者年龄、有无合并症、患者对康复治疗的态度等因素有关（表 1-2-10 ）。

表 1-2-10　影响偏瘫患者康复的成败因素

有利因素	不利因素
1. 随意运动有所改善	1. 严重的、持续的弛缓性麻痹
2. 没有持续的视觉缺失或知觉丧失	2. 特别是左侧的、明显的视觉和皮肤觉丧失（对右利手的人），合并有疾病失认
3. 没有明显的感受性言语困难	3. 明显的感受性言语困难
4. 有完好的认知能力	4. 病前有明显的认知能力衰退或卒中后严重的认知能力衰退
5. 没有抑郁或虽抑郁但对治疗反应良好	5. 明显的抑郁症
6. 有良好的家庭支持	6. 没有家庭的支持或现有家庭无能力支持
	7. 病前有严重的全身性疾病，特别是心脏病

一般认为，偏瘫患者运动功能的恢复可从发病后数日开始，6 个月内 90% 的患者恢复达到顶点。恢复的顺序一般为：先下肢后上肢，先近端后远端。如能及时且坚持足够长时间的康复治疗，肢体功能和日常生活能力将会有不同程度的恢复。国内外研究报道：80%-90% 患者可恢复步行，60% 的患者日常生活可完全自理，30% 的患者可恢复工作。

由于病情轻重不同，总有一部分患者的肢体功能不能完全恢复，准确和及时地判断肢体的功能预后，将有利于康复治疗中尽早采取一些代偿性措施，以利于患者达到部分生活自理（表 1-2-11 和表 1-2-12）。

表 1-2-11　偏瘫后手功能恢复的预测

手指能在全 ROM 内完成协调的屈伸的时期	手功能恢复程度
发病当天就能完成	几乎可以全部恢复为实用手
发病后 1 个月内能完成	大部分恢复为实用手，小部分为辅助手
发病后 1-3 个月内能完成	少部分恢复为辅助手，多数为废用手
发病后 3 个月仍不能完成	全部为废用手

表 1-2-12　偏瘫后下肢步行能力的预测

测试方法	独立步行（%）	辅助下步行（%）	不能步行（%）
1. 仰卧，屈病髋 45°，然后将膝在 10°-45° 的范围内伸屈	60-70	20-30	10
2. 仰卧，主动直腿抬高	45-55	35-45	10
3. 仰卧，屈髋屈膝，将病膝直立于床上	25-35	55-65	10
4. 上述 1、2、3 均不能完成	33	33	33

七、偏瘫的预防

偏瘫已成为影响我国城市人群生命和健康的重要疾患之一。由于迄今临床上尚缺乏确定有效的治疗方法,如一旦发生偏瘫,就会有较高的死亡率和致残率。因此,社会和医务工作者进行强化宣传教育,及早检查和发现各种偏瘫的危险因素,定期随访,并按照病人不同的严重程度,坚持进行有效的针对性干预,是防治偏瘫中的重要一环。

1. 每年至少测量血压 1 次,特别是 35 岁以上人群。对已确诊为高血压的患者,必须进行规范化的抗高血压治疗,定期复查,巩固疗效,避免治疗时轻时重、不规则用药和血压高低波动。

2. 对有心脏病、糖尿病、高血压心脏病的患者,除接受有关专科的治疗、监测外,还应列为防治的重点。

3. 对已确诊或拟诊断为短暂性脑缺血发作者,应重点干预、定期随访治疗。

4. 监测血脂,如果血浆胆固醇水平过高,可采用膳食调节和药物疗法。

5. 戒烟,特别是合并有其他因素者,宜规劝其戒除。

6. 饮酒适量。如果患者并无禁忌饮酒的疾患,每日饮用少量酒精饮料(葡萄酒 < 150ml、啤酒 < 350ml 或烈性酒 < 30ml,可能有助于降低卒中危险。

7. 减少钠与脂肪的摄入。对饮食偏咸、过腻的中老年人,建议改善饮食结构,保持清淡,多食蔬菜、水果。

8. 进行有规律的体育锻炼。

9. 注意保持良好的生活习惯,保持心情舒畅,防治便秘。

10. 认识偏瘫的症状,一旦出现可疑的迹象,应立即就诊。

第三节　偏瘫的康复治疗和训练

有关中枢神经损伤后能否恢复的问题,长久以来答案是偏于否定的。但在 20 世纪初,有关功能训练能改善偏瘫动物的运动功能的理论已从实践中得以证明,并在 1930 年由 Bethe.A 首先提出了中枢神经损伤后恢复的可塑性理论。他认为损伤后功能的恢复不是由于再生,而是由于残留部分的功能重建的结果。其后这些理论不断发展和完善,成为现今的脑可塑性理论。脑的可塑性是指脑有适应能力,即在结构和功能上修改自身以适应改变了的现实的能力。代偿和功能重组已成为脑可塑性的生理、生化或形态学改变的基础,再加上内外因素的作用,中枢神经系统在损伤后就有了恢复的可能。通过近几十年的研究,已发现形成脑可塑性的众多因素在不同的时期发挥着不同的作用,但其中一个重要因素就是功能的恢复训练。该因素在中枢神经系统疾病的康复中,无论是在损伤的早期,还是在损伤的后期,都有着十分重要的作用。恢复功能的训练可使感受器接受的传入性活动增多,促进大脑皮层功能重组,使丧失的功能重新恢复。上述理论已成为现代中枢神经系统损伤后康复的重要依据。

本世纪 50 年代以后, Twichell 通过对 121 例偏瘫患者运动恢复过程的观察,发现所有的患者运动功能恢复的顺序有着一定的规律性,即弛缓期(完全性瘫痪)→联合反应期→共同运动期→共同运动中出现分离运动期→更多的分离运动出现期→精细、协调运动期。以后 Brunnstrom 进一步发展了 Twitchell 的观察过程,将其恢复过程分为 6 个等级,形成了沿用至今的 Brunnstrom 偏瘫运动功能评定法。从以上偏瘫后运动功能恢复的过程来看,肢体运动功能的恢复实际上是运动模式的转换过程。在"休克期"以后,首先出现的是正常情况下不曾有的"异常运动模式",如果进一步恢复,"异常运动模式"便会逐渐减弱,正常运动模式逐步出现,其转折点在第三阶段。从病理生理看,前半部分为脊髓下位中枢的抑制作用丧失所致;而后半部分随着皮层水平的高位运动中枢控制能力的恢复,"异常运动模式"逐步消退,正常运动模式不断得以完善。早期系统的功能训练在运动模式由"异常"向正常转换的过程中起着重要作用。

偏瘫后的功能训练内容包括两部分,即患侧的恢复和健侧的代偿,重点在患侧的恢复。治疗开始的时间为患者生命体征稳定、神经学症状不再发展后 48 小时。弛缓阶段的康复治疗,主要目的在于预防关节挛缩和畸形,防止发生继发性损害,抑制异常的运动模式,诱发随意运动。随着病情的进一步好转、脊髓下位中枢支配作用的增强,患者运动功能进入痉挛阶段,此阶段治疗的主要目的为控制肌痉挛和异常的运动模式,促进正常运动模式的出现,并在此基础上加强实用性动作的训练,如翻身→坐起→坐位平衡→坐到站→站立平衡→步行。在相对正常阶段,康复治疗的主要目的是促进选择性主动运动和促进速度运动的恢复,发展多种模式,多个肌群协调的组合运动,增大正常的运动感觉输入,使患者的步行功能恢复到接近正常水平。

一、康复治疗和训练的实施流程

1. 首先需要医师的康复处方。

2. 其次,以患者为中心,收集相关信息(评定)。康复治疗师通过查阅病历以及从其他各专业人员处获取信息,以及通过自身的观察、检查、测定等方法对患者进行评定,并通过与患者的沟通、倾听来了解患者的需求和愿望,还要了解和掌握患者包括社会背景、家庭构成和住宅环境、文化程度等全面情况。另外,还应该掌握患者家属的需求和对医疗、对康复治疗的期待和希望。总而言之,必须利用各种方法对患者进行全面、全方位的了解。

3. 根据所有的评定结果和收集来的信息进行全面汇总和综合分析,发现和确认患者的问题,并分析造成这些问题的原因。

4. 针对问题点确定治疗方案。

(1)确定要解决的问题点。

(2)预测患者的恢复情况和将来的生活自立程度。

(3)确定治疗目标。

(4)制定治疗计划,包括内容、方法、时间、顺序。

5. 制定详细的康复治疗训练计划

（1）确定治疗训练的具体内容、解决问题的具体办法。

（2）设计治疗训练的实施顺序。

（3）设定训练时间和训练的量。

（4）确定适当难度的训练内容。

6. 实施训练计划

（1）实施训练计划过程中，应善于发现患者的潜力，并针对这些潜在能力给予强化训练。

（2）训练内容的难度要循序渐进，逐个解决问题，使患者能够体验成功，获得成就感，有利于增强患者的自信。

（3）逐步扩大患者能够独立完成的动作的范围，提高自立程度。

7. 再次评定（再检查），确认患者的治疗效果，对目前的训练方案进行必要的调整，设计下一步的康复治疗计划，便于患者更容易地、更多地掌握各种动作能力，提高日常生活自理程度。

8. 汇总结果，对整个治疗过程进行总结，同时也是积累、储备知识和提高技术水平的过程。

二、康复治疗和训练计划的实施

（一）实施康复治疗计划尤其是日常生活动作训练过程中应注意的事项

1. 明确容易引起运动受限的原因并尽可能避免做这些动作。

2. 早期开始积极预防关节挛缩和精神机能下降等继发性合并症。

3. 充分利用患者的残存功能，并发现和开发其可利用的代偿功能。

4. 充分利用非麻痹侧的肢体，但又要避免过度用力地使用非麻痹侧，否则易引起痉挛加重。

5. 做各种 ADL 活动的训练之前，首先应充分练习构成其活动的基本动作。比如，关节活动度和平衡能力几乎是所有日常生活活动的基本动作，需要充分地进行训练。

6. 注意巩固已具备的 ADL 能力，避免能力下降甚至能力丧失。

7. 根据患者机能水平制作必要的辅助器具。

8. 根据患者机能水平对生活环境进行必要的改造。

9. 进行各种活动的过程中，应随时注意对各个关节的保护。平衡能力受限的情况下，尤其要注意做好防止摔倒等二次受伤等危险因素的管理。

（二）各个恢复阶段的主要训练内容和指导方法

1. 急救期

在急救期，患者病情不够稳定，治疗目的以控制病灶发展、恶化为主，康复治疗师应该在患者身体状况容许的范围内，配合护士做体位更换、关节活动、感觉知觉刺激等治疗和训练。

2. 急性期

急性期，应尽早开始实施日常生活活动相关动作的指导，第一次指导通常是在病房进行的，需要注意的是首次训练必须要经过医生确认，做好安全管理的前提下进行。

在患者病情容许的范围内，除做床边 ADL 活动训练，还要增加一些病房内可以进行的动作训练。如：坐位保持动作、床上起坐动作、立位保持、起立、进食、坐位下或立位下的洗漱动作、移乘动作、更衣动作、健侧肢体操作轮椅的轮椅使用训练等。

（1）急性期主要治疗和训练目的：提高运动机能；预防继发性障碍的发生；改善耐力。

（2）急性期的主要治疗训练方法：为防止关节挛缩、褥疮发生等并发症，可以进行全身关节的自主运动和辅助运动；指导患者保持良好卧位和坐姿；在确认全身状况的前提下，进行床上起居活动的动作指导；坐位耐久性有所改善之后，开始进行移乘等病房内的 ADL 训练。

（3）日常生活动作训练：

①进食动作：首先需要确认是否有意识障碍；能否获得稳定的进食姿势；有无吞咽障碍；患侧手的功能情况，是否具备辅助手功能等。训练过程中针对发现的问题采取相应的措施。

②洗漱动作：初次洗漱动作通常是在病床上完成的，治疗时需要根据患者的身体机能的改善情况，随时指导患者逐渐调整洗漱动作时所采用的姿势。

③更衣动作：需要确认保持姿势稳定的能力、坐位和立位平衡情况、运动机能和认知水平，由于在急救期患者身上经常连接一些仪器线，所以开展此项训练会在一定程度上受限。

④排泄动作：在急性期，患者基本上都利用留置尿管，部分患者无尿意便意，或者由于语言障碍而无法表达尿意便意。这种情况下应根据患者的具体情况采取不同的措施，例如，指导患者定时坐到便器上，培养排便习惯等。

3. 恢复期

（1）前阶段：以在病房内的 ADL 活动自立为目的。例如：从病房到厕所之间的转移、借助于步行器或拐杖等辅助器具的步行、在治疗人员辅助下完成动作等。

（2）后阶段：以家庭内的 ADL 活动自立为目的。例如：做饭、洗衣、整理卫生、外出购物等，这些活动要求必须具备安全方面的自我管理能力。

恢复期的康复治疗以 ADL 自立为目标。治疗者首先需要对患者进行 ADL 评定，根据结果为患者制定全面的康复治疗训练计划。应注意的是：对 ADL 的评定不能仅限于利用各种表格来完成，而是要对患者的整个生活情况进行全面评定，最终判断出能完成和不能完成的日常生活活动和动作，再针对不能完成的动作进行具体分析，寻找和发现阻碍完成动作的原因，然后进一步确定解决这些问题的方法和手段，以此来设定康复训练的目标，并设计治疗方案和计划。继而开始实施治疗计划。在实施过程中，治疗者应设法充分发挥患者的主动性，让患者认识到自己仍然具备的能力。充分利用患者具备的这些能力，进行基本动作的训练，除此之外，还要为患者选择适当的辅助具，提高患者的功能，另外还要考虑根据患者情况对患者的生活环境进行改造、调整等问题。

4. 维持期

以在居住环境中 ADL 活动自立为目的。环境的不同、恢复程度的差异等，会造成患者能力恢复的范围、程度和自立的方式不同。为了还原或尽量接近患者患病前的生活方式和习惯，治疗者还应该注重生活环境的调整，根据患者的特点和需求，对居住环境和常用的用具进行改造，使患者尽可能地在自然、熟悉的环境中生活。

维持期的康复训练主要包括以下几项内容：

（1）预防和改善废用性综合征。

（2）指导患者发挥和运用代偿能力。

（3）维持改善身体运动和感觉机能：维持改善体力、提高姿势保持能力。包括：步行训练、上下阶梯训练、起立、移乘、双侧协调性改善和操纵轮椅、使用各种工具等上肢的操作性训练。

（4）ADL 能力的维持：IADL 的能力训练,例如：做饭、洗碗、洗衣、整理卫生、购物、自我安全管理（金钱、危险品等）公共交通工具的利用、公共设施的利用等。

（5）社会参与能力的培养：人际关系维持、交流沟通能力等。

（6）业余时间的合理安排：兴趣爱好的培养、作业能力的训练等。

（7）对家属进行指导：福利政策、房屋等生活环境改造等方面的指导和建议。

三、康复治疗和训练的具体训练方法

（一）起居动作训练

1. 床上正确的姿势摆放

急性期卧床阶段正确的姿势摆放,有利于预防褥疮、预防关节变形和挛缩,同时也有利于防治异常的痉挛模式。常见的卧位姿势有仰卧、健侧卧和患侧卧。下面分别予以介绍。

（1）仰卧位时头部枕于枕头上,但枕头不宜过高,以免发生胸椎屈曲;在患侧肩胛下放一个薄枕头,使肩前伸,以防止出现肩关节半脱位,并使肘部伸直,腕关节背伸,手指伸开;患侧下肢伸展,在患侧大腿外侧下方放置一枕头或毛巾卷,以防止患下肢外旋。床应放平,床头不得抬高,手中不应握物,不应在足底放置任何东西,必要时可用支撑架支持被褥,以免出现患侧足下垂（图 1-3-1）。

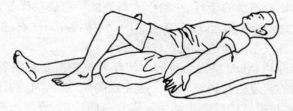

图 1-3-1 仰卧位

（2）健侧卧位有利于患侧的血液循环,减轻患侧肢体的痉挛,预防患肢浮肿。健侧卧位时头仍由枕头支持,以确保患者舒适。躯干与床面保持直角,不要向前成半俯卧位;患侧上肢用枕头在前面垫起,上举约 100°;患侧下肢向前屈髋、屈膝,并完全由枕头垫起,足不能悬在枕头边缘。健侧肢体放在床上,取舒适的位置（图 1-3-2）。

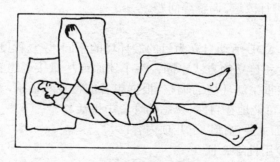

图 1-3-2 健侧卧位

（3）患侧卧位可以增加对患侧的刺激,并伸展患侧,以避免诱发或加重痉挛,健手可以自由活动。患侧卧位时,头部稍前屈;躯干稍向后倾,后背用枕头稳固支持;患侧上肢前伸与躯干的角度不小于 90°,手心向上,手腕被动背伸;患侧下肢伸展,膝关节稍屈曲,注意保持患侧肩胛骨前伸(图 1-3-3)。

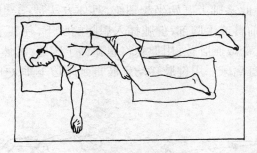

图 1-3-3 患侧卧位

2. 床上翻身训练

偏瘫患者患侧肢体无自主活动,翻身很困难,如果在床上固定于一种姿势,容易出现压疮,也不利排痰,久之可能造成肺部感染,所以应每两小时翻身一次,以防止并发症。

(1)向健侧翻身:患者仰卧位,用健侧腿插入患侧腿下方;患者双手叉握,患手拇指在上(Bobath 式握手),向上伸展上肢,左右摆动,逐步增大幅度,当摆至健侧时,顺势将身体翻向健侧,同时以健侧腿带动患侧腿,翻向健侧。必要时治疗人员将双手分别置于患者患侧臀部和足部,用适当的力量帮助患者翻向健侧(图 1-3-4 a—c)。

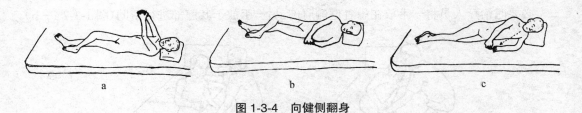

a b c

图 1-3-4 向健侧翻身

(2)向患侧翻身:患者仰卧位,双手 Bobath 式握手,向上伸展上肢,健侧下肢屈曲;双上肢摆动,当摆向患侧时,顺势将身体翻向患侧(图 1-3-5 a—b)。

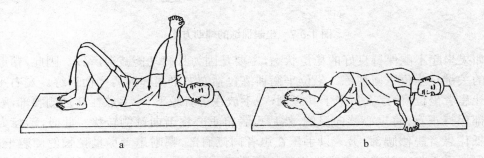

a b

图 1-3-5 向患侧翻身

3. 坐起训练

部分患者由于卧床时间较长或体质差,在开始坐起训练前,可先将床头逐步抬高适应,以免发生体位性低血压而引起头晕。床头抬高开始角度应从 30°-45°起,逐步过渡到 60°,直至最后 90°。在此基础上开始坐起训练,具体方法是:①患者首先侧移至床边平卧;②用健手握住患者的侧前臂或手腕部,健腿插入患腿的膝下,使其下肢交叉,患膝自然屈曲,一边向健侧倾斜的同时,变成侧卧位,用健腿将患腿移于床边;③然后头向上抬,躯干向健侧旋转,用健肢支撑,上半身离床。用健肢移动患肢直到床边下垂;④继续支撑,直到变成坐位(图 1-3-6 a—d)。

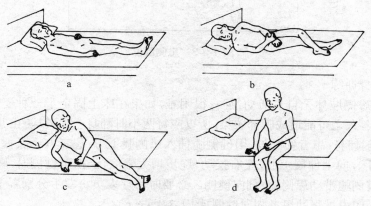

图 1-3-6　坐起训练

必要时治疗人员将一手放在患者健侧肩部,另一手放于其髋部进行帮助(图 1-3-7 a—b)。

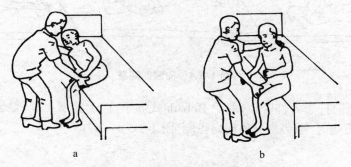

图 1-3-7　坐起训练的辅助方法

如果坐起不能保持良好的稳定状态,主要是因为平衡功能减退所致。因此,帮助患者坐稳的关键是坐位平衡训练。坐位平衡训练包括左右平衡和前后平衡训练。左右平衡训练是让患者坐位,治疗人员坐于其患侧,一手放在患者腋下,一手放在其健侧腰部,嘱咐患者头部保持正直,将重心移向患侧,然后患者将重心逐渐向健侧转移。此时,治疗人员一只手抵住患者患侧腰部,另一只手压在患者同侧肩部,嘱咐患者尽量拉长健侧躯干,并且头部保持正直位。随着患者主动性的逐渐增进,治疗人员可相应减少辅助力量。前后平衡训练是指导患者用双手拾起地面上的物品或是双手向前伸,拿起桌上的物品,再向后伸手取一件东西。

4. 地板上移动训练

① 从地板上坐起

先向健侧翻身；健侧上肢用力支撑，使上身部分抬起；健侧下肢在患侧膝下用力，使患侧下肢髋关节屈曲，上半身进一步直立；健侧下肢屈曲，健侧上肢肩关节内收，保持座位平衡（图 1-3-8 a—d）。

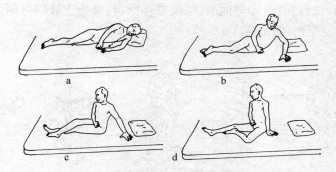

图 1-3-8　从地板上坐起

② 向前方移动

用健侧上肢支撑身体，把健侧下肢插入患侧膝关节的下方，从健侧髋关节屈曲、外展，膝关节屈曲位开始，健侧上肢反复外展、内收，使臀部向前方滑行（图 1-3-9 a—d）。

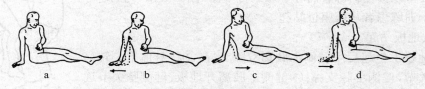

图 1-3-9　向前方移动

③向后方移动

用健侧上肢支撑身体，把健侧下肢插入患侧膝关节的下方，健侧髋关节屈曲外展位，用足部踢地板，健侧上肢反复内收、外展，向后方移动臀部，这时，躯干和颈部稍微前屈，容易移动（图 1-3-10 a—c）。

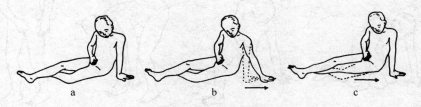

图 1-3-10　向后方移动

④向侧方移动。一般是向健侧移动，方法如下：健侧上肢轻微外展后，上半身向健侧倾斜，使健侧上肢支撑身体重心；健侧上肢继续向健侧方向用力，带动臀部向健侧移动；健侧下肢插入患侧膝关节下，带动患侧下肢向侧方移动。

5. 站起训练

当患者下肢有一定负重能力时,即可开始进行从坐到站起的练习。训练的要点是重心的移动。具体可分从床边站起和从地板站起这两种情况。后者难度较大。

(1) 从床边站起

①先完成床边坐起动作;②健侧上肢支撑,身体重心向健侧偏;③健侧下肢膝关节屈曲,头颈部向健侧用力,健肢负重;④健侧髋、膝关节伸展,与健侧上肢同时用力逐步站起;⑤健侧上肢帮助维持站立平衡(图 1-3-11 a—e)。

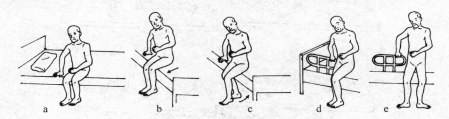

图 1-3-11　从床边站起

床边站起的辅助方法:训练人员可站于患者患侧,为了防止患侧下肢的屈膝或足向前方移动,用自己的双膝一边顶住患者的膝部及足部,一边用力拽住患者腰带帮助患者站起。在站起过程中,患者的健侧上肢可以搂住训练者的脖子以维持平衡(图 1-3-12)。上述方法也可用于训练患者从椅座位站起。

(2) 从地板站起

①在地板上坐起后用健侧上肢和双膝支撑;②将身体重心转移到健侧膝关节,健侧单膝支撑;③健侧上肢离开地板,健侧膝关节逐步伸展,健侧髋关节屈曲;④健侧髋关节逐步伸展,完成站起动作(图 1-3-13 a—d)。

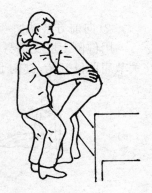

图 1-3-12

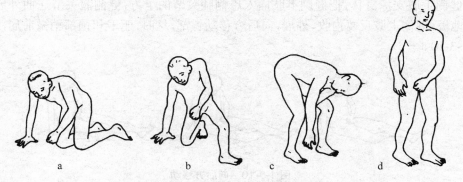

图 1-3-13　从地板站起

为了使患者稳定站立,以便为步行做好准备,可进行前后及侧方的站立位平衡训练。具体方法是让患者立位,嘱患者转头向躯干后方看,然后回到中立位,再从另一侧向后看;或是嘱患者分别从前方、侧方及后方的桌上取物品。随着功能的改善,可让患者一手或双手从地上拾起大小不同的物品,或者嘱患者接住治疗人员从前方、侧方抛来的球。

（二）轮椅转移训练

偏瘫患者不能独立行走时,可考虑使用轮椅。轮椅转移训练的重点是注意身体重心如何向健侧进行转移。下面介绍常用的轮椅与床之间的互相转移,以及轮椅与厕所便器之间的转移方法。

1. 从床到轮椅的转移

轮椅从健侧靠近患者,轮椅与床成 30°－45°角,拉起制动杆,向两侧旋开足踏板;患者用健侧下肢支撑,用健手扶住近侧扶手支撑站起,这时头部向前方伸出;再以健侧下肢为轴转动躯干,健手扶远侧扶手维持平衡;继续转动躯干,调整重心,使臀部正对轮椅后缓慢坐下;调整患侧身体位置,放下患侧足踏板 (图 2-1-14 a－e)。如果患者的转移能力差,可由训练人员辅助患者完成转移动作。具体方法是:训练者立于患者对面,躯干前倾,利用自己的双膝顶住患者的膝部及足部,避免患者患侧下肢的屈膝或足向前方移动,同时用力抱住患者腰部或拉拽患者腰带后部帮助患者转移身体。在转移过程中,可指导患者用健侧上肢搂住训练者的颈部以维持身体平衡 (图 1-3-14f)。

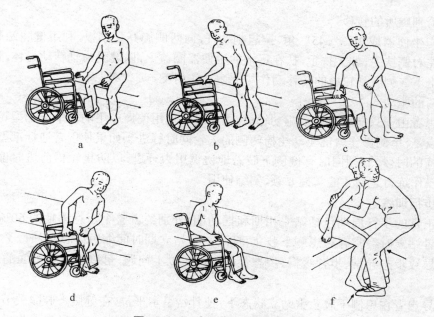

图 1-3-14　床和轮椅之间的转移

2. 从轮椅到床的转移

将轮椅斜向停至床旁,健侧靠近床,轮椅与床之间成 30°－45°角,拉起制动杆,向两侧旋开足踏板,患者用健手扶住近侧轮椅扶手支撑、健侧下肢支撑站起,这时头部向前方伸出;再以健侧下肢为轴转动躯干,健手扶床沿维持平衡,使臀部在床边缓慢坐下;调整患侧身体位置,保持坐位平衡 (图 1-3-15 a－d)。

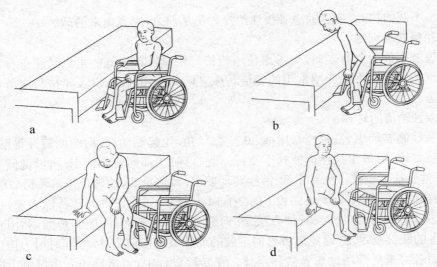

图 1-3-15　轮椅和床之间的转移

3. 轮椅到厕所的转移

轮椅与坐便器成 30°－45°角,拉起制动杆,向两侧旋开足踏板,利用健腿站起、弯腰,用健手扶住对侧扶手,如无扶手,扶在远端的坐便器圈盖上,以健腿为轴转动身体,使臀部正对坐便器坐下。厕所到轮椅的转移动作与上述动作相反。

4. 轮椅的驱动

偏瘫患者由于只能用单侧手驱动轮椅,因此最好使用偏瘫专用的单手驱动型轮椅,这种轮椅的特点是,单侧操作就能驱动轮椅两侧的大轮同时行进。如果使用普通标准型轮椅,健手驱动轮椅的时候,必须同时有健侧下肢着地协调用力行进,以防止轮椅前进时偏向一侧。需要进行操作练习之后才能掌握要领、熟练使用。

(三)步行训练

一个正常的步行周期包括站立相期和摆动期,分别约占整个步行周期的 60% 和 40%,而偏瘫患者站立时经常存在患侧下肢负重能力差,站立期时间缩短;而迈步时,又由于足下垂、内翻,导致步态异常、步行缓慢、步态不稳。针对以上问题,可以通过做下面的训练得到改善。

1. 指导患者在患侧下肢负重站立状态下,使骨盆呈水平位,在健侧下肢髋关节外旋状态下迈向患腿前方,健足侧方接触患足足尖并与患足成直角。同样,可指导患者将健足迈向后方足跟后面,并与之成直角。

2. 治疗人员用双手控制患者骨盆,患者患侧下肢负重,注意防止膝关节过伸展,指示患者健侧下肢前后移动,训练患侧下肢的负重和平衡能力。

3. 随着患侧下肢负重能力和平衡能力的提高,即可开始进行迈步训练。当患腿向前迈步时,患者躯干伸直,用健手扶栏杆,重心移至健腿,膝关节轻度屈曲。治疗人员站在患者患侧后方,双手扶持其骨盆,患者迈患腿时,治疗人员帮助患侧骨盆向前下方运动,并防止患腿迈步时外旋;当健腿向前迈步时,患者躯干伸直,健手扶栏杆,重心前移,治疗人员站在患者患侧后方,一手放置于患腿膝部,防止患者健腿迈步时膝关节突然屈曲以及发生膝反张,另一手放置于患侧骨盆部，以防其后缩。

步行训练过程中可使用手杖以保持站立平衡和动态平衡。手杖有单足、四足等不同类型，四足的手杖相对比单足的稳定性好，但是比较笨重。

偏瘫患者使用单足手杖的步行训练方法有以下几种：

首先完成准备动作：健手握手杖，手杖的落地位置在健足的前外方，保持站立平衡。

其次持手杖前移一步，随后患腿迈出一步，最后健腿跟上一步（图 2-1-16a）。训练课分成几个阶段，初期，平衡能力不够充分的时候，向前迈出的步伐可以小一些，逐渐掌握基本动作并且稳定性提高后，可以加大步伐或在健足跟上患足时可超过患足位置（图 2-1-16b）。熟练使用手杖之后，可以将手拐和患足的两个分别动作合并，即手杖和患腿可同时向前一步，随后健腿跟进一步（图 1-3-16c）。

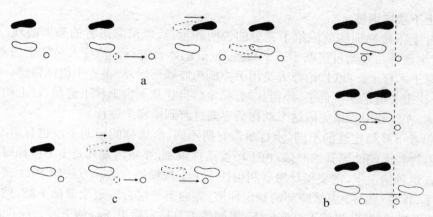

图 1-3-16　使用手杖步行训练

此阶段应加强膝关节的选择性运动以及良好的踝关节选择性背屈和跖屈，同时进一步完善下肢的负重能力和平衡能力，提高步行质量和效率。另外，骨盆旋转训练和手的摆动训练，有利于提高患者的步行效率。

为改善骨盆的旋转功能，可让患者进行交叉腿站立和行走训练。对于骨盆的控制训练，可采用如下方法：治疗人员位于患者后方，双手置于患者骨盆处，在患者步行的同时促进骨盆的旋转。

手的摆动训练最初可在立位下进行，指导患者双手分别做触碰对侧大腿部的摆动练习。步行时，治疗人员位于患者前方，持患者双上肢配合下肢运动进行摆动。

对仍存在垂足的患者可以考虑采用功能性电刺激或肌电生物反馈疗法，必要时可用弹力绷带支持足踝或用足吊带、足托等给予矫正。

（四）过障碍训练

偏瘫患者通过障碍物时，根据障碍物的高度不同，可采用不同的方法。一般来说，如果障碍物较低，先前移手杖和患腿，再移动健腿；如果障碍物较高（如门槛），应先前移手杖和健腿，最后患腿跟进一步。下面以通过低的障碍物为例进行介绍。

①先靠近障碍物，站稳；②手杖越过障碍物放稳；③患腿越过障碍物；④健腿跟进一步（图 1-3-17）。

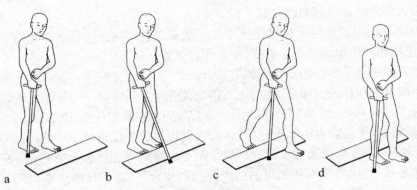

图 1-3-17　过障碍训练

（五）上下楼梯训练

在进行上下楼梯训练前应给予充分的说明和示范，以消除患者的恐惧心理，并加强保护，以免发生意外。开始可借助于一个高约 15cm 的木台进行。治疗人员站于患者患侧，患者将患足置于木台上。此时，治疗人员用手控制患肢膝部，另一手置于健侧臀部。当重心移至前方时，让患者健足踏上台子，停留片刻，稳定后再让从木台上移下健足，以上动作可以反复进行训练，在能够平稳地完成这个动作后逐渐过渡到楼梯上进行。

由于患者下肢稳定性的不同，步行质量有所不同，所选择的辅助手段也有所不同，选择使用助行器等较大辅助器具的时候，由于环境条件限制，在室内尤其是上下楼梯时会受到限制。通常在这种情况下，需要指导患者利用扶手上下楼梯的方法。方法如下：上楼梯时用健手扶住扶手，保持（锁住）患侧膝部的稳定伸展，先向上一层台阶迈上健侧下肢，然后再迈上患侧下肢。下楼梯时，从患侧下肢开始下，患侧膝关节稳定后再下健侧下肢。为了安全起见，在练习初期，上下台阶时，后跟上的下肢迈向与另一侧下肢同一层台阶，然后再向上或向下一层楼梯台阶迈出，即每 2 步上或下一个楼梯台阶。动作熟练且稳定性有所提高以后，可以采用双侧下肢交替上或下楼梯台阶，即 1 步上或下一个台阶，即在保证安全的前提下提高速度和效率。

（六）进食

1. 进食动作训练的必备条件

进食动作的自立，需要具备保持稳定坐位的能力和上肢的基本功能。最低标准是能够依靠靠背保持平稳坐位一个小时，同时心肺机能无明显变化、无明显疲劳感。因为，如果坐位平衡不够稳定的话，有引起误咽性肺炎的危险性。所以，首先应该训练患者保持平稳坐位的能力，并逐渐延长保持坐位的时间，再逐渐移动到轮椅座位和椅子座位。

上肢需要抓握和搬运能力，即手的肌力、灵巧性和耐久性、关节活动范围，以及手眼协调性等。具体应在以下几个方面给予注意：

（1）可以利用靠枕等辅助保持坐位平衡。

（2）充分进行双手协调性动作训练。

（3）选择制作适当的辅助用具，并设法对餐具等进行调整，如在餐具下方铺垫防滑垫等，以便于患者用餐。

（4）如果麻痹手是利手，就需要考虑进行利手交换训练。

（5）对于进食时容易出现遗洒的患者，可以考虑使用围嘴。

2. 进食动作训练

进食动作的训练需要尽早开始。在不明确是否能保持独立坐位时，最好进行床上坐位，在患者的背部和患侧分别放置一个枕头，其辅助保持坐位平衡的作用，同时患侧上肢要有一定辅助支撑，防止患侧肩胛带后撤（图 1-3-18）。

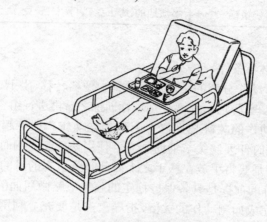

图 1-3-18　偏瘫患者的坐位进食

如果患侧手是利手而且瘫痪较重时，可以利用非利手（健手）进食。这种情况下，需要 OT 对患者进行利手交换训练。在日常用餐时，可以鼓励患者使用勺子或叉子自行进食。但是要根据患者具体情况，在感觉疲劳时，治疗师应立即给予辅助。

虽然患侧手是利手但仍保持握力的时候，可以进行抓握和手的伸展等 OT 训练，训练过程中患者出现痉挛或联合反应等异常姿势时，应马上纠正异常姿势，同时诱发正确的姿势。在作业疗法训练中，如果患者能够把持勺子把食物送到嘴边，那么在平时的用餐时，治疗师可尝试着让患者自行进食，最初可利用勺柄加粗了的勺子，以便患者抓握。必要时，将餐具下方放置防滑垫。如果患侧手的精细动作良好，可让患者尝试性地使用筷子，并根据需要对筷子进行改良，便于患者使用。

3. 吞咽障碍的处理

采用容易吞咽的体位：通常是髋关节屈曲 90°，坐直，头稍向前。食物放在口中最佳的位置：一般放在口腔的健侧。对食物形态的选择：选用液体食物时，从高黏度到低黏度；选用固体食物时，表面要光滑，从不需要咀嚼到需要轻微咀嚼，再逐渐选择咀嚼难度大的食物。另外，在食物的材料上下工夫，要选择易吞咽的食物。不宜选择如难于形成食团的、不易切断的、水分多等的食物进食（表 1-3-1）。

关于勺的形状，要特别注意勺的大小、深浅、厚薄、轻重、材质及形状，例如，如果勺过大过深，一口的量过多，就难于吞咽。吞咽困难的患者，常伴有记忆、注意力不集中，主动性差，训练起来有一定难度，对此类患者应同时进行认知训练。对于需使用鼻饲或胃造瘘术后的偏瘫患者，其食物成分的配制需由专科医生决定。

表 1-3-1　吞咽困难患者食用的流质和固体类食物

液体类	固体类
稀:清汤、咖啡、果汁、茶、牛奶	正式的:面包、馒头、肉泥、土豆泥、香蕉、蛋沙拉
稠:花蜜、奶油汤、奶蛋酒、稠饮料	带颗粒状的:烤鱼、鸡沙拉、汉堡包
更稠:粥浆、酸奶油、布丁、牛奶蛋糕	多质地的:烤土豆、胡萝卜、豌豆、大米、面条、瓶装水果

（七）如厕动作

1. 如厕动作训练的必备条件

（1）将如厕动作进行动作分解的话,包括:轮椅－便器转移、坐下、起立、坐位和立位的平衡保持、穿脱裤子、便后处理等动作,需要分别进行训练之后再进行组合,做连续性动作训练。

（2）独立完成如厕动作的关键是立位平衡和起立动作。训练起立动作时,提示患者在前屈躯干、重心前移的同时伸展髋关节继而站立。使用扶手起立的时候,要注意并非是用手抓握扶手或拉拽扶手,而是要将手放在扶手之上以此起到负重的目的。

（3）做穿脱裤子训练的前提是具备保持稳定的膝关节略微屈曲的站立姿势的能力。

（4）移乘动作也是完成如厕动作的关键,指导重点是要充分利用非麻痹侧的肢体,以非麻痹侧肢体靠近便器,起立后以健侧为轴心转体。

（5）尽可能采用坐式便器。

（6）必要时进行环境改造:

• 患者使用的卫生间需要足够的空间,便于轮椅或身体的旋转。

• 最好采用推拉式门。

• 如果是蹲式便器,可以制作简易木架,放置于蹲式便器上,方便患者坐下和起立。

• 手纸盒尽量采用便于单手操作的样式。

• 采用带冲洗、烘干功能的便器最方便患者使用。

（7）起夜时要提醒患者务必注意的是要确保安全,避免摔倒。方法是:夜间开灯后不要立即起床,而是要确认完全清醒后才坐起,然后双脚充分接触地面后才开始迈步。

2. 如厕动作训练

如厕动作是在每天的日常生活活动中最频繁的动作。如果无大小便失禁,那么提高偏瘫患者的如厕自理程度是非常重要的。但是因为通常厕所的空间较小,加大了动作难度,为确保安全,最好在进行了并确认患者能够进行从床到轮椅间的转移动作后,再进行厕所的转移训练。

另外,对于厕所门的开、关,厕所的空间大小、便器的高度、扶手的位置等等因素都应给予考虑。使用轮椅患者的如厕动作的基本程序是:

（1）从健侧把轮椅充分靠近便器后,轮椅与坐便器呈 30°－40°角,拉起制动杆,向两侧旋开足踏板,身体重心前移,以健侧下肢为主负重站起。

（2）用健手抓住对侧扶手,如无扶手,扶在远端的坐便器盖上。

（3）以健侧下肢为轴转动身体,使臀部正对坐便器坐下。

（4）厕所到轮椅的转移动作与上述动作相反(图 1-3-19 a－c)。

如果使用床旁式坐便器,如厕动作在卧室内进行,则采用如下方法:将坐便器放在靠近患侧;用健手打开坐便器盖;解开裤子后,健手扶床栏站起;以健侧下肢为轴转动身体,使臀部正对便器坐下 (图 1-3-20 a—d)。

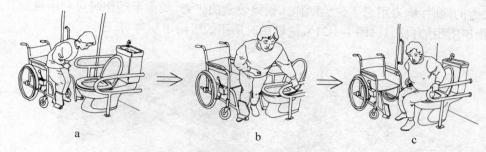

图 1-3-19 偏瘫患者的如厕动作 (1)

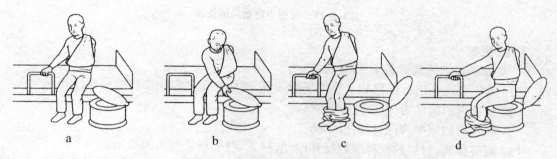

图 1-3-20 偏瘫患者的如厕动作 (2)

(八)整容

1. 整容洗漱动作训练的必备条件

(1)良好的洗漱能力和个人卫生习惯,具有维持健康、预防疾病的作用,确保清洁舒适地生活。是每天必须做的重要活动之一。

(2)作为基础,首先要充分训练构成每个洗漱活动的基本动作。例如:上肢的正常关节活动范围、肌力、协调性、手指抓握能力等。

(3)训练稳定的坐位或立位姿势的保持能力。

(4)根据不同患者的需要,设计、开发、制作辅助用具。例如:将牙刷或梳子的手柄加粗、加长,在剃须刀手柄处加装固定用的带子等。

(5)对生活环境进行适当的改造。例如:将洗手池调整到适合患者使用的高度;将一个刷子固定在洗手盆侧边,便于患者清洗健侧手等。

(6)对患者进行生活技巧的指导和建议。例如:漱口杯选择带手柄的样式、重量较轻的材质;单手拧毛巾时可借助水龙头的把手;指甲刀选择大号,并且安装在一个小平台上后更加便于患者使用。

2. 整容洗漱动作训练

如果患者能够移动,最好移到洗脸池边完成洗漱动作。利用健手持毛巾洗脸,然后利用水龙头拧干毛巾擦脸;利用改造后的细毛刷(毛刷背面加两个吸盘)吸在洗手池的壁上,将健手在毛刷上来回刷洗;利用患侧上肢弯曲的前臂和腹部夹住干毛巾,健手在毛巾上来回擦拭。如果患手有少许辅助功能,可利用患手把持牙刷,或者利用自助具固定牙刷,健手挤牙膏,然后用健手刷牙;如果患手功能完全丧失,可用健手单独完成。瘫痪较重时,只能用健手完成洗脸动作。随着瘫痪的逐渐恢复,如果患侧上肢出现了共同运动(屈曲),那么可以在抑制肌张力的同时,练习用患手洗脸动作。偏瘫较重的患者,做单手动作时可利用自助具。例如,剪指甲所用的自助具(图 1-3-21),洗健手时所用的吸附手刷等等。

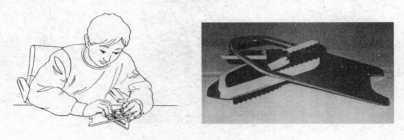

图 1-3-21　剪指甲自助具的使用

(九)更衣

1. 更衣动作训练的必备条件

(1)首先要充分进行坐位和立位的平衡训练,确保在做更衣动作时的稳定性和安全性。

(2)穿衣裤的顺序为:先患侧再健侧

脱衣裤的顺序为:先健侧再患侧

(3)服装样式、材料的选择应以操作简便、样式宽松、材质顺滑为原则。

(4)根据患者的身体机能水平、职业、性别、个人喜好等进行选择和对服装进行改良,比较常见的修改部分是钮扣、拉链、裤腰等处,多用尼龙搭扣替换钮扣。

(5)适当选用辅助用具。

(6)对平衡能力较差的患者进行指导和辅助时,辅助者应位于患者的患侧一边。

2. 更衣动作训练

当坐位平衡较好时,可开始进行更衣的训练。以前面开口的衬衣为例,穿衣的顺序如下:①首先穿患侧的袖子直至肘以上;②用健手拿着衣领绕过颈部,经过后背拉至健侧,③穿健侧的袖子;④整理穿上的上衣,系扣子 (图 1-3—22a)。脱衣时利用健手先将患肢衣袖从患侧肩部退到肘部,然后将健肢从衣袖中退出,最后利用健手将患肢袖子完全退出。如果穿无领套衫,穿衣的动作要领是:患者取坐位,用健手帮助患肢穿上袖子,并尽量拉至肩部,将头套入领口钻出,然后健手插入健袖穿出。脱无领套衫时,利用健手将套头衫后领充分上拉,并将头部从领口退出,再利用健手将双上肢从袖中退出 (图 1-3-22b)。穿裤子时,①先穿患侧下肢裤腿,②再穿健侧下肢裤腿,③站起,用健手把裤子提上(图 1-3-22c)。

在更衣训练过程中,首先检查在这些动作中存在那些问题,对于有问题的地方反复练习,所有分解动作能够顺利完成后,即可开始练习一系列的更衣动作。更衣的训练需要有毅力,避免急躁,适时地给予提示和鼓励。穿衣过程中应注意以下几点,①患侧的袖子一定要穿至肘以上的部位;②用健手拿着衣领,绕过颈部;③肩部是否穿好;④把穿上的上衣整理好。训练过程不能违反上述动作顺序,同时练习用的衣物质地不能太薄或太厚,以免增加练习的难度。脱衣(裤)的动作顺序相反。另外,必须避免做容易使肌张力增高的一些动作。根据Bobath 的治疗原理,在更衣动作训练过程中,患者可学会一种自身抑制痉挛的方法。

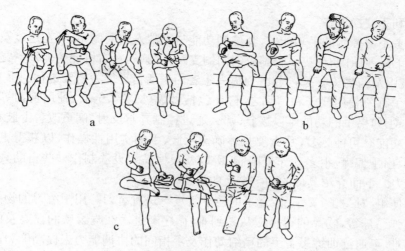

图 1-3-22 更衣的训练

（十）入浴

入浴动作包括：①移动到浴室，②穿脱衣服，③进入浴盆里，④洗身，⑤洗发等，构成入浴动作的每个分解动作都十分复杂，而且都还可以分别分解成若干动作，所以训练起来难度大，需要较长的时间。患者入院后，OT 需要进行实际的入浴情况评定，了解和确认哪些方面和环节有问题，并积极与病房护士和家属联系，交流辅助患者入浴的方法和注意事项。患者的入浴评定，包括在浴室的移动能力，起居动作能力，更衣能力，淋浴用的器具及使用肥皂、毛巾等工具的能力。另外，还需要确认浴室的环境，如是否有台阶、浴盆的样式、高度，淋浴的位置、把手的位置、形状、椅子的高度等等。由于偏瘫方向不同，使用什么样的扶手及浴盆的出入口在什么位置等等也有所不同。另外，必须要确认是否能自行洗背，用单手洗发及用单手使用浴液及肥皂等等。实际的入浴场所是由 PT、OT 共同参与评定及设计，明确各人的分工，设定病房及训练室的具体训练计划，针对存在的具体问题进行专门训练。由于患者出入浴盆的难度较大，所以设计浴室的基本原则是：①选择与浴盆（池）平行且高度相同的椅子。②用健手扶住扶手，健侧下肢先进入浴盆，③从椅子上挪动臀部至浴盆的边缘，④双手向下握住扶手，慢慢地移至浴盆里，如有台阶时，需要借助扶手（图 1-3-23a）。介绍患者使用长柄刷独立进行洗澡的方法（图 1-3-23b）。

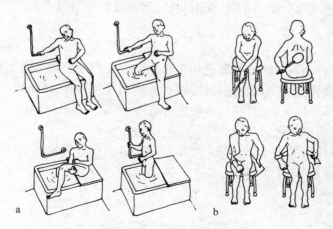

图 1-3-23 入浴动作训练

(十一)利手交换训练

偏瘫患者不但患侧的手功能差,其健侧功能与正常人的同侧相比,在速度及灵活性方面多数都有所下降。原因有:皮质脊髓束的同侧支配、大脑的左右机能的差别、智能的低下,偏瘫的影响、废用及药物等有关。因此,为提高患者的生活自理能力需要进行利手交换的训练。训练内容除了练习使用筷子和写字之外,还包括做饭(切菜)、缝衣、使用剪刀等等。手功能恢复的目标,①如果手的功能难以恢复,那么通过控制异常反射,侧重改善上肢和手的姿势。②如果手的功能有可能恢复,那么要具体确定上肢、手的实用性操作,以获得更多的功能为目标。另外,由于偏瘫,很多动作受限制,所以要根据需要设法制作一些自助具以提高日常生活活动能力。下面介绍具体的利手交换的训练方法。

筷子的使用:对勺子、叉子、改造了的筷子等逐一进行练习。用于练习的物品有轻木片、大豆、小豆、弹弓球等,物品的选择应从易到难,循序渐进。在吃柔软的豆腐及面条时,使用筷子比较困难,可通过训练患者手的精细动作及手指间的协调能力来提高能力。在进行 OT训练时,应注意保护好患侧上肢,防止患者肢体下垂或从桌子上下坠。

写字训练:由于健侧肢体的机能也会有所下降,所以必须重视进行精细动作训练。书写相关因素包括:

握笔能力:为了解患者能力,可做如下握笔能力的检查:在 3 张复写用的纸上让患者用全力写,通过观察患者能复写到第几张来了解用笔力度。用患侧手写字时,最初不会握笔,或者握笔过于用力,或者写字不稳。

书写工具,笔的柔软程度和书写难易度可按以下顺序:用粗笔、细笔、2B 铅笔、HB 铅笔,一般按照这种顺序选择书写工具进行练习。为了能把字写得圆滑,首先按垂直方向、水平方向练习画线、画圆或画角,然后练习写字。在进行写字练习时,要从简单的笔画开始逐渐过度到汉字,从用有格的纸写逐渐过渡到用无格的纸写。

剪刀的使用:开始练习时,可选择用较小的剪刀剪普通纸,从剪直线、曲线等过渡到剪锐角线、圆形等。熟练掌握后,再练习剪稍厚些纸、皮革等。

菜刀的使用:为便于患者切菜,可利用菜板上的钉子固定蔬菜后再切菜;或者如土豆类圆形蔬菜,可先竖着从中间切开,然后将平面放置于菜板上,在相对稳定状态下再进一步加工。这个动作在很大程度上需要拇指的功能,所以应注意先期训练拇指。

针的使用:选择从薄到厚的布料,先用粗针,逐步过渡到用细小的针,绣制从简单到复杂的图案。

(十二)外出

外出可通过步行、自己操作轮椅、使用手杖辅助以及利用公共交通工具等方式。容易遇到的问题有:上下楼梯或过障碍物比较困难;行人多易发生碰撞;路面状况复杂,难以迅速应对;上下公交车时又失去平衡的危险;行动相对缓慢,横穿马路时难以应对;缺乏外出的勇气;缺乏向他人求助的勇气等等。

上下电车的方法可参考上下楼梯的方法,要领是:上车时健腿先上,患腿再跟进;下车时患腿先下,健腿再跟进(图 1-3-24)。

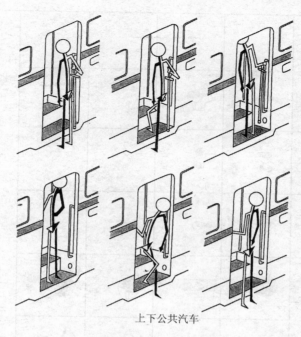

上下公共汽车

图 1-3-24 上下公交车

乘坐出租车或者家用小轿车时的动作要领是：健侧接近轿箱，坐在座位上之后将双下肢移入车内（图 1-3-25）。

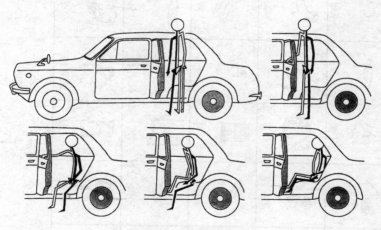

图 1-3-25 乘坐小轿车

很多患者希望能继续驾驶车辆，由于考虑到痉挛发作的危险，最好与医师商量，确认在视觉、判断力、识别标示等方面没有问题，以避免危险的发生。

（十三）交流

偏瘫患者合并语言功能障碍时会发生交流困难。为解决这一问题，最简便的办法是使用交流画板。具体做法是：将图 1-3-26 中的有关内容复印下来贴在木板上，放在患者健侧上肢附近，患者用健手指向相应的图片，就能向护理人员表达出他的要求。

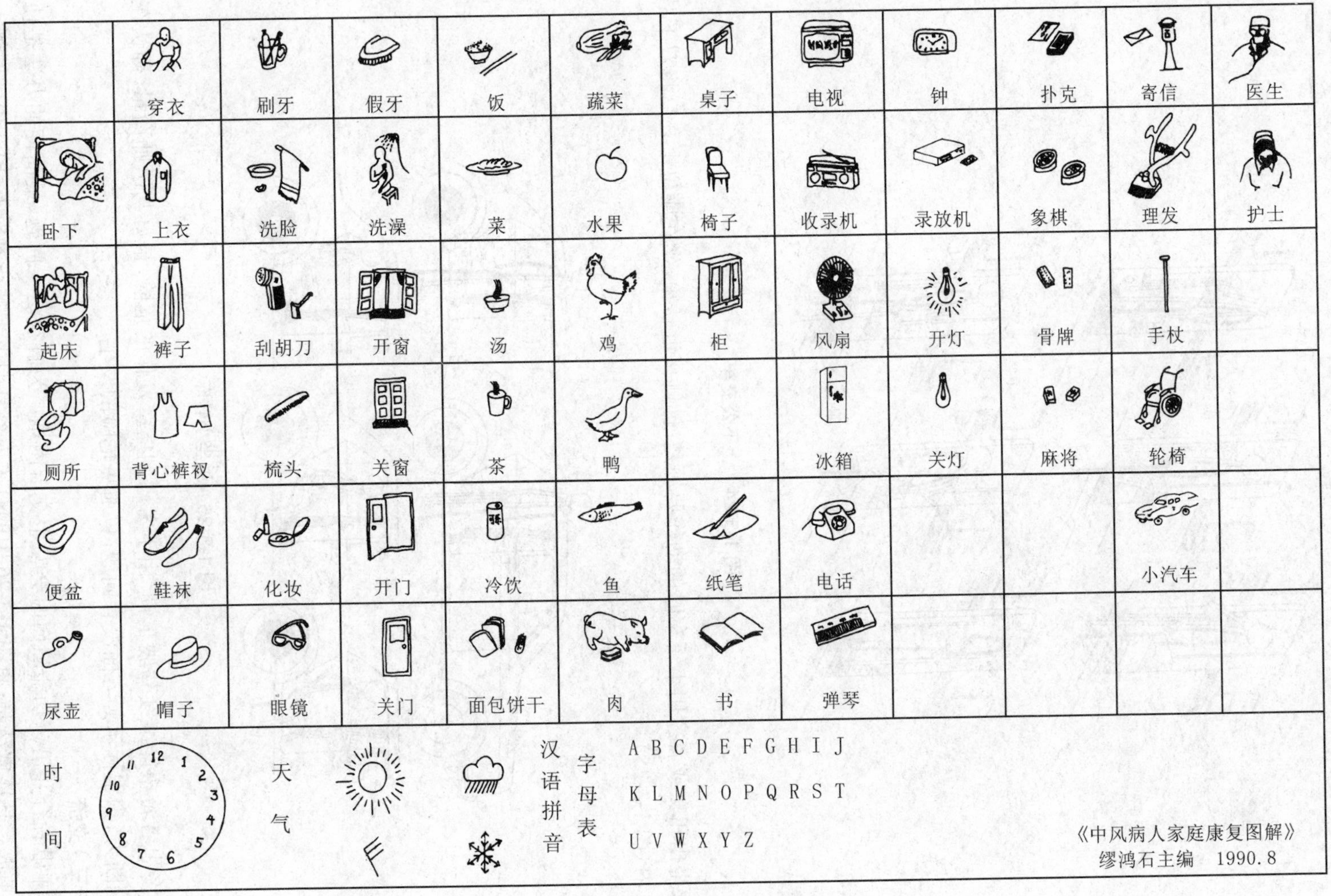

医生	护士				
寄信	理发	手杖	轮椅	小汽车	
扑克	象棋	骨牌	麻将		
钟	录放机	开灯	关灯		
电视	收录机	风扇	冰箱	电话	弹琴
桌子	椅子	柜	纸笔	书	
蔬菜	水果	鸡	鸭	鱼	肉
饭	菜	汤	茶	冷饮	面包饼干
假牙	洗澡	开窗	关窗	开门	关门
刷牙	洗脸	刮胡刀	梳头	化妆	眼镜
穿衣	上衣	裤子	背心裤衩	鞋袜	帽子
卧下	起床	厕所	便盆	尿壶	

汉语拼音字母表　A B C D E F G H I J　K L M N O P Q R S T　U V W X Y Z

天气

时间

《中风病人家庭康复图解》
缪鸿石主编　1990.8

图1-3-26　交流画板

（十四）认知功能训练

1. 记忆的训练

每次训练，患者需要记住的内容要少，信息呈现的时间要长些；两种信息出现的间隔时间亦要长些；在刺激出现和反应之间的间隔亦应加大。对于信息量较大的内容，可采用下列方法：

（1）PQRST 法：

P——先预习（preview）要记住的内容

Q——向自己提问（question）与内容有关的主要问题

R——为了回答问题而仔细阅读（read）资料

S——反复陈述（state）阅读过的资料

T——用回答问题的方法来检验（test）自己的记忆

（2）编故事法：把要记住的内容按自己的习惯和爱好编成一个小故事，有助于记忆。

对于闭合性脑损伤患者，利用下面的一些方法进行训练也是十分重要的：①建立恒定的每日活动常规，让患者不间断地重复和练习；②耐心细声地向患者提问和下命令，等候他们缓慢、审慎的回答；③从简单到复杂进行练习，将整个练习分解为若干小部分，先一小部分一小部分地训练，成功后再逐步联合；④利用视、听、触、嗅和运动等多种感觉输入来配合训练；采用代偿方法，如患者视记忆不佳就多用听记忆等；⑤每次训练时间要短，记忆正确时要及时、频繁地给予奖励；⑥让患者分清重点，先记住最必须记的事，不去记一些无关的琐事；⑦多利用记忆辅助物（Prosthetic memory aids），如在患者房间内悬挂规格大些的挂钟、日历、大字书写的每日活动表等；将每日经常进行的活动，分步骤地写成清单放在床边；门上贴着患者家人的合照，可帮助他找到自己的房间；让患者常带记事本，本上记有家庭地址、常用电话号码、生日等，并让他经常作记录和查阅。

2. 注意力训练

（1）训练 1——猜测游戏（shell game）：取两个透明玻璃杯和一个弹球，在患者注视下由治疗者将一杯覆扣在弹球上，让患者指出有弹球的杯子，反复数次，无误后改用两个不透明的杯子，操作同上，此时患者已不能透过杯壁看到弹球，让患者指出有弹球的杯子，反复数次，成功后改用三个或更多的不透明杯子和一个弹球，方向同前，成功后改用三个或更多的杯子和两个或更多不同颜色的弹球，扣上后让患者分别指出有各种颜色弹球的杯子，移动杯子后再作询问。

（2）训练 2——删除作业（cancellation task）：在 16 开白纸中部写几个大写的汉语拼音字母如 KBLZBOY（亦可依患者文化程度选用数目字、图形），让患者用铅笔删去治疗者指定的字母，如："B"。成功后改换字母的顺序和规定要删的字母，反复进行数次。成功后可逐步增加难度，步骤为：改用两行印的小些的字母；改为三行或更多行的字母；改为纸上同时出现大写和小写字母；让患者删去指定的大写和小写字母，再穿插加入以前没有出现过的字母，让患者删去将以前未出现过的字母三个一级地穿插入其中，让患者把这些三个一组插入的字母一并删去。每增加难度，要反复数次，成功后再进入下一步。

（3）训练 3——时间感（time sense）要求患者按治疗者命令启动秒表，并于 10 秒钟时主动停止秒表，然后将时间由 10 秒逐步延长至 1 分钟，当误差小于 1—2 秒时，改为不让患者看表，启动后让他心算到 10 秒时停止，然后将时间延长，到 2 分钟时停止，每 10 秒的误差不得超过 1.5 秒,即 30 秒时允许范围为 30±(3×1.5)秒。达到要求后再改为一边与患者交谈一边让患者进行上述训练,患者尽量控制自己不因交谈而分散注意力。

3. 思维训练

思维包括推理、分析、综合、比较、抽象、概括等多种过程,而这些过程往往表现于人类对问题的解决中,因此训练解决问题的能力就等于训练了上述大部分的抽象逻辑思维的能力。下面介绍一些实用的推理和解决问题的能力的训练方法。

(1)训练 1——指出报纸中的消息(locating information in the newspaper):取一张当地的报纸,首先问患者有关报纸首页的信息如大标题、日期、报纸的名称等,如回答无误,再请他指出报纸中的专栏如体育、商业、分类广告等;回答无误后,再训练他寻找特殊的消息,比如可以提问两个球队比赛的比分如何?某电影院上映的电影如何?当日的气象预告如何等?回答无误后,再训练患者寻找一些需要患者本人做出决定的消息,比如通过平时的交谈获知患者打算购买一台录像机,治疗者可实现准备出售录像机相关的广告报纸,问患者想购买什么牌子和价格的录像机,指示他从报纸上寻找接近他的条件的广告。

(2)训练 2——排列数字(ordering number):给患者提示三张数字卡,让他由低到高按顺序排列,然后每次给他一张数字卡,让他根据其数字的大小顺序插入已排好的三张卡之间,正确无误后,再给他几个数字卡,并令患者找出其中的共同之处,如有奇数或偶数、可以互为倍数等。

(3)训练 3——从一般到特殊的推理(reasoning from general to specific):从工具、动物、植物、国家、职业、食品、运动等内容中随意指出一项如食品,让患者尽量多地说出与食品有关的细项,如回答顺利,可针对一些项目提出一些限制条件,让患者说出符合这些条件的项目,如谈到运动时,可要求患者说出哪些运动需要跑步、哪些要用球,哪些运动时队员有身体接触等。这时需要患者除去一些不符合上述条件的项目,其过程就出现了选择和解决的课题,成功后,可以设计一些具体的场景,比如:假设治疗者在杂货店里买回食品,让患者通过向治疗者提问的方式猜出买的是什么?鼓励他先提问一般的问题,如"是植物吗?""是肉类吗?"等。治疗者回答后再进一步提问特殊的问题,如"是西红柿吗?""是黄瓜吗?"等。最初允许他通过无数次提问猜出结果,以后限制 30 次提问猜出结果,成功后再限制到 20 次、15 次等,逐渐增加难度。

(4)训练 4——分类(categorization):给患者提示一张列有 30 项物品名称的清单,并告知这 30 项物品都分别属于三类(如食品、家具、衣服)物品中的一类,要求患者给予分类,如不能进行,可帮助他。训练成功后,进而要求对上述清单中的某类物品进行更细的分类,如初步分为食品类后,再细分是植物、肉、奶品等;成功后另外给患者一张清单,列有成对的、有某些共同之处的物品的名称,如:椅子—床,牛排—猪肉,书—报纸等,让患者分别回答出每一对中的共同之处。答案允许多于一个,如书—报纸一项可以回答是写出来的和是纸制的等,但必须有共同之处。

(5)训练 5——作预算(budgeting):让患者假设一个家庭在房租、水、电、食品等方面的每月开支账目(可作 6 个月或 1 年的),然后要求回答某一项(如电)花费最高或最低的月份。回答正确后,再要求计算出某项开支(如电费)的年总费用。回答正确后,改变各项开支的总费用并增加其他开支类别(如衣服、娱乐等),让患者计算出在上述预算条件下每月所需的生活费用,进而分解为每周所需的生活费用等。

训练内容是多种多样的,治疗时可以根据患者的具体情况并参考患者本人的职业、文化背景、兴趣爱好等选择训练项目。而且,训练内容并非要求在一天中就把所有步骤都全部完成,而是可以采用连续数日做一个步骤的训练,能够正确完成之后,再进入下一个步骤。

上述训练均可以利用日常的用品用具,无需准备特殊用品,也非常适合患者出院后在家中继续进行,所以,也应该对其家人进行培训,让患者家属也能够掌握训练方法。

（十五）行为障碍的治疗

行为功能是人脑具有的另一种高级机能,部分偏瘫患者可能会出现行为功能障碍,可表现为①发作性失控:如打破家具,向人吐唾液,抓伤他人,放纵地进行其他狂乱行为等;②额叶攻击:因额叶受损引起,对细小的诱因或挫折出现过度的反应;③负性行为障碍:精神运动迟缓、感情淡漠、失去主动性,患者往往不愿动,即使日常生活中最简单、最常规的活动也完成的十分困难。治疗或训练方法:

1. 发作性失控:临床用药。给予卡马西平（carbamazepine）0.1g—0.3g/次,一日2—4次,配合行为疗法中的暂停（time-out）法。

2. 额叶攻击:用暂停法合并在其鼻孔下释放挥发性氨等正惩罚（positive punishment）法。

3. 负性行为障碍

（1）用神经行为疗法中的成型法（shaping procedure）:

训练患者完成晨间 ADL 活动。患者实际上有能力完成这种动作,但因为上述行为障碍而不想做或不做。治疗中可先用代币法（taken economy programme）处理。指示患者起床,如能按指令完成动作,奖励一枚代币,持此代币患者可以换取一些喜爱的实物;指示患者起床后整理好床单,如能按照指令完成,又奖励一枚代币,此时行为与代币比为 1:1,即一种行为给予一个代币;以后逐渐改为完成起床、起床后整理床单才给一个代币,此时行为与代币比为 2:1;此后再改为完成起床、整理床单、走向洗脸池后才给一个代币,此时行为与代币比为 3:1,这样逐步地鼓励患者,将孤立的行为成型为系列行为。

（2）用负惩罚法（negative punishment）:

指示患者行走,如患者步行能力完好,但由于有负性行为障碍不想做行走练习,而且对代币换取的实物或看电视、看电影等优惠全无兴趣,不产生激励效果,则规定:如果患者自己走到餐厅,可以一日吃 5 餐,否则只给少许牛奶,起初患者会产生抗拒情绪,但是又不情愿挨饿,所以以后开始自己主动走向餐厅。

（十六）失认症的治疗

失认症（agnosia）是由于大脑半球中某些部位的损害,致使患者对来自感觉通路中的一些信息丧失正确的分析和鉴别的一种症状。如听失认者听到耳后的钟表声时,可以判断出有声音的存在（有别于聋）,但不能分辨出到底是钟表的声音、门铃声音还是电话铃声。

在脑卒中等脑损害中,较常见的失认症有半侧空间失认（6.6%±）、疾病失认（2.7%±）、Gerstmann 综合征（1.5%±）和视失认（1%±）等。

1. 半侧空间失认

半侧空间失认又称单侧忽略（unilateral neglect）,是患者对大脑损害部位对侧一半的空间内的物体不能辨别。病灶常为右侧顶叶、丘脑。

临床实例:60 岁男性,吃饭时手不能拿到左边的点心,轮椅操作时左侧经常碰到障碍物,经常忘记拉起轮椅左侧的制动杆,吃饭时,看不到左边的食物,更衣时先穿右侧,甚至经常出

现不穿左侧。训练原则是不断地提示患者集中注意他所忽略的一侧,其方法是:

(1)治疗者刻意站在患者忽略的一侧与其谈话;向他的忽略侧提供触觉如拍打、按摩及冷热等感觉刺激;将患者急需的物体故意放在他的忽略侧,让患者用另一侧手越过中线去取。

(2)让患者向健侧翻身,鼓励他用病侧上肢或下肢向前探,若患者没有足够的运动功能去完成这种动作,可让他用健手帮助病手。

(3)在患者忽略侧内用颜色鲜艳的物体或手电筒光提醒他对该侧的注意,但在患者生活环境中,在症状未克服之前,为避免碰撞和损伤患者,易碰倒和损伤患者的物体仍暂时放于患者的健侧为宜。

(4)阅读时为避免漏读,可在忽略侧的边缘放上颜色鲜艳的规尺,或者指导患者用手抚摸书的边缘,从边缘处开始阅读。

(5)半侧空间失认患者的 ADL 训练:

进食:半侧空间失认的患者,当把食物放在中间时,常常会忽略左边的食物,严重者只吃右边的食物。训练者应设计一些显眼的容器,并在容器的左边放上红色的标记物以提醒注意。最初,半侧空间失认较重时,最好把盘子放在右侧。进食过程中可随时给予必要的提醒,但是在进食过程中,经常大声对话影响气氛,所以在进食过程中可通过转换(左右)盘子来代偿左侧空间失认。对于半侧空间失认的患者,在口腔内左侧残留食物也较常见,所以必须及时进行口腔清洁护理并做必要的卫生指导。

整容:左侧半球空间失认的患者,完成剃胡须、整理头发时常常会只注意右半部分。训练时为了确认动作是否完成,治疗者指导患者一边照镜子,一边完成左侧的整理动作。另外,患者经常出现胡子长了也不注意修饰的情况,需要治疗者经常提醒。

更衣:半侧空间失认患者存在的更衣障碍表现为,患者经常不穿患侧袖子,或者系错扣子等,不能掌握服装的上下、左右、内外。训练初期,治疗者可在服装上直接贴上“左手”“右手”“前”“后”等标志。总之需要设计一些使患者容易记忆、理解的方法加以训练。比如,固定整理衣物时服装前后的摆放、按照穿衣服的顺序叠放衣服、事先录下更衣方法和顺序,作为更衣时的参考等方法都可以利用。另外,半侧空间失认的患者可按照以下方法进行练习,①穿患侧的袖子;②穿健侧的袖子;③套头;④系第一个扣子……

移动:左半侧空间失认的患者,常常忘记拉起轮椅左侧制动杆,或者左脚尚未踏上脚踏板就开始驱动轮椅,危险性极高,因此,必须严格训练。单手驱动轮椅动作有一定难度,一般都需要经过一段时间的训练才能掌握,患者和治疗人员都需要有足够的耐心。训练时,可在轮椅制动杆及脚踏板处做醒目的记号,提示患者加以注意。

训练轮椅操作顺序:患侧轮椅制动杆、健侧制动杆、患侧脚踏板,治疗者以此为顺序在实际操作中发出 1、2、3 的口令,指导患者按照这个节奏完成动作。患者能够驱动轮椅以后,就可以开始训练向左侧转向、训练跨左侧的障碍物。另外,如果患者不能经常忽视左侧的物体,即使将来能出院回家,也会经常发生迷路的情况,所以需要做提示患者注意观察周围环境的训练,尤其是容易忽视的一侧。并训练牢记标志性建筑或物体的习惯,还要注意提醒患者,在往、返的路上,标志性建筑或物体方向是反向的,避免搞错方向。

2. 疾病失认(anosognosia)：患者根本不认为自己有病,因而安然自得,对自己不关心,淡漠,反应迟钝。其病灶部位多为顶叶,好发于右侧。

训练上有难度,幸运的是该症状多在 3—6 个月内自愈。

3. Gerstmann 综合征：包括左右失定向或双侧空间失认(bilateral spatial agnosia)、手指失认(finger agnosia)、失写(alexia)和失算(acalculia)四种症状。

临床实例：66 岁女性,失语症属于轻度健忘失语,尽管无理解障碍及无表达障碍,但是在日常生活中,不能理解含有数字和空间概念的语言。另外,不会使用洗衣机,所有的衣服都要手洗。在计算、买东西、时间的定向等方面都存在严重的问题。下面是训练方法：

（1）左、右失认：治疗时经常提供左右方向的暗示,以帮助患者辨认在他左或右方的物体；在进行作业时,相应地呼出左或右的方向；治疗者给予指导时,明确地呼出左或右等。

（2）手指失认：给患者手指以触觉刺激,同时呼出该手的名称,反复在不同的手指上进行。

（3）失读：给患者以能出现数目的作业活动,让他辨认和熟悉其中的数字,如玩扑克牌、投骰子等可以训练患者的数目知觉有利于治疗数目失读,让患者阅读短句、短文,给予暗示或提醒,让他理解句和文的意义等。

（4）失写：辅助患者书写并告知写出材料的意义,若健侧有可能书写,应着重训练健侧手在这方面的功能。

（十七）失用症的治疗

失用症(apraxia)是在运动、感觉、反射均无异常的情况下,患者由于脑部损伤而不能按指令完成以前所能完成的有目的的动作。如手的运动、感觉、反射均正确,但当让他表演刷牙动作时却不能,但早晨起床后却能自动地刷牙。在脑卒中等脑损害中,较常见的有结构性失用(2.3%±)、运动失用(1.9%±)、穿衣失用(0.66%±)、意念运动性失用(0.4%±)等。

1. 结构性失用的训练方法是选用的作业活动要确保对患者有目的和意义,治疗中要用暗示和提醒,可让患者复制训练者事先示范的平面图形或立体构造,起初给予较多的暗示、提醒,有进步后再逐步减少暗示和提醒的数量,并增加图形或构造的复杂性。平面图形如裁衣的纸样、重新布置家庭用的家具小样等；立体构造有常用物品的排列、堆放和有次序的堆积等。

2. 运动性失用(motor apraxia)是最常见的失用症,常见于上肢和舌。发生于上肢时可累及各种动作,如不能洗脸、刷牙、梳头、划火柴、倒茶、用钥匙开门及与人打招呼等,有时并非不能完全不能完成,而是动作笨拙。舌肌失用时,患者只能张口而不能伸舌。其病灶部位常在非优势侧顶、枕叶交界处。训练方法是要加强练习,大量给予暗示、提醒或用训练者的手教患者进行。改善后再减少暗示、提醒等动作,并加入复杂的动作。

3. 穿衣失用(dressing apraxia)是由视觉空间失认(visual spatial agnosia)引起的一种失用症,表现为对衣服各部位辨认不清,因而不能穿衣。其病灶部位常在右顶叶。训练方法是训练者可用暗示、提醒或按步骤用言语指示同时用手指导患者进行,最好在上下衣和衣服的左右做上明显的记号或贴上特别的标签以引起注意。再附加结构失用的训练方法,其方法常可增加治疗的效果。

4. 意念运动性失用(ideomotor apraxia)是由意念中枢与运动中枢之间联系受损所引起的。意念中枢与运动中枢之间的联系受损时,运动的意念不能传达到运动中枢,因此患者不能执行运动的口头指令,也不能模仿他人的动作。但由于运动中枢对过去学会的运动仍有记忆,有时能下意识地、自动地进行常规的运动。如给患者牙刷时,他能自动地去刷牙,但告诉他去刷牙时,他却又不能去刷牙。因此,常表现为有意识的运动不能进行,但无意识的运动却能进行。其病灶部位常在缘上回运动区和运动前区及胼胝体。

训练方法:由于患者不能按治疗者指令进行有意识的运动,但能够通过过去曾学习过的无意识运动常能自发地发生,这是运动记忆基本完好的表现,治疗时要设法按照要求触发其无意识的自发的运动,如要让患者刷牙,命令他刷牙或者让他假装刷牙是不能完成的;让他模仿训练者刷牙也不一定能完成(因这种患者不能模仿他人的动作)。但将牙刷放在他手中,却能完成一系列的刷牙动作;如命令患者划火柴,然后吹灭它,患者不能完成,假装或模仿也不能完成,但是治疗者把火柴和火柴盒放到患者手中时,患者很可能能够完成该动作;把点燃的火柴放到患者面前时,患者一般能自动吹灭。因此,要经常启发患者的无意识活动,以达到运用其功能的目的。但必须注意选择以前学习过的、日常生活中常用的动作,以前没学过的活动由于无运动记忆是无论如何也达不到的,如果要求患者做过去没有经历过、没有做过的事情或动作,无论如何也不能引起运动。

5. 意念性失用(ideational apraxia) 正常的有目的的运动需要经历认识—意念—运动的过程。意念中枢在左顶下回、缘上回,由此发出冲动,经弓状纤维到运动前区皮质及运动皮质,后二者是运动中枢。认识到需要运动时就有了运动的动机,产生了运动的意念,做出运动的计划,控制肌力、肌张力、感觉,协同动作,才能完成有目的的运动。意念中枢受损时,不能产生运动的意念,此时,即使肌力、肌张力、感觉、协调能力正常也不能产生运动,称为意念性失用。特点是对复杂精细运动失去应有的正确观念,以致各种基本运动的逻辑顺序紊乱,患者能完成一套动作中的一些分解动作,但不能将各个组成部分合乎逻辑地连贯结合为一套完整的动作。如让患者用火柴点烟,再把香烟放在嘴上,但患者可能用烟去擦火柴盒,把火柴放到嘴里当做香烟。患者在日常生活中常常做出用牙刷梳头、用筷子写字、用饭勺刷衣等动作。患者常给他人一种十分漫不经心、听话极不注意的印象。但模仿运动一般无障碍。这种患者常伴有智能障碍,生活自理能力差。其病灶部位常在左侧顶叶后部或缘上回及胼胝体。

训练方法:可选择日常生活中一些由系列动作组成的完整动作来进行训练,如泡茶后喝茶;洗菜后切菜;摆放餐具后吃饭等。由于顺序常混乱,治疗者除将分解的动作逐个训练以外,还要提醒患者下一个步骤是什么;或用手帮助患者进行下一个运动;直到有改善或基本正常为止。如果已知患者的整体知觉机能水平难以改善时,可集中改善其中某单项的技能,这时要通过组织得很好的学习程序,要患者进行大量的重复,学会一种单项的技能,即所谓分离的技巧(splinter skills)。

意念失用患者的 ADL 训练:

训练场景:意念失用的患者在实际场合出现的症状比检查时出现的少,所以在设置训练场景时最好尽量接近实际场景。

使用的物品:杯子、筷子、牙刷、肥皂等等训练用的日常物品,最好使用从家里带来的平时习惯使用的东西。

物品的数量:练习入浴、烹饪、整容等动作时,最初使用的物品数量应尽可能少,等习惯后逐渐增加使用物品。

指导的形式:伴有失语时,仅口头命令是无效的,所以应加上模仿或节奏。

做示范动作：如果患者使用工具的方法错误时，治疗者应先示范正确的操作方法，然后指导患者做。如果患者取放物品错误时，治疗者要做示范正确的动作，请患者模仿。如果模仿也出现错误，还可以采用手把手指导的方法，这种方法一般是有效的。参见下图 1-3-27。

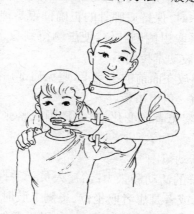

图 1-3-27　手把手训练方法

让患者照着镜子刷牙，指导患者做正确的动作。

进食：在实际的进食动作训练中，确认勺子或筷子等工具的使用方法。首先观察拿勺子、筷子等餐具的情况，还要注意能否把这些餐具放回容器中等动作。对于意念失用的患者，不会使用工具，治疗者手把手地指导患者如何正确使用一般是行之有效的训练方法。

整容：对于意念失用的患者，在梳子或牙刷等物品使用方面经常出现错误。另外，患者使用工具的数量越多越容易出现混乱，所以应该尽量减少使用工具的数量。例如刷牙，最初先不使用牙膏，先训练患者从牙刷和杯子等简单物品的使用开始，待其动作逐渐熟练后再进行挤牙膏的动作练习。

入浴：在入浴时面对的物品较多，如水龙头、洗脸盆、沐浴露、洗发液、香皂、毛巾等。对于意念失用的患者，入浴动作一般都非常混乱，难以独立完成。所以，患者进行入浴训练前必须进行评定，明确患者的困难点，有目的地进行训练。对于有障碍的患者，采取的方法是，尽量减少使用工具和清洁剂的数量，或者尽量使用患者已经习惯了的物品。

家务动作：家务劳动包含的项目很多，比如洗衣、做饭、采购、清扫房间、照顾老人或小孩等等，在此以烹饪动作为例，介绍训练重点。烹饪是由一系列动作构成的复杂活动，包括洗菜、切菜、准备调味品和炒锅、炒、煮、盛、洗碗碟、收拾剩饭剩菜等。对患者进行烹饪训练时，首先从简单的训练开始，例如打鸡蛋、切菜等。在开始阶段，可以选择一些简单的菜品在他人辅助下进行制作，如能打鸡蛋后做炒鸡蛋，能切菜后做蔬菜沙拉等。初期，烹调的所有程序不一定完全由患者本人完成，调味料或材料的选择、工具的取放等等患者完成起来有困难的部分，可在治疗者的帮助下或由治疗者辅助完成，最后逐渐减少辅助量。

（十八）偏瘫合并症的治疗

偏瘫后的合并症有许多，以肩关节半脱位和肩-手综合征多见。

1. 肩关节半脱位

多见于偏瘫早期，发病率高达 60%—70%，主要原因是解剖结构稳定性下降、肩关节固定机制作用丧失、肩甲带周围的肌肉张力不均衡和患侧上肢自身重量的牵拉。尤其是弛缓性麻痹阶段,逐渐开始坐起或站立时,容易因上述原因尤其是由于上肢重力作用而发生肩关节半脱位,这种半脱位会对患者上肢机能的恢复产生极大的不良影响,因此,必须从早期开始采取必要的预防措施和及时的治疗至关重要。

(1)处于弛缓性麻痹状态时,保持肩胛骨的正确位置是预防肩关节半脱位的重要措施。

1)在仰卧位时,可利用采取患侧侧卧位,使患侧得到负重刺激,采取其他卧位时,应注意使用枕头靠垫,避免肩关节被动牵拉向后方。

2)坐位时,将患侧上肢摆放在面前的小桌上,避免肩部后撤。

3)立位时,可以考虑使用三角巾吊带。

三角巾的应用需注意观察患者的变化,肩部周围肌紧张增高,出现屈肌共同运动的时候,应避免使用。

(2)保持肩关节正常的活动范围

(3)加强肩周围稳定肌群的活动和张力:治疗人员一手握住患侧上肢并向上举,一手用手掌由患肩向远端快速摩擦;或者是患者取坐位,患侧上肢肘关节伸直,腕关节背屈,患手放在坐位臀部水平略外侧,然后让躯体向患侧倾斜,利用患者体重使患肢各关节受压及负重,有利于矫正肩胛骨的位置,促进肩部固定机制的恢复。

同时,多鼓励患者经常用健手帮助患臂做充分的上举活动。必须注意的是,在活动过程中避免肩关节及其周围出现疼痛。

2. 肩-手综合征

肩-手综合征多见于偏瘫后1-3个月内,症状为突然发生手部肿痛,水肿以手背为明显,皮肤皱纹消失,肿胀处松软,膨隆,但通常止于患手腕部。手的颜色也会出现异常,呈粉红色或淡紫色,下垂时更明显,肿胀的手触诊时有温热感。患手指甲较健侧变白或无光泽,掌指关节、腕关节活动受限。如果未能及时治疗,症状会逐渐加重,X线检查可见骨质疏松改变。后期患手肿胀消失,手呈典型的屈曲畸形,手掌变平,鱼际萎缩,严重时可引起手指变形、手的运动功能永远丧失。

造成肩-手综合征可能有以下几种原因:腕关节长时间的强制性掌屈、腕关节过频过强伸展牵拉、患侧手外伤输液等。

由于肩-手综合征严重影响患者手功能的恢复,必须给予足够的认识和重视。早期预防,及时治疗。具体措施有:

(1)防止腕关节掌屈,保持良好的坐卧姿势,避免长时间手下垂,促进静脉回流。

(2)加强患上肢的被动和主动活动,以防止关节挛缩。

(3)向心性缠绕压迫手指,对于肿胀的手指可采用向心性压迫性缠绕法,通常是用直径1-2mm的线绳由远端向近端缠绕手指,缠绕开始于指甲处,并做一小环,然后快速有力地向近端缠绕至指根部不能缠绕为止,缠完后治疗人员立即从指端绳环处迅速拉开缠绕的线绳。每个手指都缠绕一遍后,最后缠手掌。

(4)冰水浸疗法。其方法是冰与水按2:1混合后放在容器内,将患者的手浸泡3次,每次约3秒钟,两次浸泡之间有短暂间隔。需要注意的是,治疗人员的手要和患者的手一同浸入,以确定浸泡的耐受时间,避免冻伤。

(5)必要时遵医嘱服用药物。

(陈小梅　汪家琮　周红俊)

思考题

1. 康复治疗训练的实施流程是什么？
2. 偏瘫患者 ADL 的评价方法是什么？
3. 各个恢复阶段的主要训练内容和指导方法是什么？
4. 偏瘫患者进食动作训练的必备条件是什么？
5. 偏瘫合并症的治疗方法有哪些？

第二章 脑瘫

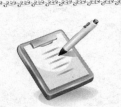

学习目标
1. 了解脑瘫的临床表现及分型。
2. 理解脑瘫的 ADL 评定。
3. 掌握痉挛性、手足徐动型、痉挛性患儿的更衣训练。

脑性瘫痪 (cerebral palsy, CP) 简称脑瘫,是指患儿在出生前、出生时及出生后一个月内由于各种原因导致的脑部非进行性脑损伤综合征。主要表现为中枢性运动、智力、言语等多种障碍,是小儿致残的主要疾患之一。严重影响了小儿的生长发育、生活及接受教育的能力,给家庭及社会都带来了巨大的痛苦和负担,因此脑瘫的康复对减轻家庭和社会的负担具有重要的意义。

据有关资料报道,脑瘫的发生率在发达国家平均为 2‰左右。1998 年"九五"攻关课题"脑瘫流行病学调研"的报道中,我国 0—6 岁脑瘫患病率为 1.86‰,推算我国目前 0—6 岁脑瘫患儿有 31 万,并且每年新递增约 4.6 万。最常见的原因是在围产期出现窒息、缺氧,其次为早产、难产及各种感染等。

第一节 脑瘫的临床表现及分型

(一)按临床特点分

1. 痉挛型:最常见,占脑瘫的 2/3,主要病变在锥体束广泛损害。主要表现为肌张力增高,被动运动肢体阻力增高,腱反射亢进,病理反射阳性,智能受影响者较为多见。

2. 手足徐动型:也常见,占脑瘫的 1/4 左右,主要为锥体外系、基底核的损害。主要表现为肌张力变化不定,在过高或过低之间波动,运动意愿和运动结果不一致,有不随意运动,腱反射一般正常,病理反射一般为阴性,侧弯反射阳性,合并听力和构音障碍多见,智力受影响少。

3. 共济失调型:少见,占脑瘫的 5%,主要病变在小脑或大脑,主要表现为肌张力偏低,平衡功能差,随意运动的协调性差,伴有意向性震颤,腱反射一般正常,病理反射阴性,亦常伴构音障碍,智力一般不受影响。

4. 弛缓型：主要表现为肌张力低下，但膝反射可引出或亢进。一般只见于婴幼儿时期。

5. 强直型：以运动阻力增高、铅管样强直为主。

6. 震颤型：此型很少见，表现为四肢震颤，多为静止震颤。

7. 混合型：兼有两种或两种以上各类型的特点，常见于痉挛型与手足徐动型同时存在。

（二）按瘫痪部位分

1. 四肢瘫：四肢与躯干均受累，上下肢严重程度类似。

2. 双重性脑瘫：四肢均受累，但双上肢重，有时左右侧严重程度也不一致。

3. 双瘫：四肢均受累，上肢及躯干较轻，双下肢受累较重。

4. 三肢瘫：三个肢体受累。

5. 截瘫：只双下肢受累，双上肢基本正常。

6. 偏瘫：一侧肢体及躯干受累，常见上肢较重。

7. 单瘫：单个肢体受累，此型较少见。

（三）根据病情程度分

1. 轻度：生活完全自理。

2. 中度：生活部分借助。

3. 重度：生活全部借助。

第二节　脑瘫的 ADL 评定

一、儿童残疾评价表（pediatric evaluation of disability inventory, PEDI）

它是一个综合性的临床评价工具，主要用于年龄从 6 个月到 7.5 岁儿童功能性能力和表现进行评估。如果年龄更大儿童功能性能力低于 7.5 岁正常儿童的水平，也适用于此量表。

PEDI 包括 197 个功能性技巧项目，20 个评估护理人辅助和调整项目，本书中主要给大家介绍功能性技巧项目这部分。评分应由熟悉孩子所测量领域的个人或一群人来完成，回答者是父母或给孩子提供一系列服务的专业人员（见下页表）。

（一）实施方法

1. 通过父母填写与面谈：父母可以独立完成或由治疗师面谈完成。然后二者共同检查答案。

患者对于各项曾经能掌握而现在不再需要或使用的技巧或行为，患儿可评为能完成（评 1 分）。比如，如果患儿现能进食各类食品，那么进食过滤的食物一项也评 1 分。如果患儿在训练后可以不再使用尿布，那么这些项目也评 1 分。

不要将能力与患儿的偏爱或顺从性相混淆。如果患儿主观上不喜欢某些口感的食物，但是身体条件允许其食用（例如在食用时不会噎），那么这项评为能完成（1 分）。患儿能完成意味着他可以无借助独立完成。如果患儿喜欢被抱着或使用轮椅长距离移动（坚决拒绝长距离步行),但是是有能力独立完成的,那么这项评为 1 分。

在复查由患儿家属独立填写的功能技巧部分时,需要特别关注无序的评分。总的说来,在每一个大项中(例如食物类别,器具使用,自理能力),每项技巧都是根据其掌握顺序来排列的。因此,如果患儿前两项被评为不能完成,而之后三项被评为能完成,那么该结果就存在高度可疑,尽管在有些时候也可能存在。在这些情况下,必须进一步询问以确定家属使用了正确的评分标准。

2. 通过专业推断进行评估:主要是作业治疗师或教师。

(二)评分

1. 总分:PEDI 提供两种转化总分:即常模标准分和量表分。

2. 常模标准分:此分是转化来的分,它考虑了患儿的实际年龄,能按照与年龄相应的预期功能性技巧和表现,显示其相应的位置。分数的基准平均值为 50,标准差为 10。

3. 量表分:反映患儿在某一领域上由易到难的项目序列中的表现情况。分数分布在 0—100 的范围,分数增加意味着功能性表现水平的增高。此分不按照年龄进行调整,可以反映所有年龄阶段儿童的功能状况。

(三)评价

1. 功能技巧

(1)自理方面

根据实际情况用对钩填写,0 不能完成,1 可以完成。

儿童残疾评价表

A 食品类别			
1. 能吃单一的 / 混合的 / 过滤的食物	0	1	
2. 能吃米糊状 / 块状食物	0	1	
3. 能吃切开的 / 切成丁的 / 切成片的食物	0	1	食物不会漏出
4. 能吃所有类型的食物	0	1	一般成人食物,不会漏
B 进食器皿的使用			
1. 用手指进食	0	1	例如:拿饼干吃
2. 用勺子进食	0	1	
3. 能熟练地使用勺子	0	1	
4. 能熟练地使用叉子	0	1	
5. 能熟练地切面包,切松软的食物	0	1	
C 饮水器具的使用			
1. 能拿着瓶子或端着茶杯	0	1	
2. 能端起茶杯喝水,但茶杯可以倾斜	0	1	
3. 能双手较好地举起打开的茶杯	0	1	

续表

4. 能单手较好地举起打开的杯子	0	1	
5. 能从盒里或水壶里倒水	0	1	
D 刷牙			
1. 能张开嘴让别人帮着刷牙	0	1	
2. 能抓住牙刷	0	1	
3. 能刷牙但不彻底	0	1	
4. 能彻底地刷牙	0	1	帮助者准备好牙膏
5. 能把牙膏挤在牙刷上	0	1	
E 梳头			
1. 当被梳时可将头控制在相应位置	0	1	
2. 拿篦子或梳子到头上	0	1	
3. 能用篦子或梳子梳头	0	1	
4. 能梳理打结的头发	0	1	
F 清理鼻子			
1. 允许别人擦鼻子	0	1	
2. 可将鼻涕擤在纸里	0	1	
3. 当提醒时可以用纸擦鼻涕	0	1	
4. 没有提醒的时候,可以用纸擦鼻涕	0	1	
5. 不需要提醒可以擤、擦鼻涕	0	1	
G 洗手			
1. 能伸出手被清洗	0	1	
2. 能双手轻柔洗手	0	1	
3. 能打开和关上水,打肥皂	0	1	
4. 能彻底地洗手	0	1	
5. 能彻底地擦干手	0	1	
H 洗身体和脸			
1. 试着洗身体的部位	0	1	
2. 能彻底地洗身体,但不包括脸	0	1	
3. 打肥皂(如果需要的话,打浴液)	0	1	

4. 能彻底地擦干身体	0	1	
5. 能彻底地洗脸和擦脸	0	1	
I 套头衫 / 前面开襟外套			
1. 辅助,例如拉住上肢穿过袖口	0	1	
2. 脱掉 T 恤衫或针织套衫(没有钮扣的套头衫)	0	1	
3. 穿上 T 恤衫或针织套衫	0	1	
4. 穿上或脱掉前面开襟衬衫,不包括钮扣	0	1	
5. 穿上或脱掉前面开襟衬衫,包括钮扣	0	1	
J 拉链			
1. 试着辅助系钮扣	0	1	
2. 拉上和拉开拉链,不能分开或钩住拉链扣	0	1	
3. 按上和打开按扣	0	1	
4. 系上和解开钮扣	0	1	
5. 拉开和拉上拉链,能分开和扣上拉链扣	0	1	
K 裤子			
1. 需要辅助,例如帮助把腿放在裤腿里	0	1	
2. 能脱带松紧带的裤子	0	1	
3. 能穿上带松紧带的裤子	0	1	
4. 能脱裤子,包括有钮扣的	0	1	不包括皮带、吊带等的扣
5. 能穿上带钮扣的裤子	0	1	不包括皮带、吊带等的扣
L 鞋 / 袜子			
1. 能脱袜子和没有鞋带的鞋	0	1	
2. 能穿上没有鞋带的鞋	0	1	
3. 能穿上袜子	0	1	
4. 能穿对鞋,能使用尼龙搭扣的鞋带	0	1	
5. 能系鞋带	0	1	
M 如厕(衣服,便器清理,擦拭)			
1. 衣服的整理需要借助	0	1	
2. 如厕后,试着自己擦拭	0	1	

3. 处理坐便器, 自己拿卫生纸和冲厕所	0	1	
4. 如厕前后能整理衣服	0	1	
5. 大便之后可以彻底擦拭	0	1	
N 小便的管理(分值 =1, 如果孩子掌握此技巧)			
1. 当尿裤或裤子湿的时候能表示	0	1	
2. 当小便的时候偶尔可以表示(白天)	0	1	
3. 有小便的时候能经常表示且可以坚持到厕所(白天)	0	1	
4. 自己可以去洗手间小便(白天)	0	1	
5. 白天和晚上都可以去洗手间, 保持干燥	0	1	
O 大便的管理(分值 =1, 如果孩子已经掌握此技巧)			
1. 当拉裤子的时候可以表示	0	1	
2. 当大便的时候偶尔可以表示(白天)	0	1	
3. 当大便的时候可以表示且可以坚持到厕所(白天)	0	1	
4. 能够区分大小便	0	1	
5. 可以自己去厕所大便, 没有控制不住大便的现象	0	1	

请确认你已经回答所有项目。

自理项目总分：

讨论：

（2）运动能力

根据实际情况用对钩填写, 0 不能完成, 1 可以完成。

A 卫生间内的转移			
1. 在人或器具的支持下, 保持坐位	0	1	
2. 无借助下可坐在坐便器或坐便椅上	0	1	
3. 可以上下低的坐便器或坐便椅	0	1	
4. 上下成人尺寸的坐便器	0	1	可用手支撑
5. 双手不借助可上下坐便器	0	1	
B. 椅子 / 轮椅的转移			
1. 靠人或器具保持坐位	0	1	
2. 无借助下坐在椅子或凳子上	0	1	

3. 可以坐上和离开低的椅子或家具	0	1	
4. 可以坐进和离开成人尺寸的椅子、轮椅	0	1	可用手支撑
5. 双手无借助下能坐进和离开椅子	0	1	
C 汽车转移			
1. 移乘进汽车,双手支撑爬到座位上,或坐进和离开座位	0	1	
2. 在少量借助或指示下可上下汽车	0	1	
3. 无借助或指示上下汽车	0	1	
4. 系上安全带	0	1	
5. 上下汽车并且可以开关车门	0	1	
D 床上运动和转移			
1. 从床上(包括四面有围栏的床)坐起	0	1	
2. 到床边坐下,从坐位转移到卧位	0	1	
3. 上下自己的床	0	1	
4. 上下自己的床,不需要上肢故意支撑	0	1	爸爸开车去上班
E 浴室的转移			
1. 靠人或器具支撑坐在浴盆里	0	1	先引起注意,然后看着地板暗示玩具掉了
2. 无支撑下坐在浴盆里,并且进入浴盆	0	1	得到帮助会立即安静下来
3. 爬进和爬出或双手支撑移进和移出浴盆	0	1	
4. 在浴盆里坐下和站起	0	1	
5. 走进和走出,转移进出成人尺寸的浴盆	0	1	
F 室内移动方法(1 熟练完成)			
1. 在地板上翻身,蹲爬行、腹爬或手膝位爬行	0	1	
2. 步行,但借助家具、墙壁、人或使用步行器	0	1	
3. 无借助下步行	0	1	
G 室内一动:距离/速度(1 熟练完成)			
1. 在室内走动但有困难(摔倒,与同龄儿童相比速度慢)	0	1	
2. 在室内走动没有困难	0	1	
3. 在房间之间走动有困难(摔倒,与同龄儿比速度慢)	0	1	速度与同龄小孩比较

4. 在房间之间走动无困难	0	1	
5. 在室内步行 50 步,打开、关上房门和大门	0	1	
H 室内活动:推/搬运物品			
1. 自如地变换身体的位置	0	1	
2. 推物向前	0	1	也可以坐在轮椅上拉玩具
3. 搬运一只手就能拿的物品	0	1	
4. 搬运两只手才能拿的物品	0	1	
5. 搬运易碎、易坏的物品	0	1	
I 室外移动:方式			
1. 步行但需要扶物、人或步行器	0	1	
2. 无借助下步行	0	1	
J 室外一动:距离/速度(1 熟练完成)			
1. 步行 10-50 步(1-5 辆汽车的长度)	0	1	
2. 步行 50-100 步(5-10 辆汽车的长度)	0	1	
3. 步行 100-150 步(250—350 米)	0	1	
4. 步行 150 步(350 米)以上,但有困难(绊倒)	0	1	速度与同龄儿童比较
5. 步行 150 步以上无困难	0	1	
K 室外移动(地面状况)			
1. 平整的地面	0	1	最少移动 25 米
2. 轻微不平整的地面(有小裂缝的人行道)	0	1	
3. 粗糙、不平整的地面(草地、砂石车道)	0	1	
4. 上下缓坡和坡道	0	1	微斜(每英尺升高 1—2 英尺)
5. 上下坡时有控制能力	0	1	
L 上楼梯			
1. 蹲爬或腹爬上部分台阶(1-11 阶)	0	1	
2. 蹲爬或腹爬上全部台阶(12-15 阶)	0	1	
3. 走上部分台阶	0	1	
4. 走上全部台阶,但有困难(速度慢)	0	1	可用扶手或成人在扶持

5．无困难地走上完整的台阶	0	1	可用扶手或成人在旁,速度与同龄儿童比较
M 下台阶			
1．蹭爬或腹爬下部分台阶（1-11 阶）	0	1	
2．蹭爬或腹爬下完整台阶（12-15 阶）	0	1	
3．走下部分台阶	0	1	可用扶手或成人在旁扶持
4．走下完整台阶,但有困难（速度慢）	0	1	可用扶手或成人在旁扶持,速度与同龄儿童比较
5．无困难下完整台阶	0	1	可用扶手或成人在旁扶持

请确认你已经回答所有的项目。

运动能力总分：

讨论：

（3）社会能力

根据实际情况用对钩填写,0 不能完成,1 可以完成。

A 对词的理解能力			
1．对声音感兴趣	0	1	
2．对"不"有反应,能分辨出自己的名字和熟悉的人	0	1	
3．理解 10 个词的意思	0	1	
4．可以理解你谈论的人或事之间明显的关系	0	1	如:这是明明的玩具
5．可以理解你谈论的时间和事情的顺序	0	1	如:我们明天去公园
B 对复杂句子的理解			
1．理解关于熟悉的人和物的短句	0	1	
2．理解形容人或事的单句	0	1	
3．理解描述事物所在的方向	0	1	
4．理解用了如果、接着、以前、以后、之后、首先、其次等连词的复合句	0	1	如:把蜡笔给明明,然后请丽丽给你倒水
5．理解不同形式的关于同一事物的两个句子	0	1	如:我们明天去公园,你想在那里玩什么

C 交流能力			
1. 命名事物	0	1	
2. 用特定的词或手势指导或要求别人做动作	0	1	
3. 通过提问得到信息	0	1	
4. 形容一个物体的动作	0	1	这个杯子大;小熊的毛是软的
5. 讲述自己的感觉或想法	0	1	我饿了;我不喜欢这样
D 复杂的交流表达能力			
1. 使用明确含义的手势	0	1	
2. 使用有意义的单词	0	1	
3. 使用两个有意义的词	0	1	
4. 使用有 5 个词的句子	0	1	爸爸开车去上班
5. 连接两个或以上句子讲一个简单的事	0	1	狗看见狐狸,狗被吓跑了;昨天老师生气了,大家都很害怕
E 解决问题			
1. 试图让你看到问题或通过谈话告诉你什么问题需要你帮助解决	0	1	先引起注意,然后看着地板暗示玩具掉了
2. 如果孩子因为一个问题而不安,必须立刻得到帮助,否则孩子的行为会变坏	0	1	得到帮助会立即安静下来
3. 在被困扰的问题延期解决之前,孩子可以寻求帮助或等待	0	1	
4. 一般情况下,孩子可以描述问题和形容自己的感受(这些问题通常没有表现出来)	0	1	
5. 面对一个普通问题,孩子可以与成人一起找到解决方案	0	1	
F 社会交流合作(与成人之间)			
1. 能意识到其他人,并对他们感兴趣	0	1	
2. 按照惯例玩游戏	0	1	
3. 可以按照提示进行一个简单的游戏	0	1	
4. 在游戏过程中,试图模仿大人曾有的行为	0	1	
5. 在游戏中,可以提出新的玩法或对大人的新建议做出反应			

G 同龄儿童之间的合作(年龄相近的孩子之间)		
1. 可以意识到其他孩子的存在,可能向他们说话或做手势	0	1	
2. 与其他孩子交流简短的生活经历	0	1	
3. 与其他孩子一起完成一个简单的游戏计划	0	1	
4. 与其他孩子计划和完成一个合作的游戏,这个游戏是连续的,复杂的	0	1	
5. 遵守行为和游戏的规范	0	1	
H 对物品的认识		
1. 有意识地熟练玩玩具,使用物品,控制自己的身体	0	1	
2. 使用真的或替代物品在一个简单的假设场景游戏中	0	1	
3. 把材料组合成一件物品	0	1	
4. 把知道的事情延伸成一个假设的场景游戏	0	1	
5. 通过想像变成一个复杂的假设场景游戏	0	1	小熊在森林里迷路了,突然猴子带着小兔、小猫出现了
I 自我信息		
1. 可以说出自己的名字	0	1	
2. 可以说出自己的全名	0	1	
3. 可以提供家庭成员的名字和有描述性的信息	0	1	爸爸个子高;弟弟戴帽子
4. 可以说出家的完整地址,如果住在医院,可以说出医院名称和病房号	0	1	
5. 可以指导大人帮助儿童回家或病房	0	1	
J 时间概念		
1. 可以意识到一天中吃饭和生活常规的时间	0	1	
2. 知道一个星期里熟悉的事物发生的大致顺序	0	1	
3. 有一个非常简单的时间概念	0	1	
4. 可以把特定的时间和行为／时间联系起来	0	1	吃完饭后洗手
5. 为了完成日程表,经常看表或问时间	0	1	吃饭时间;该下课了
K 家务活		
1. 如果有持续的指导,可以开始帮忙料理自己的物品	0	1	

续表

2. 如果有持续的指导,可以帮忙做简单的家务	0	1	
3. 偶尔会开始对自己的物品进行常规整理,可能会需要体力帮助或提醒才能完成	0	1	
4. 偶尔会做简单的家务活,可能需要体力上的帮助或提醒才能完成	0	1	
5. 经常完成最少一件家务事,这件家务事涉及几个步骤和决定,也许需要体力上的帮助	0	1	
L 自我保护			
1. 在楼梯周围很小心	0	1	
2. 可以小心热的或锋利的物品	0	1	
3. 与大人一起过马路时,不需要提醒注意交通规则	0	1	
4. 知道不坐陌生人的车,不要生人的钱或食物	0	1	
5. 没有大人的情况下也能安全横穿马路	0	1	
M 社区功能			
1. 没有持续照管,也能安全在家玩耍	0	1	
2. 去外边熟悉的环境,只需要定期的安全监护	0	1	
3. 可以按照学校的指导方针,期待和社区的环境行事	0	1	
4. 在没有照管的情况下,在自己熟悉的社区探索和走动	0	1	
5. 无借助下在临近的商店购物	0	1	

请确认已回答所有项目

社会功能领域总分:

讨论:

二、日常生活动作评价

根据全国脑瘫肢体残疾康复训练评估标准,将从 19 个方面进行日常生活动作评价,详见下表 2-2-1、2-2-2、2-2-3。

表 2-2-1　脑瘫的 ADL 评定项目

项 目	说 明
1. 头部控制	特指脑瘫儿童头的抬起、竖直及左右转动
2. 翻身	仰卧、侧卧、俯卧的体位变化过程

项 目	说 明
3. 坐起	从卧位到坐位的体位变化过程
4. 爬	用双手、双膝支撑爬行
5. 站起	从坐位到立位的体位变化过程
6. 座位移动	在床、轮椅、椅子、便器等之间的移动
7. 步行	在平地连续走 10 步以上
8、上下台阶	连续上或下每级高度约 15cm 的三级台阶
9. 进食	使用合适的器具将食物、饮料送入口中,咀嚼并咽下
10. 穿脱上衣	包括帽子、围巾
11. 穿脱下衣	包括鞋、袜子
12. 洗漱	洗脸,漱口,刷牙,梳头
13. 大小便	穿脱裤子,使用便器,便后清洁
14. 交流	对言语、手势、文字、图示等任意一种方式的理解和表达
15. 使用辅助器具	使用轮椅、假肢、矫形器、生活自助具等辅助器具
16. 参加集体活动或上学	集体活动指与其他孩子一起游戏娱乐,上学包括上幼儿园或上学前班
17. 做家务	从事 3 种以上的家务劳动
18. 劳动或工作	除家务以外的劳动
19. 参加社区的活动	在社区内使用公共设施、购物、参加健身娱乐等活动

表 2-2-2　脑瘫的 ADL 的评分依据

项目序号	评分标准		说 明
1-13	3	独立完成	完成项目的运动或活动时需要他人帮助,但可以使用辅助器具
	2	少量帮助	完成项目的运动或活动时只需他人辅助性地帮助
	1	大量帮助	完成项目的运动或活动时大部分需要他人帮助
	0	完全帮助	完成项目的运动或活动时完全依赖他人帮助
14-19	2	能	同"独立完成"
	1	部分能	同"少量完成"和"大量完成"
	0	不能	同"完全帮助"

表 2-2-3　脑瘫的 ADL 效果判定

训练效果	标准	说　明
显效	训练效果提高 15% 以上	依据肢体残疾者个人的障碍和困难,在 19 个项目中确定应训练的项目,对其进行初次、中期、末期 3 次评定计分
有效	训练效果提高 1%—4%	
无效	训练效果无提高	训练效果的计算方法为：训练效果 =（末期评定分－初次评定分）÷ 初次评分 ×100%

　　以下描绘了正常儿童与脑瘫患儿的各种不同姿势（图 2-2-1）,据图可对脑瘫的 ADL 障碍做出评定。其他还可从肌张力、原始反射等检查进行评估,对伴随障碍的情况可通过智力测试、适应行为测试、听力测试、视觉测试、心理测试等来做出评估。

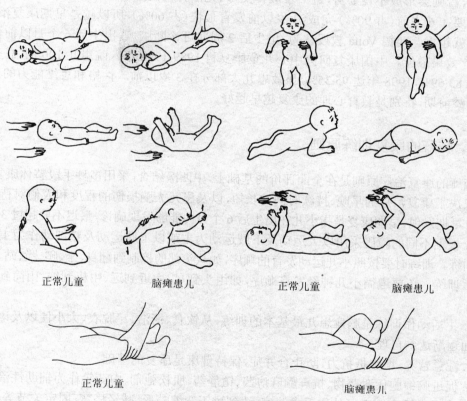

正常儿童　　　　　脑瘫患儿　　　　　正常儿童　　　　　脑瘫患儿

正常儿童　　　　　　　　　　　　　脑瘫患儿

图 2-2-1　正常儿童与脑瘫患儿姿势对比

第三节 脑瘫的康复训练

一、脑瘫早期发现的意义

任何脑瘫都无法自然痊愈,必须早期发现并经过长期的康复治疗,才能将障碍减少到最低程度,太晚治疗效果不佳。因此,要早期发现,最好在脑发育最旺盛的时期内(0-3岁)抓紧治疗,否则会形成不良姿势,进一步肢体变形、无法行动而致终生残疾。脑和神经系统的发育主要在6岁前(占90%)完成,3岁以前发育最快(占60%),所以越是早期康复治疗,可塑性也就越大。西德 Vojta 教授认为,出生后2周即可诊断脑瘫,出生后6个月以前做出诊断,治疗效果最佳。中国康复研究中心儿童康复科 1989-1998 年入院患儿 100 例,总有效率平均达 83.69%,1998 年达 95.35%,显效患儿大部分在3岁以前。性格和思维能力的形成主要在学龄前期,特别是教育心理的康复越早越好。

二、脑瘫的康复训练原则

脑瘫的康复治疗原则是在全面评价的基础上,中西医结合,采用多种手段整体康复治疗。效果取决于康复治疗的早晚、持续时间的长短,以及患儿大脑损伤的程度和人们对待患儿的态度。早期发现、早期康复是指小儿在出生后6个月内能够发现确诊,最迟不要超过3岁。

1. 根据不同的障碍采用以大运动及下肢运动为主或以上肢运动及精细动作为主的运动功能训练。训练时要按照小儿运动发育的顺序,如从头部的控制到翻身、坐、爬、跪、站、走等顺序先后训练。还要遵循小儿神经发育顺序,如由头到足、由近到远、由粗到细、由简到繁的原则。

2. 生活动作训练是脑瘫患儿最基本的训练,从饮食、清洁、穿脱衣、大小便以及语言交往诸方面逐渐达到自理。

3. 注意营养,增强抵抗力,防止合并症,保持健康是康复的基础。

4. 促进脑细胞代谢药物、抗震颤麻痹药、镇静药、肌松弛剂、中药等作为辅助性治疗。

5. 有手术适应证者可外科手术治疗,达到矫正挛缩畸形、减轻痉挛、固定关节等作用,术后及时配合康复训练。

6. 矫形器的使用目的是为增强肌肉的控制能力,协助改善功能,预防畸形的发生。其使用原则要简单、轻便、易调整更新等。

7. 要发挥祖国传统医学优势,加用针灸、按摩、推拿等治疗。

8. 遵循康复的整体性原则,在医疗康复的同时要进行教育、心理及社会诸方面的康复,以达到全身心健康。

9. 寓治疗于游戏中,用游戏的方式引导患儿达到要其做的动作,如抬头、翻身、爬等。

10. 要同时培训父母，使之参与患儿的治疗，并且经常适当地给患儿以鼓励。

11. 持之以恒的治疗，可改善功能、提高能力、防止并发症，还可促进患儿的正常发育。工作人员需要有爱心、耐心和信心。

三、脑瘫康复阶段的划分

1. 乳儿初期的训练，也称超早期训练，为出生后 6 个月以前，脑瘫的症状还未完全出现时的训练，可期待完全恢复正常。

2. 乳儿后期至幼儿期的训练，也称早期训练，为 6 个月至 3 岁患儿，脑瘫的症状已有表现，但是挛缩畸形等并发症尚未产生时的训练，此期运动功能可有大幅度的改善。

3. 学龄前期的训练，也称功能训练期，为脑瘫的症状已固定，挛缩畸形亦可产生，功能障碍已确定。其间，一方面继续康复训练，另一方面需借助于矫形器、拐杖、轮椅等。

4. 年长儿的训练，也称社会适应期训练，为适应社会能力的提高，接受教育与职业训练等。

四、脑瘫康复的特点

1. 对于脑瘫患儿的康复，不仅要考虑其存在的障碍，还要考虑发育过程中出现的发育迟缓和异常。

2. 由于患儿月龄和年龄的不同，所以按照各个发育阶段进行训练，并制定相应的康复目标。

3. 发育过程中的小儿，受损脑部比成人容易恢复，也容易取得训练的效果。其原因是由于脑的机能分化还未完成，还富有可塑性，因而继发症的预防也是有可能的。

4. 由于小儿不能很好地叙述自己的症状，除对患儿的一般观察外，还应对有知觉障碍的患儿认真检查是否有压疮和继发的关节挛缩等。

5. 家长参与康复治疗具有重要意义，特别是母亲。因此，应使他们掌握康复训练及护理的知识和方法，消除他们的不安情绪，从而促进患儿的心理状态的稳定。

6. 经过必要的医疗康复训练后，应尽量创造条件，使脑瘫患儿能参与健全儿童的学习、生活和娱乐等活动。

五、脑瘫的预防

脑瘫是造成儿童肢体残疾的主要疾患，预防胜于治疗的观念十分重要。

1. 一级预防

脑瘫的一级预防是预防导致脑瘫因素的出现，如做好妇幼保健工作，预防先天性遗传疾病，防止近亲婚配，做好优生优育的宣传，做好卫生的管理和营养的指导等。

2. 二级预防

脑瘫发生后，要早期发现、早期治疗，防止残疾的发生。脑瘫患儿如能早期发现，早期给予恰当的治疗，可以达到临床治愈。

3. 三级预防

当脑瘫的残疾症状出现后，还应及早采取一切可能的措施预防发展成残障，力争保存现存机能,并提供教育及职业康复机会,以减少残障给个人、家庭、社会造成的不利影响。

六、脑瘫的治疗方法

(一)头部控制训练

1. 痉挛型:此型患儿头经常后仰(图2-3-1a)。所以,训练者应将两手放在患儿头部两侧,把颈部向上抬,并用前臂将患儿的肩膀往下压,以增加压力(图2-3-1b),然后用手抓住患儿肘部,将其上肢抬高且往外旋,将其拉坐起来,即可使患儿的头抬高且保持正位(图2-3-1c)。

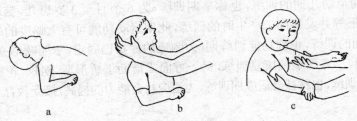

图2-3-1　痉挛型患儿头部控制训练

2. 手足徐动型:此型患儿的肩关节往往外旋,双手或一只手扭曲(图2-3-2a)。训练者应将患儿的手臂伸直往内旋并稍往下压,将患儿慢慢拉坐起来,可促进患儿头部向前保持抬高(图2-3-2b)。

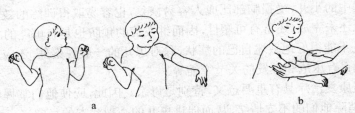

图2-3-2　手足徐动型患儿特有的姿势与头部控制训练

3. 弛缓型:由于肌张力低下,患儿的头无法控制在正中位置(图2-3-3a)。训练者应当用手抓住患儿肩膀,用大拇指顶在胸前,将肩膀往前给患儿以较大的稳定性,协助其将头抬起(图2-3-3b)。

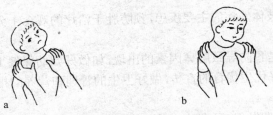

图2-3-3　弛缓型患儿头部控制训练

(二)翻身训练

1. 反射式翻身:将患儿头转向一侧,用手紧紧地固定患儿下颌,在第五肋骨间隔处往外压,并且推向胸前的对侧,诱发出患儿反射式的翻身动作 (图 2-3-4a)。

2. 腿部控制式翻身:用患儿自身盆骨的转动带动患儿的翻身动作 (图 2-3-4b)。

3. 手臂控制式的翻身 (图 2-3-4c):肩部旋转带动骨盆完成翻身动作。

4. 头部控制式翻身 (图 2-3-4d):治疗师用双手将患儿头部抬高前屈 ,向对侧轻轻转动 ,使患儿的肩、躯干、下肢自然带动翻转过去。

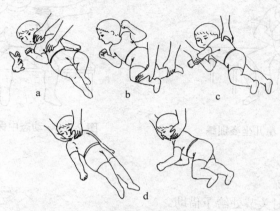

图 2-3-4　翻身训练

(三) 坐位保持训练

1. 痉挛型:先将患儿的两腿分开,上身前倾 (图 2-3-5a),并用手将患儿下肢压直,鼓励患儿向前弯腰 (图 2-3-5b)。

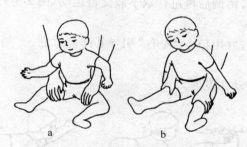

图 2-3-5　痉挛型患儿坐姿训练

2. 手足徐动型:将患儿两脚并拢弯曲,并用手抓住其肩膀,向前内方旋转,让他用双手撑在两旁支持自己 (图 2-3-6a—b)。

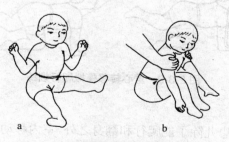

图 2-3-6　手足徐动型患儿坐姿训练

3. 弛缓型：训练者抱住患儿，用双手在患儿的腰椎部位往下压，并且把大拇指放在脊椎两旁给予固定力，可促进头及躯干伸直（图 2-3-7）。当患儿学会坐稳后，可以经常前后、左右推动，让患儿学会在动态中保持平衡（图 2-3-8）。

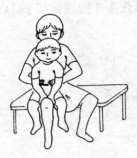 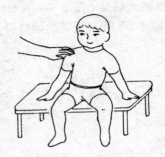

图 2-3-7　患儿坐姿训练　　　　　图 2-3-8　动态中保持坐姿平衡

（四）爬行训练

1. 手膝位保持训练

双重性偏瘫—双肘关节处给予借助。

偏瘫—重心向患侧转移。

双瘫—双手固定骨盆并上提给予借助。

四肢瘫—胸下垫枕头给予借助。

2. 重心转移模拟爬行训练

左右手交替将手抬起，协调后再进行双下肢交替运动（图 2-3-9）。

3. 辅助爬行训练

双手控制患儿踝关节，并用口令"左右"引导其向前行进。

4. 独自爬行训练

由不协调动作向协调动作发展。

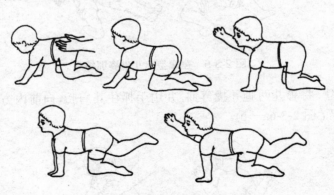

图 2-3-9　重心转移模拟爬行训练

（五）轮椅驱动训练

幼儿期的痉挛型脑瘫患儿除了能爬行和翻身之外，室内移动大部分需护理人员的帮助。学龄前脑瘫患儿体重增加、体力增强，有时需要较远距离的室外移动如上幼儿园，这时单靠父母或护理人员抱或背是不适宜的,应训练患儿学会驱动轮椅。脑瘫患儿使用的轮椅有特殊的要求:靠背的角度是可调节的,并装有头部保护装置和胸部支持带,以免痉挛发作时患儿向前或向侧方摔倒。注意患儿的坐位姿势,保持髋关节适当屈曲外旋,可避免诱发下肢痉挛。由于患儿一般体力和耐力都差,驱动轮椅的训练过程中要循序渐进,以免因疲劳而影响患儿的训练积极性 (图 2-3-10)。

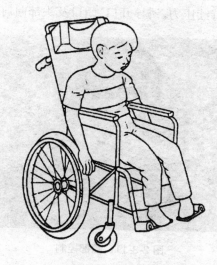

图 2-3-10　轮椅驱动训练

(六)进食训练

1. 进食应具备的技能:A. 能控制头部、躯干、四肢和坐位平衡。B. 手眼协调。C. 手的伸屈、把握、放开的功能。D. 咀嚼、吞、咽下时的下颌、口唇、舌的活动。

2. 正常发育:

(1)6—9 个月可吃较硬的食物如饼干等,上下牙床开始协调运动,并可咽下。

(2)9—12 个月可用手抓食物,可抓杯子喝水,喜欢抢勺子自己吃,但需要辅助,嚼食物由牙床中部移到侧部。

(3)2 岁可正确使用勺子进食,能识别可吃的食物,能使用水杯及吸管喝水

3. 进食的原则:

(1)稳定:保持头和躯干的稳定,让孩子感到安全和放松,不紧张。

(2)对称和垂直:保持全身的对称性及躯干与地面的垂直且头在身体的正中线上。

(3)颈部挺直、下颌内收:最大程度地保护气管,防止食物误吸。

(4)舒服、放松的进食姿势:可以减少患儿的焦虑,降低肌张力及非随意性动作。

4. 进食的方法:包括喂食和独自进食。

(1)喂食训练

1)姿势:体位的选择一定要抑制全身肌张力升高,避免不自主运动出现,保持身体对称性,一切动作由身体中线位开始。

①痉挛型:头和肩略向前倾,背部伸直,双肩内收,髋关节屈曲略外展,膝关节屈曲,双足有支撑,此体位可抑制全身肌张力升高。

②手足徐动型:保持患儿头、双肩、躯干稳定,双髋、膝关节屈曲内收靠拢。

③弛缓型:支持患儿头部和躯干,使其保持在直立状态,双下肢自然屈曲。

2)嘴部控制:适用于上下颌闭不拢,向一侧倾斜,舌伸向外面的患儿。

3)方法:

①治疗师位于患儿右侧,把右手大拇指放在患儿耳前下颌关节处,食指在下唇及下颌之间,中指置于下颌后面,给予持续压力,诱导开口、闭口及头部向前屈曲(图 2-3-11)。

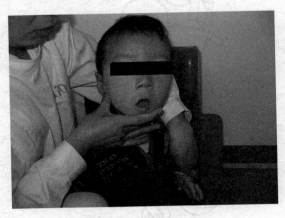

图 2-3-11　嘴部控制

②面对患儿,拇指放在患儿下颌中部,食指放在下颌关节处,中指放在下颌下面(图 2-3-12)。

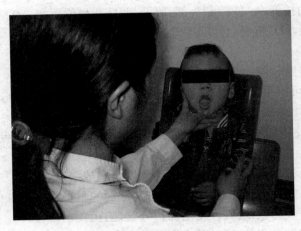

图 2-3-12　嘴部控制

4)脱敏治疗:包括头部脱敏及口部脱敏。

①头部脱敏:轻轻抚摸患儿头顶,或用头顶气球,亲吻患儿的脸部,用毛绒玩具等不同质地的玩具接触患儿的脸部。

②口部脱敏:适用于口部过敏或舌部过敏的患儿。治疗师用食指在患儿的上牙床中部做快速的压迫,移开手指,闭合上下颌。食指在患儿上牙床中部、牙齿背面慢慢滑动到前面,

移开手指,闭合上下颌。逐渐从牙床中部到牙床侧部,移开手指,闭合上下颌。反复练习,逐渐降低上下牙床的过敏反应。

5)喂食的方法:选择好合适的喂食姿势,掌握嘴部控制,进行口部脱敏后即可进行喂食训练。选用稍浅而平的塑料勺子,从患儿口部正中送入舌前部,用勺子轻轻地持续往下压,诱导上唇向下合拢,当出现这个动作时,利用口部控制法帮助下颌合拢,同时移出勺子。直到食物被完全吞咽下去,当听到患儿清晰的呼吸声时,再接着喂第二口。

(2)独自进食训练

1)进食前的准备:a. 选择正确的坐姿及合适的桌椅;b. 根据患儿手指抓握的情况,选择不同的勺子;c. 手足徐动型患儿可选用带吸盘的碗、带挡板的盘子。偏瘫型患儿选用防滑垫的盘子或碗。

2)辅助进食:治疗师站在患儿体侧,一只手控制患儿肩部,另一只手帮助患儿前臂旋转,将食物送入口中。

3)独立进食:先选用糊状半流食,再训练喝汤,后进食固体食物。进食时尽量让患儿双手配合,一只手拿勺,另一只手拿碗。

4)常见脑瘫患儿进食的注意事项

①痉挛性四肢瘫的患儿进食时应选用稳定的椅子,使患儿躯干保持对称性抗重力伸展,这样更容易引出口唇、舌及下颚的运动,更利于食物的够取。对于全身以屈肌张力增高的患儿,如果坐位进食引起张力增高时,应立位进食(图 2-3-13)。

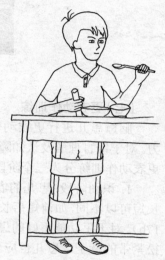

图 2-3-13 立位进食训练

②痉挛性偏瘫的患儿进食时患侧上肢易向后撤,且容易被忽视,应在桌面上安装扶手,令患肢置于身体的前方,或扶住碗(图 2-3-14)。

③痉挛性双瘫的患儿进食时应选择稳定的坐姿,双手到嘴的距离可以不用太近,应在身体的正中线上使用双手(图 2-3-15)。

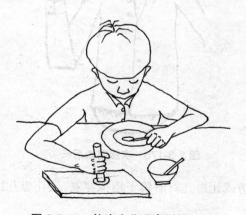

图 2-3-14 偏瘫患儿进食训练

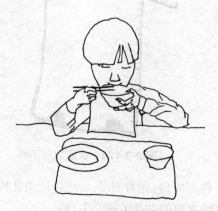

图 2-3-15 痉挛型双瘫患儿进食训练

④手足徐动性的患儿进食时,姿势保持困难,应在桌子上安装扶手,令其一只手固定,这样可以使进食的上肢更稳定,同时应缩短桌面到嘴的距离,而且使用勺子的颈部和手握的部分应根据患儿手的抓握情况给予相应的改造,以提高进食的质量(图 2-2-16)。

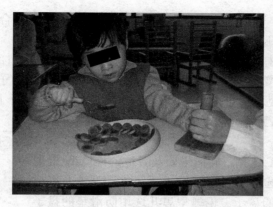

图 2-3-16　手足徐动型患儿进食训练

（七）更衣动作训练

脑瘫患儿进行更衣动作训练前，应先提高患儿的坐位、立位的平衡能力及手的抓握能力。对于语言理解及认知障碍的患儿，必须配合语言及认知训练，或对衣服给予相应的改造。更衣动作训练分为三个阶段：

1. 识别阶段：患儿的衣服最好选择宽大、吸汗、不易皱褶而有弹性的衣服，衣服的前后长短可以不同，如前短后长（图 2-3-17a），或前面绣些花纹便于患儿分清衣服的前后（图 2-3-17b）。对于手功能不好的患儿，可以用尼龙搭扣代替扣子和拉链，裤子的裤腿要宽大，选用带松紧带的裤子。患儿也应先学习认识身体的部位，辨别衣服的颜色、大小、类型及上下前后等各部分。

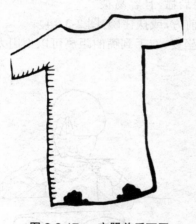

图 2-3-17a　衣服前后不同

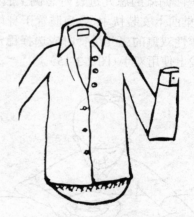

图 2-3-17b　衣服前短后长

2. 模拟阶段：治疗师先示范后让患儿模仿或让患儿对着镜子模拟穿衣，或让患儿用圆环练习穿脱衣服的动作（图 2-3-18）。

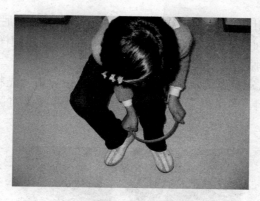

图 2-3-18　模拟穿衣

3. 实际更衣阶段：患儿熟练掌握了穿脱衣服动作后，即可开始进入实际更衣阶段。更衣的体位要根据患儿的能力来选择是仰卧位、靠坐位、独立坐位还是站立位。

（1）穿脱裤子训练

1）仰卧位穿脱裤子

①穿裤子时，治疗师让患儿先取侧卧位，双下肢充分屈曲，用一只手抓住裤子最靠自己的一端的裤腰，将同侧下肢伸进裤管，再指导患儿翻至另一侧，将另一下肢伸进裤管，然后翻成仰卧位，双下肢屈曲，双足用力下蹬将臀部抬起后，双手抓住裤腰两端同时向上拉至腰部穿好。

②脱裤子时，治疗师让患儿取仰卧位，双手抓住裤腰两端，再将双下肢屈曲，双足平放在床面上同时用力下蹬，将臀部抬起，此时双手将裤子脱至臀部以下，然后治疗师再指导患儿翻至侧卧位，下肢进一步屈曲，将其中一个裤管脱下，再翻至另一侧，脱下另一裤管。对于不能双足同时下蹬抬起臀部的患儿，治疗师可指导患儿用左右翻转身体的方法，一步一步完成穿脱裤子的动作。

2）立位穿脱裤子

穿时，治疗师让患儿扶物站稳后，令他用一只手抓住裤腰的一端，将这侧下肢伸进裤管，然后用另一手扶物，一只手抓住裤腰，将另一下肢穿进裤管，最后，左右手交替将裤子拉至腰部穿好。脱时，先脱裤腰，再分别脱双下肢。

（2）靠坐位穿脱套头衫

靠在墙角坐稳，穿脱套头衫：

穿套头衫时，治疗师应指导患儿，将头、躯干尽量前倾，先将衣领套过头，然后将左右上肢伸进左右袖子穿好。

脱套头衫时，患儿用双手抓住套头衫领子的两端，令患儿头部、躯干尽量前屈，同时双手向上将衣领拉过头部，最后将左右上肢脱出衣袖。

（3）独自坐位穿脱开衫

1）痉挛型患儿穿脱开襟上衣

①穿开衫时，让患儿取椅坐位，治疗师令患儿用双手抓住衣服领子的两端，双上肢肩关节前屈 90°，肘关节伸展、双手用力向后，将衣服披在身上，然后再让患儿用左手拉住衣服右侧前襟，将右上肢穿进袖子，再用右手拉住衣服左侧前襟，将左上肢穿进袖子。

②脱开衫时,治疗师让患儿取椅坐位,令患儿将扣子解开或拉开尼龙搭扣,用一只手抓住对侧上衣的衣袖,向下拉,同时这侧上肢向上向后从衣袖中抽出,再用同样的方法脱去另一袖子。

2）偏瘫型的患儿穿脱开襟上衣

①穿衣服时,令患儿先穿患侧,再穿健侧。方法是,指导患儿先将衣袖套到患肢上,然后向上拉动衣袖至患肩以上,再用健手从颈后绕过抓住衣领,拉至对侧的健肩,最后将健肢穿好（图 2-3-19）。

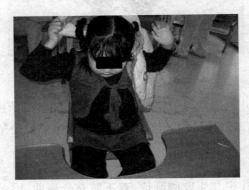

图 2-3-19　偏瘫型患儿穿衣训练

②脱衣服时,先脱健侧,再脱患侧。方法是,治疗师令患儿将扣子解开（对手部精细动作及协调性差的患儿,用尼龙拉扣代替普通钮扣或使用系扣自助具）,用健手将健侧衣服拉至肩下,再将健侧上肢脱下。最后用健手将患侧衣袖脱出。

（八）饮水动作训练

很多脑瘫患儿,因为嘴部控制困难、吞咽困难,在饮水过程中常常被呛住,或者水从嘴边流出来,因此在患儿刚刚开始练习饮水时,应先选择较稠的液体,比如酸奶、牛奶蛋黄糊等这种厚重的液体,流动较慢,可以持续地刺激口腔,令患儿出现上下唇动作和吞咽动作。等患儿饮水能力提高后,再逐渐减轻液体浓度。直到可以喝水。

1. 杯子的选择:最好选用带两个耳朵的倾斜的杯子或带缺口的杯子,利于患儿饮水。

2. 方法:双手紧握杯子的两只耳朵,双肘固定在桌子上,头在中线位,用双手同时举杯喝水（图 2-3-20）。

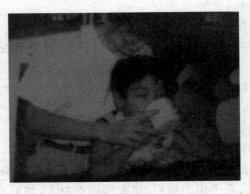

图 2-3-20　饮水训练

（九）如厕训练

让患儿学习独自大小便，养成清洁的习惯，对患儿和家庭都是非常重要的。

1. 如厕前应具备的能力

（1）向便器移动。

（2）穿脱衣服。

（3）排泄。

（4）卫生纸的使用。

（5）便后冲洗、洗手等。

2. 找出如厕的规律：以14日内如厕的情况找出患儿的如厕规律并划出基线，从记录中选择开始训练的时间，制订训练计划和目标。

3. 便器的选择：便器的高度应适合患儿的尺寸，坐在便器上，双脚应平放在地上有足够的支撑，便器的前面应安装扶手，对于抗重力伸展差的孩子，可以在前面装一个小桌子，便于患儿支撑自己的躯干。对于总是向后挺的孩子，也可以在前面按一个前倾式的桌子，改善患儿的姿势，同时利于排便。如果是年长儿童，可以在便器前面或侧面安装扶手（图2-3-21）。

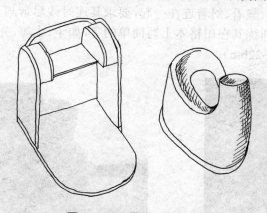

图 2-3-21　带扶手的便器

方法：家长坐着把患儿抱放在便器上，支撑住患儿的背部，并使之稍往前倾，两腿分开并弯曲，采用这种姿势比较容易解出大便（图2-3-21）。对于年幼的患儿，家长可以将患儿抱在怀里，两手放在患儿大腿的下方并使髋关节外展，用前胸支持患儿的躯干并使其躯干稍前倾，配合家长的"嗯、嗯"声，令患儿解出大便。排泄训练过程中要注意按时让患儿如厕，注意饮食搭配和喝水量。尽量让患儿在一个愉快的环境下进行大小便训练。

训练时：先日间训练，后夜间训练；先训练小便，后训练大便；先训练使用便盆，后训练用坐厕、蹲厕；最后再训练穿衣、脱衣、清洁等动作的技巧。

（十）入浴训练

脑瘫患儿坐位和立位平衡功能的不稳定及上肢和手运动功能的低下，导致了淋浴的困难，如何在淋浴的姿势上给予指导，则可以减轻患儿的借助量，尽可能让其自理。

痉挛型四肢瘫患儿，坐位躯干抗重力伸展能力差，容易向前、后、左、右摔倒，淋浴时可以让其坐在木板或藤条坐的长方形盒里，高度在患儿肚脐稍上方，前方放置挡板，令其双上肢放在上面，这样可以增加患儿的稳定性，并且使其双上肢解放出来，便于患儿洗澡。

手足徐动型患儿，头及躯干的不稳定，姿势的不对称，这些都增加了洗澡的危险性，可以让其坐在前方有约束带的椅子上洗澡。对于较大又较轻的患儿，可以在浴盆的左右或前方安装扶手，便于其独自洗澡。

（十一）书写训练

首先应根据患儿手的实际抓握水平，选择相应的笔。如手指抓握不好的患儿，可以将笔加粗，或将乒乓球穿在笔上，便于患儿握笔书写。

应有合适的桌椅，患儿保持一个稳定的坐姿，双脚应平放在地面上，躯干伸展稍前倾，桌子的高度合适，不能过高或过低。对于全身屈肌痉挛为主的患儿，可以让其立位进行书写训练。手足徐动型患儿，可以让其坐在矫形椅上进行书写训练（图2-3-22a）。

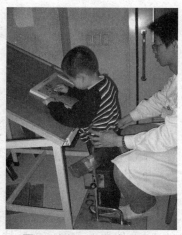

图2-3-22a　立位书写训练

方法：首先让其进行连线，如治疗师可以在纸上画一些彩色的图案，让其把相同的图案或相同颜色的图案横着、竖着、斜着连在一起，要求其连时线尽量画直，以训练画横竖撇捺，当可以写直线时，开始训练其在田格本上写简单的字，如十、土等，先写大字再写小字，逐步让患儿学会书写（图2-3-22b-c）。

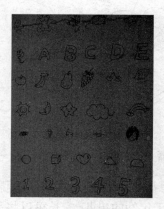

图2-3-22b　连线的图案

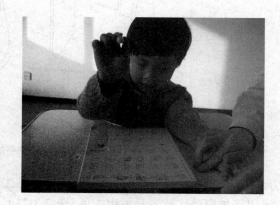

图2-3-22c　患儿连线

（十二）抱

许多脑瘫的患儿，由于运动能力低下，多数情况下被家长抱着，如抱着穿脱衣服、洗澡、如厕等。如果家长不懂得正确的抱法，时间长了，就会使背部肌肉劳损疼痛，而且不正确的抱法还可以加重肌肉的痉挛。

1. 正确抱法的目的：省力、保持对称性姿势、降低肌张力。

2. 方法：

（1）痉挛型四肢瘫患儿

全身伸肌高的患儿：

方法一：将患儿面向前抱于胸前，治疗师一只手放置患儿腘窝的近端，另一只手固定骨盆使髋关节屈曲，头稍向前屈曲。

方法二：令患儿俯卧在治疗师的两个上肢上，治疗师一只手放在其胸前，另一只手放在骨盆处固定。这样可以使其抬头并防止躯干异常后伸。

全身屈肌高的患儿：令患儿侧躺在治疗师的两个上肢上，治疗师一只手固定其胸前，另一只手从两腿之间伸出固定其骨盆。这样可以令其伸展且主动抬头。

（2）痉挛型双瘫

令患儿骑跨在治疗师的一侧，治疗师一手固定在其胸前，另一只手拖住患儿的臀部。防止髋关节内收、内旋，促进头及躯干的控制能力。

（3）痉挛型偏瘫

方法一：令患儿骑跨在身体一侧，治疗师一只手托住其臀部，另一只手将患侧上肢伸展固定在胸前。

方法二：令患儿骑在治疗师的脖子上，治疗师用一只手固定其骨盆处，另一只手拉住患侧上肢使其伸展。防止偏瘫侧肩关节回缩。

（4）手足徐动型

将患儿面向前抱于胸前，治疗师一只手放置患儿腘窝的近端，另一只手固定其骨盆处，使髋关节稍前屈曲。保持对称性姿势，提高头部控制能力。或治疗师一只手放在腘窝部，另一只手将患儿的两手固定在双膝关节部，进行对称姿势的保持（图2-3-23）。

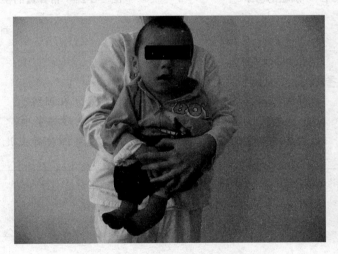

图 2-3-23 手足徐动型患儿抱法

（5）弛缓型

治疗师面对面抱患儿，令患儿两只手环抱治疗师的颈部，治疗师一只手固定其臀部，另一只手固定其背部。促进其抬头。

七、日常辅助用具

1. 加粗的勺子：主要用于手抓握不好的患儿。如痉挛型四肢瘫和手足徐动型患儿（图2-3-24）。

2. 带吸盘的碗：主要用于稳定性差的患儿。如手足徐动型患儿和偏瘫型患儿。

3. 带挡板的盘子：主要用于稳定性差的患儿。如手足徐动型患儿。

4. 防滑垫：主要用于偏瘫型患儿，防止碗及盘子的滑动。

5. 带双耳的杯子、倾斜的杯子：主要用于痉挛型四肢瘫和手足徐动型及偏瘫型患儿。

6. 带弹簧的筷子：主要用于手指伸展差的患儿。如痉挛型四肢瘫（图2-3-25）。

7. 万能袖带：主要用于手指无抓握能力的患儿。如手足徐动型患儿。

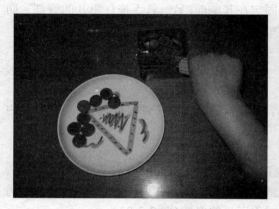

图 2-3-24　加粗的勺子

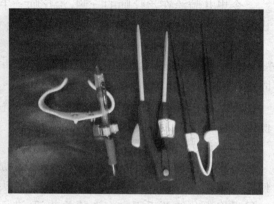

图 2-3-25　带弹簧的筷子和 C 把插笔器

（刘萍　汪家琮）

思考题

1. 如何给 4 岁脑瘫痉挛偏瘫型患儿进行更衣训练？

2. 3 岁手足徐动型患儿进食训练时应注意哪些事项？

3. 如何正确抱角弓反张明显的 2 岁痉挛型四肢瘫患儿？

第三章 脊髓损伤

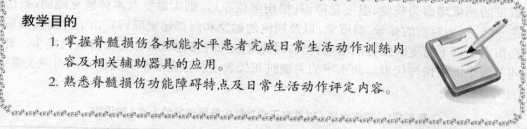

教学目的

1. 掌握脊髓损伤各机能水平患者完成日常生活动作训练内容及相关辅助器具的应用。
2. 熟悉脊髓损伤功能障碍特点及日常生活动作评定内容。

  脊髓损伤是由各种原因引起的脊髓结构、功能损害后造成损伤水平以下的正常运动、感觉、自主神经、二便控制等神经功能障碍。因此,脊髓损伤是一种致残率高、后果严重的损伤。

  造成脊髓损伤的原因分外伤性和非外伤性两类,外伤性引起脊髓损伤的原因有交通事故、工伤事故、运动损伤、高处坠落、暴力砸伤、挤压、刀伤及枪伤等;非外伤性引起脊髓损伤的原因有脊椎退行性改变、横贯性脊髓炎、脊柱或椎管内肿瘤、脊柱结核、血管性疾患等。

  脊髓损伤的发病率有资料显示,在美国为 30—32/100 万人口,而我国的北京地区 5 年(1982—1986 年)回顾性调查结果显示为 6.7/100 万人口。据一份最新调查表明,近年来北京市脊髓损伤发病率呈现逐年增高的趋势,交通事故是导致脊柱脊髓损伤的首要原因,占全部脊髓损伤人数中的 46.9%。其次是坠落、砸伤、挤压等所致,占 33.1%。另外从事跳水、跳伞、悬吊式滑翔、冲浪、绳滑、攀岩、滑雪、山地自行车等体育娱乐活动导致的脊髓损伤亦有增加趋势。对伤员年龄和性别的分析显示,青年人是脊髓损伤高发人群,其中 21 岁—30 岁发病人数最高,占 23.6%。男性致伤人数高于女性,男女比例为 2.3:1。脊髓损伤不仅会造成伤者身体方面如肢体运动、感觉、排泄等诸多的功能障碍,还会给伤者带来严重的心理伤害,并且会给家庭和社会造成巨大的经济负担。因此,必须通过有效的措施预防交通事故、工伤和运动损伤等事故的发生来加以防止。

第一节 脊髓损伤功能障碍的特点

一、原发性功能障碍

(一)运动障碍

脊髓损伤受损平面以下运动功能障碍在急性期呈弛缓性瘫痪,可持续 6 周以上或更长时间,然后进入痉挛期。脊髓损伤程度和临床表现取决于原发性损伤的部位和性质。根据损伤的不同部位可大致分为四肢瘫和截瘫。四肢瘫(quadriplegia)是四肢和躯干(包括呼吸肌)的完全或不完全的瘫痪,由脊髓损伤所致。截瘫(paraplegia)是指下肢及躯干完全或不完全瘫痪,由胸腰骶髓损伤所致。并且,瘫痪肌肉的肌张力形态也表现不同,分为高痉挛型瘫痪和迟缓型瘫痪。一般四肢瘫痪多表现为上肢迟缓型瘫痪和下肢痉挛型瘫痪。

(二)感觉障碍

　　根据损害的部位和损伤的程度不同,损伤后感觉障碍的表现不一。完全性脊髓横断损伤时,在损伤平面以下所有感觉完全消失。而不完全性损伤时,损伤部位靠前,则受损平面以下的感觉障碍为痛觉、温度觉障碍;损伤部位在后,则为触觉及本体感觉障碍;损伤部位在一侧,则为对侧的痛觉、温度觉,以及同侧的触觉和深部感觉障碍。由于脊髓损伤后引起损伤水平以下的皮肤感觉减退或丧失,因此导致如外伤、烫伤、冻伤及褥疮的发生。脊髓不同节段平面损伤与代表运动水平的关键肌和代表皮肤感觉水平的关键点的对应关系(表3-1-1)。

表 3-1-1　损伤水平(以具有正常功能的最尾端节段为准)的评定

损伤机能水平	代表运动水平(Ⅲ级以上的肌力)的关键肌肉	代表皮肤感觉水平的关键点
C2		枕骨粗隆
C3		锁骨上窝
C4		肩锁关节顶部
C5	肱二头肌(屈肘)	肘前窝的外侧面
C6	腕伸肌(伸腕)	拇指近节背侧皮肤
C7	肱三头肌(伸肘)	中指近节背侧皮肤
C8	中指末节指屈肌(手抓握)	小指近节背侧皮肤
T1	小指外展肌(小指外展)	肘前窝的内侧面
T2		腋窝顶部
T3		第3肋间隙
T4		第4肋间隙
T5		第5肋间隙(在T4、T6之间)
T6		剑突
T7		第7肋间隙(在T6、T8之间)
T8		第8肋间隙(在T6、T10之间)
T9		第9肋间隙(在T8、T10之间)
T10		脐
T11		第11肋间隙(在T10、T12之间)
T12		腹股沟中点
L1		T12至L2距离的一半(L1在股前之中点上)
L2	髂腰肌(屈髋)	大腿前中部

续表

损伤机能水平	代表运动水平（III级以上的肌力）的关键肌肉	代表皮肤感觉水平的关键点
L3	股四头肌（伸膝）	股骨内踝
L4	胫前肌（踝背屈）	内踝
L5	拇长伸肌（伸拇趾）	足背第3跖趾关节
S1	腓肠肌（踝跖屈）	足跟外侧
S2		窝中点
S3		坐骨结节
S4—S5		肛周区

（三）呼吸障碍

在正常情况下，延髓网状结构中的呼吸中枢控制呼吸的节律和深度，通过位于颈部脊髓腹外侧的网状脊髓束，以及脊髓前角细胞支配呼吸肌而产生呼吸运动。高位脊髓损伤后，不仅肋间肌麻痹，受颈3—5神经支配的膈肌及呼吸辅助肌，如胸锁乳头肌及斜角肌也将减退，呼吸时，胸廓可呈反向运动，致胸腔负压下降，肺容积和气体交换受到影响。膈神经失去大部分或全部功能，使膈肌功能减退。又由于交感神经受累，使迷走神经占优势，从而导致气管、支气管内腔收缩变窄，同时，由于咳痰能力减弱，支气管内分泌物不能排出，易发生肺部感染。

（四）排尿排便障碍

在不同时期的脊髓损伤中，可出现不同类型的神经源性膀胱。在脊髓休克期，表现为无张力性膀胱，休克逐步恢复时，表现为反射性膀胱和间歇性尿失禁。前者见于T10—T11以上脊髓横断者，骶髓排尿中枢完好，逼尿肌反射恢复，膀胱充盈后可完成反射性排尿，又称尿失禁。后者则不能通过反射完成排尿动作，需要通过加压耻骨上腹壁完成排尿，为尿潴留。当脊髓恢复到出现反射时，刺激下肢皮肤即可产生不自主的反射性排尿。晚期则表现为挛缩性膀胱。当患者出现总体反射时，可表现为无抑制性膀胱。排便障碍可表现为便秘等症状。

（五）自主神经功能异常

是一种脊髓损伤患者特有的血管反射，多发于T6损伤平面以上的脊髓损伤患者，脊髓损伤后，早期由于失去交感神经的控制，可出现心率减慢、血压偏低、体温调节异常、反应迟钝以及定向力差等现象，损伤平面以下，发汗、寒战及竖毛反射均消失。四肢瘫痪的患者可出现植物神经反射亢进，常为身体内在或外在刺激所诱发，如膀胱过度充盈、大小便不畅、压疮、膀胱结石、尿路感染等。临床表现为阵发性高血压（可达300/60mmHg）、大量出汗、面色潮红、脉搏缓慢、头痛、抽搐、视野缺损等症状，如果不立即处理，就可能会发生严重后果。

1. 起立性低血压

起立性低血压产生的原因是由于脊髓损伤后下肢及腹部内脏的血管收缩机能下降造成的。当患者由卧位到坐位或由坐位到站立位发生体位变化时，由于瘫痪肢体部位的血液流动减慢或停滞，从而患者出现了头晕、眼花等类似于贫血样的症状。

2. 体温调节障碍

高位脊髓损伤后，体温经常出现异常，多为体温升高，其原因是：体温调节中枢的传导通路受到破坏；机体的热量不能更好地进行调节；皮肤汗腺失去交感神经支配；出现病态性肌肉收缩；一些合并症导致的感染性高热。而体温降低多由于肌肉瘫痪不能收缩，产热量减少；而交感神经功能丧失以后，肢体血管扩张，散热增多也可引起体温调节障碍。

（六）性功能障碍

脊髓损伤后性功能障碍的男性患者表现为勃起异常和射精异常。女性患者主要表现为阴道痉挛及性欲高潮障碍，但其卵巢功能很少发生长期紊乱，大部分患者伤后 6 周左右即恢复月经，生育功能不受影响。性功能障碍与脊髓损伤平面有密切关系。

（七）心理障碍

脊髓损伤给患者在精神上带来了难以描述的痛苦，患者常会出现严重的心理和情绪性障碍。在早期，患者心理往往要经过震惊阶段、否定阶段、抑郁或焦虑阶段等阶段性的变化过程。

二、继发性合并症

（一）褥疮

脊髓损伤后，特别是颈髓损伤的患者，由于运动能力下降，身体长时间处于同一体位，导致身体局部长时间受压（特别是骨突出部位），致使受压部位皮下组织内血液循环障碍，引起组织坏死。好发部位有枕部、肘部、肩胛骨部、骶骨部、坐骨结节部、腓骨小头部、外踝、足跟等。

（二）异位骨化

通常指在关节周围软组织内形成异常位置的新骨沉积。异位骨化会造成关节活动受限或丧失。一般发生于脊髓损伤后 1—4 个月，发生率 16%—53% 左右。发病机制不明。此症好发于髋关节，继之为膝关节及大腿近、远端肌肉，通常发生在损伤水平以下。异位性骨化的临床表现为，脊髓损伤后 1—4 个月，早期患者的下肢大关节周围出现肿胀和发热，可伴全身低热，肿胀持续数天后导致局部组织变硬，如果炎症期未被察觉出现异位骨化，只是表现出某一关节活动范围受限，少数患者会出现关节僵硬。异位骨化发生后，在 X 线片上软组织中可显示出骨的影像。

（三）深静脉血栓

脊髓损伤患者中，深静脉血栓形成常发生在伤后第 10—40 天，发生率为 40% -100%，深静脉血栓形成的临床表现为下肢肿胀、疼痛，局部皮肤发红、发热。但具有诸如大腿或小腿肿胀、体温升高、肢体局部温度升高等临床表现的只占 15%。未发现和未处理的深静脉血栓可导致肺栓塞和突然死亡，因此，需要早期诊断并及时采取治疗措施。

第二节　脊髓损伤的 ADL 评定

常用的脊髓损伤患者 ADL 评定方法有 Barthel 指数和功能独立性评定 (FIM)，这两种评定方法的具体内容已经被大家所熟知，在此就不再作介绍。下面给大家介绍一下四肢瘫功能指数 (QIF) 的评定内容和实用 ADL 的评定方法。

一、四肢瘫功能指数 (QIF) 评定内容

对于四肢瘫患者建议使用四肢瘫功能指数 (QIF) 评定法,该方法能反映出四肢瘫患者训练过程中微小的进步,以及 ADL 方面的变化(表 3-2-1)。

表 3-2-1　四肢瘫功能指数 (QIF) 评定内容

I 转移(16 分)	V 更衣(20 分)	3. 反射性膀胱
1. 轮椅 - 床	1. 穿室内用上衣	4. 留置尿管
2. 床 - 轮椅	2. 脱室内用上衣	5. 回肠替代膀胱术后
3. 轮椅 – 马桶丨座便器	3. 穿室内用裤子	6. 挤压排尿
4. 马桶 / 座便器 - 轮椅	4. 脱室内用裤子	IX 直肠功能(24 分)
5. 轮椅 - 汽车	5. 穿室外用上衣(较重)	1. 完全控制
6. 汽车 - 轮椅	6. 脱室外用上衣(较重)	A 厕所
7. 轮椅 - 淋浴 / 浴盆	7. 穿脱袜子	B 便盆
8. 淋浴 / 浴盆 - 轮椅	8. 穿脱鞋	2. 用肛门栓剂
II 整容(12 分)	9. 系钮扣	A 厕所
1. 刷牙 / 处理义齿	VI 轮椅活动(28 分)	B 便盆 / 床 / 垫上
2. 洗 / 梳头发	1. 转弯(直角)	3. 用手指抠大便
3. 剃须或月经带处理	2. 后退	A 厕所
III 洗澡(8 分)	3. 刹闸	B 便盆 / 床上
1. 洗 / 擦干上半身	4. 在不平地面上驱动	4. 手指或机械刺激
2. 洗 / 擦干下半身	5. 驱动轮椅上斜坡	A 厕所
3. 洗 / 擦干脚	6. 在轮椅上调整姿势	B 便盆 / 床上
4. 洗 / 擦干头发	7. 保持坐位平衡	X 护理知识(20 分)
(如果患者在床上洗澡,	VII 床上活动(20 分)	1. 皮肤护理
必须获得所需的物品)	1. 仰卧 - 俯卧	2. 饮食与营养
IV 进食(24 分)	2. 仰卧 – 长坐位	3. 药物
1. 用杯子饮水	3. 仰卧 - 侧卧位	4. 矫形器
2. 使用勺 / 叉	4. 侧卧 - 侧卧	5. 关节活动
3. 切开食物 / 肉	5. 长坐位保持平衡	6. 自主神经反射异常
4. 倒出饮料 / 水	VIII 膀胱功能(28 分)	7. 上呼吸道感染
5. 打开瓶盖 / 罐头	1. 自主排空	8. 泌尿道感染
6. 涂抹面包	A 厕所	9. 深静脉血栓
7. 准备简单的食物	B 便盆	10. 获得别人的帮助
8. 使用适宜的用具	2 间歇导尿 (ICP)	

表 3-2-1 中各项内容的评分采用 0—4 分的 5 级制,每单项一般最高得分为 4 分,但由于各大项的重要性不同,故需将得分乘以或除以权重系数,方得出表中的分值,其权重方法见下表 3-2-2。

表 3-2-2　QIF 得分的权重法

项目及权重法
Ⅰ　转移 各单项得分之和除以 2
Ⅱ　整容 取各单项得分之和
Ⅲ　洗澡 各单项得分之和除以 2
Ⅳ　进食 各单项得分之和乘以 0.75
Ⅴ　更衣 把第 5 和第 6 单项得分各乘以 1.5，再加上第 1—4 单项、第 7—9 单项得分，上述总分除以 2
Ⅵ　轮椅活动 取各单项得分之和
Ⅶ　床上活动 取各单项得分之和
Ⅷ　膀胱功能 取得分最高单项的分数乘以 7
Ⅸ　直肠功能 取得分最高单项的分数乘以 6

如表 3-2-2 中之 Ⅰ 大项为转移，其下有 8 个单项，如每项最高为 4 分，理应为 8×4=32 分，但应按表 3 的要求权重，即将 32 分除以 2，故得表 2-3-3 中的 16 分。其余各项类同。

QIF 评分标准

（一）Ⅰ—Ⅶ大项内各单项 0—4 分的标准

4 分：动作完全独立完成，不需辅助器具。

3 分：借助器具可独立完成动作，不需旁人看护；病人能自己穿上辅助具。

2 分：只需要旁人看护，可以有或无身体接触；看护人员不必抬起病人的肢体。

1 分：需要一名看护人员抬起病人或病人身体的一部分。

0 分：完全依赖，病人完全不能活动。

（二）第Ⅷ项的评分标准

1. 自主排空

A 厕所

4 分：病人完全独立完成，如在转移、穿衣、便后处理均不需任何帮助。

3 分：病人转移时不需辅助，但穿衣或便后处理需辅助。

2 分：病人转移时不需辅助，但穿衣和便后处理均需辅助。

1 分：病人转移时需辅助，且穿衣或便后处理也需辅助。

0 分：完全依赖，上述任何动作均不能完成。

B 便盆

3 分：独立完成，如独立移至便盆上，且穿衣和便后处理不需辅助。

2 分：穿衣或便后处理需辅助。

1 分：穿衣和便后处理均需辅助。

0 分：上述任何动作均不能完成。

2. 间歇导尿

3 分：可独立完成所需用具的准备、定位、处理工作，且能独立穿衣和便后处理。

2 分：可独立穿衣，但下列之一需辅助：所需用具的准备、定位、处理、便后处理。

1 分：上述动作均需辅助，但病人能指导别人如何进行。

0 分：对膀胱的有关情况一无所知。

3. 反射性膀胱

3分：可独立完成，如穿衣、准备用具、便后处理均能独立完成。

2分：可独立穿衣，但下列之一需辅助：准备用具、便后处理。

1分：上述动作均需辅助，但病人能指导别人如何进行。

0分：上述事情均不能办到。

4. 留置尿管

3分：独立完成穿衣、换尿袋和尿管、定位、便后处理。

2分：下述动作最多需两项辅助：穿衣、准备尿管、换尿袋、定位、便后处理。

1分：上述动作中有3项或3项以上需辅助，但能指导别人如何进行。

0分：不能完成上述动作，也不能指导别人。

5. 回肠替代膀胱术

3分：独立完成穿衣、换尿袋和便后处理。

2分：上述动作之一需辅助。

1分：上述动作两项以上需辅助，但能指导别人如何进行。

0分：不能指导别人。

6. 挤压排尿

3分：独立完成穿衣、准备物品及便后处理。

2分：上述动作之一需辅助。

1分：上述动作两项以上需辅助，能指导别人如何进行。

0分：完全依赖，也不能指导别人。

（三）第Ⅸ项的评分标准

1. 完全控制

（1）厕所

4分：完全独立完成，如转移、穿衣及便后处理均能独立完成。

3分：转移独立完成，但穿衣或便后处理需辅助。

2分：转移独立完成，但穿衣和便后处理需辅助。

1分：转移需辅助，且穿衣或便后处理需辅助。

0分：上述动作均需辅助。

（2）便盆

3分：完全独立，如穿衣、移上便盆、便后处理均能独立完成。

2分：能移上便盆，但穿衣或便后处理需辅助。

1分：能移上便盆，且穿衣和便后处理均需辅助。

0分：完全依赖。

2. 栓剂

（1）厕所

4分：完全独立，如转移、穿衣、栓剂使用、便后处理均能独立完成。

3分：转移独立，但下述动作之一需辅助：穿衣、栓剂使用、便后处理。

2分：转移独立，但下述动作中有两项需辅助：栓剂使用、穿衣、便后处理。

1分：上述动作均需辅助，但能指导别人如何进行，或能转移但其余动作均需辅助。

0分:完全依赖,如大便失禁。

（2）便盆或床上或垫子上

3分:独立准备物品,使用栓剂和便后处理。

2分:使用栓剂或便后处理需辅助。

1分:使用栓剂和便后处理均需辅助,但能指导别人如何进行。

0分:完全依赖。

3. 用手指抠

（1）厕所

4分:独立转移、穿衣、自己抠出大便、便后处理。

3分:独立转移,但下述动作之一需辅助:穿衣、自己抠出大便、便后处理。

2分:独立转移,但下述动作之中有两项需辅助:穿衣、自己抠出大便、便后处理。

1分:全需辅助,但能指导别人如何进行或独立转移,但其他动作均需辅助。

0分:完全依赖。

（2）便盆或床上

3分:独立准备物品、抠出大便、穿衣、便后处理。

2分:上述动作之一需辅助。

1分:上述动作中有两项需辅助。

0分:完全依赖。

4. 手指或机械刺激

（1）厕所

4分:完全独立,如转移、穿衣、刺激、便后处理。

3分:独立转移,但下述动作之一需辅助:穿衣、刺激、便后处理。

2分:独立转移,但下述动作之中有两项需辅助:穿衣、刺激、便后处理。

1分:上述动作全需辅助,但能指导别人如何进行或转移独立,但其他动作均需辅助。

0分:完全依赖。

（2）便盆/床上

3分:完全独立,如穿衣、完成刺激、便后处理。

2分:独立完成刺激动作,但穿衣或便后处理需辅助。

1分:上述动作均需辅助,但能指导别人如何进行。

0分:完全依赖。

（四）第 X 项的内容

1. 皮肤护理

A. 经多长时间皮肤减压一次

a. 轮椅上每隔 15 分钟,床上每隔 2 小时　　b. 轮椅上或床上都需每隔 2 小时

c. 轮椅上每隔 2 小时,床上每隔 4 小时　　d. 一天 3 次

B. 你不应该用下述哪一种方法来减压?

a. 空气垫　　　　　　　　　　　　　　b. 轮椅垫

c. 橡皮圈　　　　　　　　　　　　　　d. 羊皮

C. 防压疮不适合的一种方法是

a. 定期减压

b. 在皮肤发红的地方经常检查

c. 长期坐位

d. 保持皮肤干燥和清洁

D. 检查皮肤、定期减压、加强皮肤的主要责任者是

a. 护理人员

b. 家庭成员

c. 你的朋友

d. 你自己

2. 饮食与营养

A. 合理的饮食 / 营养对脊髓损伤患者是很重要的，因为

a. 保证直肠功能

b. 预防深静脉血栓

c. 预防上呼吸道感染

d. 减轻皮肤压力

B. 下列食物中你不需要的是

a. 谷物、面包、面团

b. 炸面饼、糕点、冰激凌

c. 水果和蔬菜

d. 肉、鱼、家禽

3. 药物

A. 请举一种目前你正服用的药物名称、用药目的、剂量、服法

名称：

目的：

剂量：

服法：

B. 按处方给的药服完时，怎么办？

a. 停止服药

b. 只要能找到药就接着服用

c. 告诉医生另开处方

d. 自己动手制作相似的药物来服用

4. 矫形器

A. 矫形器夹板用于

a. 保护双手免受外伤　　　b. 防止肌肉挛缩　　　c. 把关节、肌肉、韧带保持在功能位

d. b 和 c　　　　　　　　e. a 和 b

B. 取下矫形器后皮肤发红的部位说明已经受压，你应该过多长时间告诉OT重新调整夹板

a.1 小时以后

b. 1 天以后

c.20 分钟以后

d. 立刻

C. 可以用来清洗塑料夹板的是

a. 温和的肥皂和凉的或微温的水

b. 热水和强力清洁剂

c. 热水和温和的肥皂

d. 塑料夹板放水中会变形

D. 如果夹板断裂或丢失，怎么办？

a. 从药店买一个相似的

b. 与 OT 联系

c. 叫技工重新做一个

d. 与地方安全部门联系

E. 轮椅修理的地方是

a. 自己或在自己的监督下

b. 家庭成员或朋友

c. 卖主

d. a、b、c 均可

F. 改装矫形器应该通过

a. 由医生开处方，OT 推荐后去购买

b. 卖主处直接购买

c. 由医生开处方，OT 制作

d. a 和 c

G. 夹板在热天遗留在汽车上会

a. 开裂 　　　　　　　　　　　　b. 熔化

c. 被偷 　　　　　　　　　　　　d. a、b、c 都不是

5. 关节活动

A. 关节活动的益处是

a. 增强肌力 　　　　　　b. 利于循环 　　　　　　c. 预防感染

d. 保持软组织和肌肉的长度 　　　　　　e. b 和 d

B. 关节活动的关键是

a. 定期进行 　　　　　　b. 从手到脚趾都活动 　　　　　　c. 出现问题及时找专业人员

d. 关节活动的每个动作终止时应轻轻用力 　　　　　　e. a 和 d 均应遵守

C. 可能造成关节活动受限的是

a. 高血压 　　　　　　　　　　　　b. 膀胱感染

c. 上肢或下肢肿胀 　　　　　　　　d. 脊髓休克

D. 下肢痉挛时活动关节的方法

a. 快速用力活动 　　　　　　　　　　b. 慢速缓慢用力活动

c. 痉挛停止后再活动 　　　　　　　　d. 根本不能活动

6. 自主神经反射异常

A. 自主神经反射过度的意思是

a. 活动亢进难以控制 　　　　　　　　b. 活动减退易于控制

c. 通常发生于 T6 平面以下脊休克过后 　　　d. a—c 的全部含义

B. 反射异常的原因

a. 膀胱过于扩张 　　　　　　　　　　b. 直肠过于扩张

c. 痉挛、感染、膀胱结石 　　　　　　　d. a—c 均可引起

C. 反射异常的表现

a. 头部跳痛 　　　　　　　　　　　　b. 脉缓

c. 血压上升 　　　　　　　　　　　　d. 包括 a—c 的全部症状

D. 反射异常发生时,应该

a. 坐起来测一下血压 　　b. 检查膀胱是否排空 　　c. 检查粪便排空情况

d. a—c 均应进行 　　　　e. a—c 均无需进行

7. 上呼吸道感染

A. 上呼吸道感染的表现有

a. 一般有病的感觉 　　　　　　　　　b. 低热

c. 可能肌肉酸痛 　　　　　　　　　　d. 心慌

e. a—d 的全部症状

B 深呼吸和辅助咳嗽为什么有预防作用

a. 增强胸肌 　　　　　　　　　　　　b. 增强腹肌

c. 增加回心血量 　　　　　　　　　　d. 使气道开放和通畅

C. 截瘫为何诱发上呼吸道感染

a. 肺活量下降,分泌物积聚 　　b. 增加膀胱结石 　　c. 肺功能受损

d. 咳嗽无力 　　　　　　　　e. a 和 d

D. 当怀疑有上呼吸道感染时何时去看医生？

a. 病情严重或长期经常发病　　　　　　b. 胸痛

c. 咯血　　　　　　　　　　　　　　　d. 痰堵

e. 高热　　　　　　　　　　　　　　　f. 出现 a—e 的症状均应去

8. 泌尿系感染

A 泌尿系感染的表现是

a. 发热　　　　　　b. 寒战　　　　　　c. 尿混浊、有臭味

d. 痉挛加重　　　　e. a—d 的全部症状

B. 当可疑有泌尿系感染时

a. 留尿样送检　　　　　　　　　　　　b. 增加活动量

c. 停药　　　　　　　　　　　　　　　d. 增加饮食

C. 为预防泌尿系感染，不应该

a. 每天在不同的时间插尿管以训练膀胱　　b. 有规律饮食

c. 定期服药　　　　　　　　　　　　　d. 全错

9. 深静脉血栓

A. 下肢肿胀时

a. 卧床　　　　　　　　　　　　　　　b. 叫医生

c. 抬高患肢　　　　　　　　　　　　　d. 全对

B. 深静脉血栓起因于

a. 不活动　　　　　　　　　　　　　　b. 吃得多

c. 饮得少　　　　　　　　　　　　　　d. 训练

C. 有预防意义的是

a. 使用弹力袜　　　　b. 下肢定期关节活动　　c. 合适体位

d. a—c 的全部内容　　e. 全错

10. 获得别人帮助

A. 下述哪个问题可就近求助于 SCI 康复中心

a. 各种矫形器　　　　　　　　　　　　b. 抑郁感觉长期不好转

c. 膀胱或直肠功能问题　　　　　　　　d. a—c 的任何问题

B. 下述哪种情况不能为健康保险提供经费

a. 医疗保险　　　　　　　　　　　　　b. 保险公司

c. 医疗技术　　　　　　　　　　　　　d. 按规定需自费的项目

C. 当你突然患病但找不到主管医生时，不应该

a. 到最近的急诊室　　　　　　　　　　b. 叫救护车送你上医院

c. 到最近的康复中心急诊室　　　　　　d. 强忍着，一直到找到原来的主管医生

D. 有助于四肢瘫患者社区生活的机构是

a. 家庭护理机构　　　　　　　　　　　b. 职业康复机构

c. 社区保健机构　　　　　　　　　　　d. a—c 的任何机构

e. 全错

E 购置矫形器付款时应得到有关部门的"事先批准"，以防止

a. 有人被骗 　　　　　　　　　　　　b. 医生的经济损失

c. 购置的矫形器不适用 　　　　　　　d. 自行其是地处理自己的事

F. 你遇到自己不能解决的问题时,应该

a. 积极和合适的人或机构取得联系 　　b. 不告诉任何人就放弃

c. 想办法惩罚那些对你漠不关心的人 　d. 不去想它,希望这件事自然会解决

(五)第Ⅹ项各题的正确答案

1. 皮肤护理:A a; B c; C c; D d

2. 饮食/营养:A a; B b

3. 药物:A 回答问题正确;B c

4. 矫形器:A d; B c; C a; D b; E d; F d; G b

5. 关节活动:A e; B e; C c; D b

6. 自主神经反射异常:A a; B d; C d; D d

7. 上呼吸道感染:A e; B d; C e; D f

8. 泌尿系感染:A e; B a; C a

9. 深静脉血栓:A b; B a; C d

10. 获得别人的帮助:A d; B d; C d; D d; E c; F a

(六)第Ⅹ项各题的评分方法和注意事项

1. 对于"皮肤护理、关节活动、自主神经反射异常、上呼吸道感染、获得别人的帮助"这5个项目,按答对的题目数量给分。如果4个题全对,给4分;如果只有3个题对,给3分,依次类推。

2. 对于"泌尿系感染和深静脉血栓"这两个项目,计分方法如下:

3 题回答正确给 4 分。

2 题回答正确给 3 分。

1 题回答正确给 2 分。

全错给 0 分

3. 对于"矫形器"这一项目,计分方法如下:

7 项回答正确给 4 分。

5—6 题回答正确给 3 分。

3—4 题回答正确给 2 分。

1—2 题回答正确给 1 分。

全错给 0 分。

4. 对于"饮食"这一项目,两题全对给 4 分,1 题对给 2 分。

5. 对于"药物"这一项目,计分方法如下:

所有题都正确给 4 分。

B 题正确,但 A 题部分正确给 3 分。

A 题正确,但 B 题不正确给 2 分。

B 题正确,A 题错误给 1 分。

A 题和 B 题都错误给 0 分。

(七)总分的求得

将权重后的得分代入下式即可求出:

QIF 分 = 权重后的总分 / 200×100

二、实用 ADL 的评定方法

实用 ADL 的评定方法介绍的是目前中国康复研究中心使用的脊髓损伤患者 ADL 评定方法 (表 3-2-3)，此方法简单实用，并且易于掌握。

表 3-2-3　脊髓损伤日常生活动作评价表

一、个人卫生动作	3. 便后自我处理	2. 床—椅子
1. 洗脸、洗手	4. 便后冲水	3. 轮椅—便器
2. 刷牙	5. 卫生纸的使用	4. 前进后退轮椅
3. 梳头	五、器具使用	5. 操纵手闸
4. 使用手绢	1. 剪刀的使用	6. 乘轮椅开门、关门
5. 剃须、化妆	2. 钱包的使用	7. 轮椅过门槛
二、进食	3. 电源插销、电器开关的使用	8. 坐在轮椅上拿地面上的物品
1. 用吸管吸食	4. 指甲刀的使用	八、步行动作 (包括辅助具)
2. 用勺、叉进食	5. 锁、钥匙的使用	1. 前进 5m，拐弯
3. 端碗	6. 开瓶盖	2. 迈过 10cm 高障碍
4. 用茶杯饮水	7. 开关水龙头	3. 持 5kg 物品步行 10m
5. 用筷子进食	六、床上运动	九、认识交流动作
三、更衣动作	1. 翻身	1. 书写 (姓名、地址)
1. 穿脱上衣	2. 卧位移动	2. 与人交谈
2. 穿脱裤子	3. 仰卧位—坐位	3. 打电话
3. 穿脱袜子	4. 卧位—膝立位	4. 翻书页
4. 穿脱鞋子	5. 独立坐位	5. 信封、信纸的使用
5. 穿脱支具	6. 膝立位移动	十、入浴动作
四、排泄动作	7. 手支撑位	1. 入浴
1. 能自我控制小便	七、移动动作	2. 洗身
2. 能自我控制大便	1. 床—轮椅	3. 出浴

第三节　ADL 实际训练方法及相关辅助器具的应用

一、脊髓损伤各机能水平患者康复训练的要点

在脊髓损伤患者中，不同脊髓阶段造成的损伤，残留下的运动机能水平各不相同，因此

其康复目标和治疗方法也有所区别,下面以完全性损伤为例分别叙述各机能水平患者进行康复训练时治疗师应考虑的训练要点。

(一) C4 机能水平

C4 机能水平的患者除头部能做自由活动外,四肢和躯干均不能活动,日常生活完全不能自理,完全需他人帮助。由于呼吸肌大部分受损,所以呼吸功能差,应加强呼吸功能的训练,可通过做深呼吸、大声唱歌和说话来达到这一目的。另外,每天应通过各种方法让患者有一定的站立时间,可采用斜床站立,逐渐抬高其角度,至接近 90°为止。这样可减缓骨质疏松的发生,有利于二便排泄。每天都应由他人进行被动关节活动(即活动四肢所有关节),以预防四肢及手足关节僵硬,每个关节每次活动 10—15 次,应为全关节范围活动,每天至少 1 次。

(二) C5 机能水平

C5 机能水平的患者肩关节能活动,肘关节能主动屈曲,但缺乏伸肘和腕的能力,手功能丧失。由于肋间肌麻痹而致呼吸功能差,躯干和下肢完全瘫痪。不能独立翻身和坐起,自己不能穿戴辅助具,日常生活绝大部分需他人帮助。对患者的训练主要是增强肱二头肌(屈肘肌)的肌力,呼吸功能训练、站立训练、关节活动训练同 C4 机能水平的患者。

(三) C6 机能水平

C6 机能水平的患者缺乏伸肘、屈腕能力,手功能丧失,其余上肢功能基本正常。躯干和下肢完全瘫痪,肋间肌瘫痪,呼吸功能减弱。对患者的训练主要是增强肱二头肌(屈肘)和桡侧伸腕肌(伸腕)的肌力,驱动轮椅的训练。单侧交替给臀部减压(用肘勾住轮椅扶手,身体向同侧倾斜,使对侧减压),每半小时进行一次,每次 15 秒。站立、呼吸、关节活动训练同 C4 机能水平的患者。

(四) C7 机能水平

C7 机能水平的患者上肢功能基本正常,但由于手的内在肌神经支配不完整,抓握、放开和手指灵巧性有一定障碍,不能捏。下肢完全瘫痪,呼吸功能较差。对患者的训练主要是增强上肢残存肌力的训练。坐在轮椅上可把双手撑在扶手上进行减压,半小时一次,每次 15 秒。关节活动、站立训练同 C4 机能水平的患者。在进行轮椅与床之间的转移时可以利用移乘板完成,具体方法是轮椅靠近床边呈 30°,刹闸,卸下靠床侧扶手,将移乘板架在轮椅和床之间,患者可使用上肢支撑动作向床挪动。

(五) C8—T2 机能水平

C8—T2 机能水平的患者上肢功能完全正常,但不能控制躯干,双下肢完全瘫痪,呼吸功能较差。此类患者能用手抓住对侧床栏即可完成翻身动作,能独立完成在床上的移动(图 3-3-1)、坐起、转移,能驱动标准轮椅,上肢肌力好者可抬起前轮用后轮保持平衡,驱动轮椅上下马路沿。能独立处理大小便,并可自己检查易损伤部位的皮肤。能独立使用通讯工具、写字、更衣。能进行较轻的家务劳动,日常生活完全自理,可从事坐位工作,可借助长下肢支具在平行棒内站立。

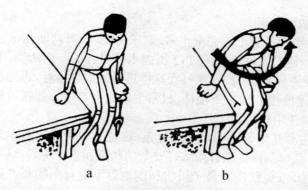

图 3-3-1 C8 以下机能水平的患者进行床至轮椅转移的方法

对患者的训练主要是增强上肢肌力和耐力的训练,可利用哑铃、拉力器等各种器材来达到这一目的。坐位时间长时要注意训练撑起减压,防止皮肤压疮。尽量进行各种轮椅技巧训练,以提高患者对周围环境的适应能力,同时应进行适宜的职业训练。

(六)T3—T12 机能水平

T3—T12 机能水平的患者上肢完全正常,肋间肌部分或完全正常,因而呼吸功能基本正常,躯干部分瘫痪,双下肢完全瘫痪。此类患者生活完全能自理,能独立使用标准轮椅和完成转移动作,能进行一般的家务劳动,可从事坐位的工作。利用长下肢支具、拐、助行器或平衡棒做治疗性步行训练,此种步行虽无实用价值,但能给患者带来独立行走的感觉,也是一种强大的心理支持。下肢负重可减缓骨质疏松的发生。下肢活动可改善血液、淋巴循环,促进二便排泄,减少对他人的依赖,因此应大力开展这项训练。

此类患者除进行 C8—T2 机能水平患者所做的训练之外,应主要进行站立和治疗性步行训练,其中包括使用长下肢支具、助行器、双腋拐。先在双杠内练习站立平衡和行走,然后在双杠外练习行走,T6—T8 机能水平患者练习摆至步(图 3-3-2),T9—T12 机能水平患者练习摆过步。有条件时可做减重步行训练(图 3-3-3)。

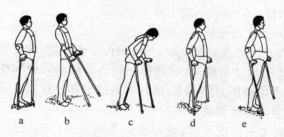

图 3-3-2 T6—T8 机能水平患者练习摆至步

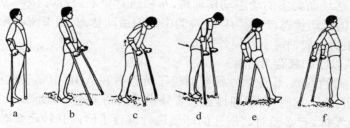

图 3-3-3 T9—T12 机能水平患者练习摆过步

（七）L1—L2 机能水平

L1—L2 机能水平的患者上肢完全正常，躯干稳定，呼吸功能完全正常，身体耐力好，下肢大部分肌肉瘫痪。他们能进行 T3—T12 机能水平患者的一切活动，能用长下肢支具或短下肢支具（能固定踝关节）和肘拐或手杖在家中进行功能性步行，也能在家中用长或短下肢支具行走（距离短，速度慢），能上下楼梯，日常生活完全自理。如在户外活动时间过长或为了节省体力也仍可以使用轮椅。

对患者的训练主要是练习用四点步态行走，这是一种很稳定的步态。练习从轮椅上独自站起，上下楼梯。身体条件优越者应练习安全的跌倒和重新爬起，这对借助支具和拐行走的患者是非常重要的，以免跌倒时易于损伤和倒地后不能自主爬起。其他训练同 T3—T12 机能水平的患者。

（八）L3 及 L3 以下机能水平

L3 及 L3 以下机能水平的患者上肢和躯干完全正常，双下肢有部分肌肉瘫痪，用手杖和穿高帮鞋即可达到实用步行的能力，L5 以下损伤不用任何辅助器具也可达到实用步行的目的。

对患者的训练，因这类患者残疾程度相对较轻，康复训练主要以双下肢残存肌力训练为主，可利用沙袋、器械等各种方法来提高肌力。用双拐练习四点步态，用手杖练习行走。早期的训练方法同 L1 和 L2 机能水平的患者。

二、脊髓损伤患者在各阶段进行作业治疗的主要内容

脊髓损伤 ADL 训练的作业治疗，主要是以四肢瘫这样重度瘫痪患者为中心展开的一系列训练活动。这里就以脊髓损伤患者为例，介绍一下脊髓损伤患者在各阶段进行作业治疗的主要内容。

1. 急性期：保持良好的体位和心理支持

使用上肢支具保持良好的体位，尽可能利用自助具的帮助完成一些作业活动，如游戏、写字、绘画等。另外，还可以在床上进行 ADL 训练，如进食动作等。在这个时期特别要注意的是进行以心理支持为目的的作业活动十分重要。

2. 训练初期：由卧床到轮椅坐位

患者在乘坐轮椅的开始会遇到坐位耐力差、坐位平衡不好、起立性血压低等困难。但是轮椅坐位可以增加身体的运动负荷，从而选择一些负荷活动较轻的作业活动，如电脑游戏、写字、绘画等。还可以考虑使用万能袖带，进行练习进食和处理个人卫生的动作。

3. 训练中期：动态坐位平衡训练

在有一定的坐位耐力的情况下，可进行坐位平衡训练。不只是坐位的维持能力，还要训练在动态下平衡破坏后的返回原来状态能力，可选择如投球、轮椅保龄等。ADL 方面要及时地进行以生活场面为主的动态动作训练，可以进行更衣、排泄、移乘等自立训练。从之前的以卧床为主的活动状态，转变为以轮椅为中心的活动状态，随着驱动轮椅的能力逐渐提高，活动范围也由病房向训练室及屋外扩大。

4. 训练后期：以回归社会为目标

经过一个时期的训练，作业治疗师要明确了解患者在 ADL 中哪些项目还需要帮助，而哪些项目是可以自立。这时，可以通过让患者外宿等活动来确认训练效果。为此，为了让其能力最大限度地发挥，有必要对其居住的环境进行调查了解；同时，还要对社会参与方面的

诸如就业、上学、出院后的兴趣爱好活动（体育运动）等给予必要的考察，从而为其回归社会确立目标及制订计划。

三、脊髓损伤患者 ADL 动作训练及相关辅助器具的应用

脊髓损伤的作业疗法，主要是以脊髓损伤患者为康复对象，开展的一系列治疗训练与 ADL 指导活动。脊髓损伤患者的 ADL 能力程度与脊髓损伤水平有关，由于残存肌群量和肌力的程度的不同，导致获得 ADL 的能力产生差异。为此，要评定残存机能的程度，预测将来能够获得什么样的动作，必须根据设定的康复目标实施有针对性的训练和指导（表3-3-1）。另外，ADL 能力的获得还与患者个人的基本能力有关，如训练欲望、身体柔韧性、耐力、运动技能（运动神经优劣）、体形等。

表 3-3-1　脊髓损伤各机能水平与能够获得的 ADL 能力

		C4	C5				C7		C8
			A	B	A	B	A	B	
	操作电脑	□	△	○					
	使用呼叫护士铃	□	△	○					
	写字		△	○					
	电话		△	○					
	起身				△	○			
	移乘动作				△	○			
	驱动轮椅		○电动	○普通	○普通				
	除压动作			△		○			
进食动作	吃		△	○					
	喝		△	○					
洗漱动作	洗脸、剃须			△	○				
	刷牙			△	○				
更衣动作	穿脱上衣				▲	○			
	穿脱裤子				△	○			
	穿脱鞋、袜				△	○			
排泄动作	装着集尿器					○			
	自己导尿					▲	○		
	用开塞露导入器				△	▲	○		
	轮椅与便器移乘					△	○		
	更衣（便器上）					△	○		
入浴动作	轮椅与浴室移乘					▲	○		
	洗身					▲	○		
	出入浴槽					▲	○		
	更衣					△	○		

□：用特殊装置、机器设备可能完成

△：部分帮助(部分可以完成)

▲：帮助完成情况多，有时也能自己完成

○：自立(各机能水平能够获得的上限)

下面依照国际上通用的 Zancolli 上肢残存机能分类 (表 3-3-2)，分别叙述脊髓损伤患者的日常生活动作训练和指导的相关内容。

表 3-3-2　脊髓损伤残存运动机能分类(Zancolli 上肢残存机能分类)

Zancolli 上肢残存机能分类					Moberg 分类	一般分类
C5	肱二头肌 肱肌	A		肱桡肌的机能无残存	0	C5
		B		肱桡肌的机能残存	1	
C6	桡侧腕长伸肌 桡侧腕短伸肌	A		腕关节背伸弱		C6
		B	腕关节背伸强	I	旋前圆肌、桡侧腕屈肌的机能无残存	2	
				II	旋前圆肌、桡侧腕屈肌的机能残存	3	
				III	旋前圆肌、桡侧腕屈肌、肱三头肌的机能残存	4	
C7	指总伸肌 小指固有伸肌 尺侧腕伸肌	A		尺侧手指可完全伸展；桡侧手指和拇指不可伸展		C7
		B		手指可完全伸展；只是拇指伸展较弱	5	
C8	指深屈肌 拇长伸肌 食指固有伸肌 尺侧腕屈肌	A		尺侧手指可完全屈曲；桡侧手指和拇指不可屈曲。拇指可完全伸展	6	C8
		B		全部手指可完全屈曲；拇指屈曲较弱。手内肌的机能无残存	7	
				手内肌的机能残存	8	T1

(一) 起居

1. 床上正确体位摆放

急性期脊髓损伤患者的卧床阶段，正确的姿势摆放不仅有利于脊柱骨折部位的愈合，而且有利于预防压疮、关节挛缩及痉挛的发生。常见的卧位姿势有仰卧位和侧卧位。下面分别介绍。

（1）仰卧位

•上肢体位　脊髓损伤患者的双肩向前，肩下垫一薄枕头，确保双肩不后缩。双上肢放在身体两侧的枕头上,肘伸展,腕关节背屈约 30°—45° 以保持功能位。手指自然屈曲,手掌可握毛巾卷,防止形成功能丧失的"猿手"。

• 下肢体位 髋关节伸展,在两腿之间放 1—2 个枕头,以保持髋关节轻度外展。膝关节伸展,膝关节下可放小枕头,防止膝关节过伸展。双足底可垫小方垫,以保持踝关节背屈,预防足下垂的发生。足跟下放小软垫,可防止出现压疮。

(2) 侧卧位

双肩均向前,呈屈曲位。肘关节屈曲。前臂旋后,上面的前臂放在胸前的枕头上。腕关节自然伸展,手指自然屈曲,躯干后部放一枕头给予支持。下面的髋和膝关节伸展,上面的髋和膝关节屈曲放在枕头上与下面的腿分开。踝关节自然背屈,上面踝关节下垫一枕头。

2. 床上翻身训练

脊髓损伤患者受累肢体无自主活动,翻身很困难,如果在床上固定于一种姿势,容易出现压疮,也不利排痰,久之可能造成肺部感染,所以应每两小时翻一次身,以防止并发症。对早期患者还应强调轴向翻身,避免做脊柱的旋转动作,以免影响骨折的愈合。急性期过后,可开始翻身训练。下面介绍脊髓损伤患者的翻身动作训练方法。

(1) C4—C5 机能水平

C4 机能水平的患者由于只残存头颈部及耸肩等少数部位的运动机能,而 C5 机能水平的患者虽然残留了弱的屈肘能力,但都不具备独立完成翻身的能力,因此翻身动作要由护理人员帮助完成。同时护理人员为了减轻护理负担,还可以借助翻身滑垫等辅助器具帮助患者完成翻身动作。

(2) C6 机能水平

这个机能水平的患者可以完成翻身动作,下面介绍 C6 机能水平患者由仰卧位翻至侧卧位的方法。

• 不用辅助器具

双上肢向身体两侧用力摆动,头转向翻身侧,同时双上肢用力甩向翻身侧,带动躯干旋转而翻身,位于上方的上肢用力前伸,完成翻身动作。即可达到由仰卧位翻身至侧卧位的目的(图 3-3-4)。

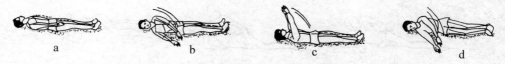

图 3-3-4 C6 机能水平的患者利用双上肢摆动翻身的方法

• 借助辅助器具

利用布带进行翻身的步骤是,首先将布带系于床栏或床架上,腕部勾住带子,用力屈肘带动身体旋转,同时将另一侧上肢摆向翻身侧,松开带子,位于上方的上肢前伸,完成翻身。还有也可以直接将一侧上肢的腕部固定于转向侧的床栏杆处,屈肘用力,同时另一上肢向同侧摆动,头、躯干协同摆动即可完成翻身动作(图 3-3-5)。

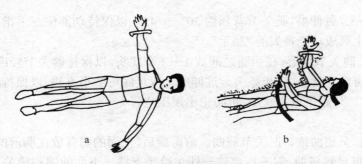

图 3-3-5　C6 机能水平患者借助床栏进行翻身的方法

（二）坐起和移动动作

1. 坐起动作

（1）C4—C5 机能水平

这个机能水平的患者不可能独立保持坐位，需要使用电动座位保持床来实现床上坐位保持。C4 机能水平通过患者吹吸气操控 ESC 或是利用颈部的活动操控电动床的开关实现坐起活动。C5 机能水平的患者可以利用手背部操作开关按钮。

（2）C6 机能水平

可以利用悬吊在床上面的绳圈完成坐起动作。比较有效的方法是，可利用系在床一端的绳圈；或利用床侧面的栏杆坐起（图 3-3-6）。不用绳圈从侧卧位坐起的方法是（C6B），患者将上半身向前方移动，靠近腿的方向，使其身体成为屈曲状，利用双下肢的重量，一侧的上肢拉住双腿，另一侧上肢用前臂支撑起身体，渐渐地用力使自己的身体成为长坐位状态（图 3-3-7）。

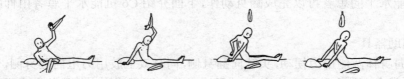

图 3-3-6　C6B 利用绳圈完成坐起动作

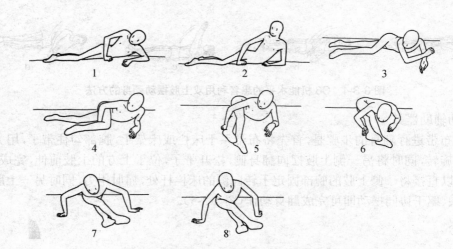

图 3-3-7　C6B 不利用绳圈完成坐起动作

（3）C7—C8 机能水平

在做动作时，C7—C8 机能水平的患者与 C6 机能水平的患者相比，其动作的稳定性和速度方面有很大提高（图 3-3-8）。

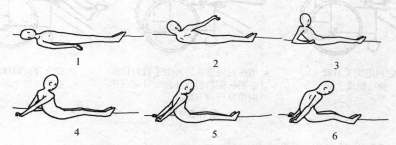

图 3-3-8　C7 机能水平患者完成坐起动作

2. 床—轮椅间的移乘

（1）C4—C5 机能水平

C4—C5 机能水平多需要完全帮助。一个人搬运患者是可以利用机械或电动移位悬吊设备（图 3-3-9）。由两人帮助时，将轮椅侧置床旁，刹车。让患者双上肢交叉于前胸，辅助者一人从患者身后用双手抓住患者的前臂，另一人从患者前方抱起双腿，两人同时用力抬起患者完成搬运（图 3-3-10）。

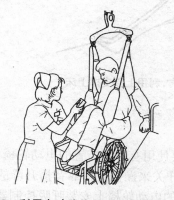

图 3-3-9　利用电动移位悬吊设备搬运患者　　图 3-3-10　由两人搬运 C4—C5 机能水平患者的方法

（2）C6 机能水平

一般情况下，C6B 机能水平的患者可以独自完成移乘动作。这个水平的患者首先将轮椅与床成直角垂直放置，患者就可以自行完成移乘动作。为了消除床与轮椅的缝隙可以使用移乘板（图 3-3-11A、B、C）。患者可以自行移乘的前提是，轮椅要具备一定的特殊功能，也就是扶手要可以拆卸的，脚踏板可以拆卸并可以向外旋转，手闸棒加长。

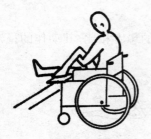
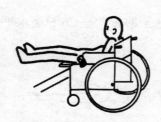
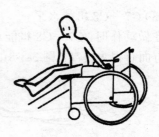

A. 利用腕关节背
伸将腿放上床

B. 用肘部压靠背，再用手背勾住扶
手的前面利用背伸将上身向前拉，
向座位的前方蹭行。

C. 将上身横向移动，
把臀部移上床。

图 3-3-11

（3）C7—C8 机能水平

轮椅与床呈 30°角放置，刹车。先将轮椅靠床侧扶手挡板打开或取下，用一侧上肢勾住利用把手保持体干的稳定，再使对侧的上肢的肘部屈曲和腕部背伸动作，将双下肢放置于床上，最后利用支撑动作（push up）移乘到床上（图 3-3-12）。

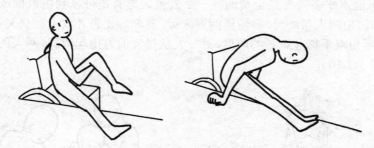

图 3-3-12　C7 机能水平患者从轮椅的侧方，利用上肢支撑上床

3. 操纵轮椅

（1）C4 机能水平

这个水平的患者不能利用上肢驱动普通轮椅，需要使用有特殊装置的电动轮椅，如利用下颌操纵控制棒来驱动的电动轮椅、用呼吸控制电源开关来操控轮椅靠背椅升降的电动轮椅等（图 3-3-13）。而 C3 机能水平以上的患者，在使用的电动轮椅上安装呼吸控制器后就可以驱动轮椅。

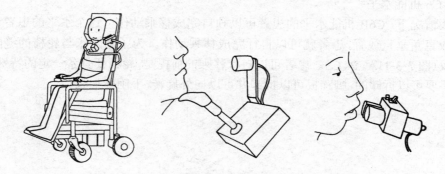

图 3-3-13　C4 患者用下颌及呼吸操控电动轮椅

（2）C5 机能水平

这个水平的患者在驱动轮椅时，要在轮椅驱动圈上安装有小棒的轮椅进行操作（图 3-3-13）。在进行肌力和耐力的强化训练后，也可以在轮椅驱动圈上缠绕橡胶带进行轮椅驱动。在日常生活中如果要进行长距离移动或需要在室外移动时，可以使用电动轮椅。使用电动轮椅时，为了保持其坐位的稳定性，可以使用支撑躯干的腰围或腹带，身体的侧方也可以利用靠垫进行支撑。

（3）C6 机能水平

这个水平的患者可以操纵轮椅驱动圈上缠绕橡胶的轮椅（图 3-3-14）。在操作时前臂处于外旋位，从轮椅驱动圈和轮胎的上方开始用力，利用手掌挤压驱动圈，将推动力传递给轮胎来完成轮椅的操作。在驱动轮椅时手部可能会受到外伤，为此可以在驱动轮椅时使用轮椅手套。这样既保护手部，防止外伤的发生，又可防止手打滑。

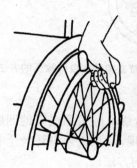 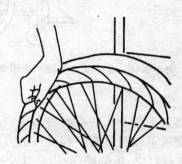

　图 3-3-13　驱动圈上安装有小棒（C5）　　图 3-3-14　驱动圈上缠绕有橡胶带（C6—7）

（4）C7—C8 机能水平

在驱动轮椅时，这个机能水平的患者与 C6 水平的患者相比效率更高。操作时，前臂处于中立位，双手由两侧向内挤压驱动圈的同时做向前驱动动作。驱动轮椅的训练不只是在室内平地上练习，还要进行增加负荷的轮椅驱动训练，轮椅上下斜坡训练，轮椅过障碍训练，操纵轮椅过小坎训练，以及在室外一般道路上的训练等。

4. 坐在轮椅上除压的方法

对于脊髓损伤者来说，需要长时间在轮椅上保持一个坐位姿势，这样褥疮的发生几率就很高，因此颈髓损伤者在轮椅上进行除压是非常有必要的。

（1）对于 C4—C5 机能水平的患者，辅助者可以从后方将其抱起除压，或将轮椅前轮撬起使轮椅向后倾倒进行除压（图 3-3-15）。

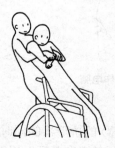 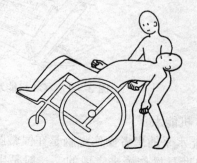

图 3-3-15　C4—C5 机能水平患者的除压方法　　　　C5 机能水平患者的除压方法

（2）C6 机能水平的患者可以利用轮椅的靠背，将身体的上半身一面向后方伸展，一面交替地将上半身分别向左右方向倾斜进行臀部除压。

（3）C7—C8 水平的患者可以利用支撑动作进行除压（图3-3-16）。

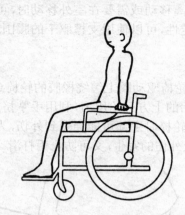

图 3-3-16　C7—C8 机能水平患者利用上肢支撑动作自行除压的方法

（三）交流

交流动作特别是对于那些不能自由移动，容易造成人际关系受限的四肢瘫患者而言是非常重要的。交流可以通过文字和语言的方法来实现，这里主要叙述一下各个不同残存机能水平的患者进行打字、电脑操作、写字以及打电话的方法。

1. 操作电脑

（1）C4 机能水平

用口棒操作电脑及打字写文章（图3-3-17）。要选择键盘按键宽一些，避免操作时口棒的前端头部同时触及两个按键。当前市场针对高位脊髓损伤的残疾人开发的电脑操作设备及软件越来越多，如有锁定使用者眼球系统进行电脑操作；还有使用者通过含在嘴里的 KB 鼠标棒，利用吹吸气对显示器上的键盘画面进行操作系统和软件等。利用这些产品 C4 机能水平患者实现了交流能力的扩大。

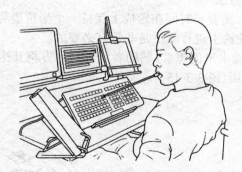

图 3-3-17　C4 机能水平患者用口棒操作电脑

（2）C5 机能水平

C5 机能水平的患者操作电脑是在佩戴腕关节固定（支撑）的矫形器的同时，再利用固定在手部的自助具操作棒来实现的。一般是用单手操作，但也有的患者可以用双手进行。写字同样也要利用腕关节固定(支撑)的矫形器和写字用自助具来完成。

（3）C6—C7 机能水平

可能获得实用性写字能力。在手部使用万能袖带或 C 型夹式固定辅助具完成电脑按键及写字动作。下面介绍几种在写字时笔的抓握方法(图 3-3-18)。

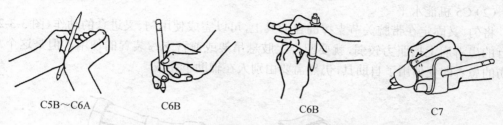

C5B～C6A　　　　C6B　　　　　　C6B　　　　　　C7

图 3-3-18　C6—C7 机能水平患者写字时笔的抓握方法

2. 使用电话

（1）C4 机能水平

由于上肢完全不能活动,这个机能水平的患者可以利用语音、吹吸气等方式操作环境控制系统(ESC:environmental control system)进行呼叫及接听电话,控制系统可以实现免提会话的功能。

（2）C5—C6A 机能水平

现在免提电话已被广泛应用,为此患者只需将操作棒固定在手部就可以很容易实现拨打和一键接听电话。

（3）C6—C7 机能水平

患者佩戴 C 型夹式固定辅助具将操作棒固定在手部,使用操作棒可以按按键打电话。另外,还可以利用腕关节伸展后有的代偿抓握机能(tenodesis action)握住话筒,用肩关节和脸夹住话筒进行通话。也可以在另一只手的帮助下直接用拇指按按键(图 3-3-19)。随着手机的普及 C6—C7 机能水平的患者还可以利用手机来扩大与外界人的交流。

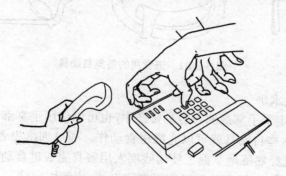

图 3-3-19　按按键的操作方法

（四）自我照料

所谓身边动作就是进行进食、整容(如刷牙、洗手、洗脸、整理头发等)、更衣、排泄(如使用集尿器、插入开塞露的操作、移乘到便器上等)、入浴(如出入浴缸、清洗身体等)的动作。下面分别叙述一下不同的机能水平的患者进行以上 ADL 各项活动时的指导方法。

1. 进食

（1）C4 机能水平

此类患者多为进食动作全部需要帮助，但在喝水时如果将吸管固定在其口中，在患者利用颈部运动可以够到的范围内就可以自由地喝水。

（2）C5 机能水平

将勺、叉固定在带腕关节支撑的自助具上，可以完成使用勺、叉进食的动作（图 3-3-20）。若有的患者肩上抬肌力较弱，就要配合上肢悬吊架或前臂支撑装置的使用。但是这个水平损伤的患者即使使用了自助具，仍然需要由别人在辅助下完成。

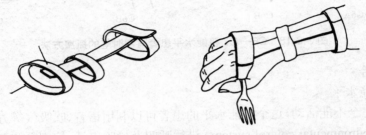

图 3-3-20   C5 机能水平的患者进食佩戴的带腕关节支撑的自助具

喝水时如果使用装有固定夹的杯子，可以将一只手的手掌放在固定夹内，再用另一只手托住杯子的底部，使用两手夹住杯子就可以完成喝水自理。

为了使这个水平损伤的患者在吃饭时更好地用勺子完成盛食物这个动作，可以使用较深的器皿或带有餐盘围挡的自助具餐盘。为了防止餐盘等器皿发生滑动，必要时可以配合防滑垫使用（图 3-3-21）。

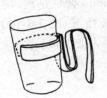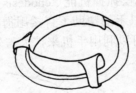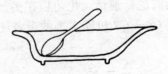

图 3-3-21   进食用的各类自助具

（3）C6—C7 机能水平

将勺或叉插入固定于手掌部的万能袖带之中，也可以使用手掌部固定夹、带固定夹的餐勺或叉等，患者利用这些自助具就可以完成进食动作。通过训练患者可以自行完成自助具的穿脱。另外，如果已经熟练地掌握了使用残疾人用餐具完成进食动作，就可以尝试着利用技巧练习使用普通餐具，比如可以学习使用指间夹法、皮筋固定法、三个手指固定法等利用技巧抓握勺子的方法。还可以练习通过利用腕关节伸展（tenodesis action）的方法完成持杯动作（图 3-3-22）。

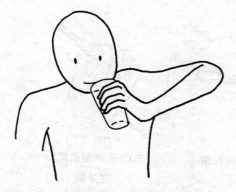

图 3-3-22　　C6B 机能水平患者握杯方法

（4）C8 机能水平

这个水平的患者不必使用自助具等特殊的辅助用具，并且可以在进食时自由地使用调味品。

2. 整容

（1）C4 机能水平

所有动作需要全部由别人帮助完成。刷牙和洗脸等多数动作要在床上完成，如果床可以摇起，最好在坐位状态下进行，这样别人帮助起来会更容易。在做整容动作之前，要将必要的用具如牙刷、牙膏、装有水的杯子、吸管、装有水的脸盆、毛巾等准备好。

（2）C5 机能水平

这个机能水平损伤的患者可以在床上或轮椅上的坐位状态完成，如果事先将必要的用具、自助具、辅助器具为其穿戴固定准备好，就可以自己完成部分整容动作。但有些动作要从实用性考虑，运用灵活的方法去完成，如刷牙时需要将牙刷边变换方向边刷牙，患者进行时可以将牙刷插入固定在手掌万能袖带中，并配合使用带腕关节支撑的矫形器，再用两手同时进行并变换方向。这个机能水平损伤的多数患者需要由他人帮助完成穿脱自助具。做擦拭脸的动作时，可以用双手夹着毛巾擦也可以将毛巾卷在手上擦。剃须时可以使用带固定夹的电动剃须刀，将一只手套在固定夹内，另一只手捧住电动剃须刀，双手同时操作完成。但多数患者会有残留或剃须不彻底的情况。

（3）C6—C7 机能水平

这个水平的患者如果利用把持性自助具，将牙刷固定在手部就可以自己完成刷牙动作，或者配合穿戴腕关节支撑矫形器也可以自行完成。可以用双手夹着挤牙膏，剃须时既可使用电动剃须刀也可以使用普通剃须刀。C6B 机能水平以下的患者不用把持性自助具也可以使用牙刷（图 3-3-23）。练习从牙膏管内挤出牙膏时，可以将牙膏直接挤入口中，这是一种实用有效的好方法。C6B 这个水平损伤的患者洗脸时一般可以在洗脸池完成，轮椅与洗脸池纵向或横向放置，清洗时经常采用将棉质毛巾的一半沾湿洗脸，另一半干的部分用来擦拭的方法。还有洗脸时，如果将毛巾弄湿就会变得很重，操作起来就很困难，并且挤毛巾里的水也是很困难的事，所以可以使用尼龙毛巾，并且尽量使用小毛巾。另外，还可以将香皂放入吊起的尼龙网袋中使用，这样做既利于涂抹又容易搓出泡沫。

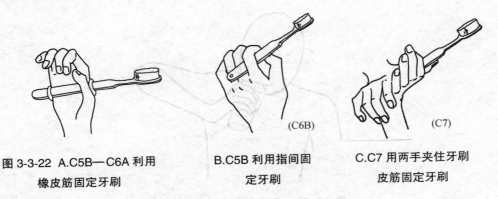

图 3-3-22　A.C5B—C6A 利用　　　B.C5B 利用指间固　　　C.C7 用两手夹住牙刷
　　　　橡皮筋固定牙刷　　　　　　　定牙刷　　　　　　　皮筋固定牙刷

（4）C8 机能水平

这个水平的患者可以完成开闭牙膏盖；往牙刷上挤出和涂抹牙膏；还可以做用双手掌捧起水等动作。

3. 更衣

（1）C4—C5 机能水平

这个水平的患者在穿脱衣服时需全部由别人帮助完成。衣服样式可以选择比较容易进行穿脱的衣服，如光滑有弹性的运动衣裤和前面可以完全打开的衣服等。在帮助患者穿脱衣服时，一般是在床上穿脱裤子，在轮椅上穿脱上衣，这样会更容易完成。

（2）C6—C7 机能水平

C5B—C6A 机能水平损伤的部分患者可以在轮椅上完成运动上衣的穿脱，C6B 以上机能水平的患者可以自己完成衣服的穿脱动作，C7 机能水平的患者穿脱衣动作的速度和实用性都有所提高。为了保持坐位的稳定性，穿脱衣服时最好在轮椅上完成。穿脱衣服时可利用手背部和拇指勾的功能帮助脱拉衣服（图 3-3-24）。

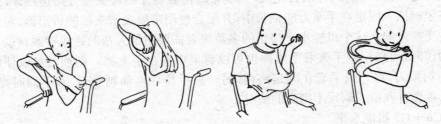

A. C6B 穿前开式衣服的方法　　　　　　B. C6B 脱套头式衣服的方法

图 3-3-24

由于手指无力不能向外拉袖口，所以可以利用嘴或用牙咬着向外拽拉。指导患者穿脱裤子、衬裤、鞋等动作的重点是，如何使足跟和臀部更容易穿入通过裤子。因此，可以使患者取长坐位，将一侧上肢的前臂置于小腿的下方，将足跟从床上抬起，再用另一侧手臂挑起裤子套入裤腿，另一侧下肢也是用同样方法穿上裤腿，然后再取侧卧位左右交替地将裤子向上提，最后提至腰部（图 3-3-25）。

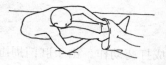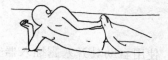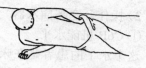

图 3-3-25 C6B 机能水平患者穿裤子的方法

另外,C7 机能水平的患者进行穿脱裤子时,还可以学习些技巧动作,如做向上提裤子的动作时,可以将手插入裤带内,利用腕关节背屈将裤子向上提。也可以利用床上安装的吊环,先将一侧上肢的前臂挂在吊环内,向上用力钩住吊环将臀部抬高,在抬高臀部的一瞬间再用另一侧的手将裤子退下。另外还可将身体靠在床头,以取得身体平衡,然后再用一侧的上肢的前臂将同侧的腿抬起,用另一侧手臂将裤子套在腿上。有些患者还可以用此动作穿上袜子等。

为了更有效地完成穿脱衣裤和鞋,可以在裤子和鞋上缝制一些布环,患者将手指钩住这些布环,这样会很容易完成向上或向下的拽拉动作,穿脱裤子、鞋子等就更方便。

关于解系钮扣的精细动作的操作,如果是 C6 机能水平的患者使用尼龙粘扣等就很方便,如果是 C7 机能水平的患者,可以将系钮扣自助具固定在手部完成解系钮扣,这样操作非常实用。

4. 排泄

脊髓损伤患者的排尿方法有,反射性排尿和按压下腹部的手压排尿,另外还有膀胱瘘、留置和间歇使用导尿管导尿、使用集尿器排尿等。关于排便方面,一般脊髓损伤患者容易发生便秘,因此可以使用缓泻药、开塞露类、灌肠等方法辅助排便。还有,在坐便器的选择方面,可以参考下表进行配置和改造(表 3-3-3)。

表 3-3-3　各机能水平对应的便器种类(寺山分类)

	便器种类	移动方式	自立度
C5	埋入式便器	利用搬运设备	完全帮助
C6	埋入式便器	前方移动	部分自理
C7	残疾人用便器	前方或侧方移动	完全自理
C8	普通式座便器	侧方移动	完全自理

(1)C4—C5 机能水平

这个机能水平的患者排尿排便动作大部分需要帮助。与排泄相关的一系列相关动作,如穿戴集尿器、下腹部按压、导尿、准备排尿排便器具、打开开塞露、腹部按摩、摘下排尿排便器具、擦拭清洗、烘干及皮肤护理等动作均要由他人在床上帮助完成。

(2)C6 机能水平

1)穿戴集尿器

这个水平在排尿管理中使用集尿器的患者较多。集尿器分为男性用和女性用两类,不管是哪一类,现在市场上供选择的产品都很多,但患者要根据自己的情况选择,防止漏尿等情况发生。C6B 机能水平的患者可以独立完成穿戴集尿器的操作动作。

2）操作开塞露插入器

① C6B 机能水平

这个水平的患者是在床上，使用自助具开塞露插入器完成打药动作。由于肛门周围感觉障碍，因此要借助镜子完成插入动作（图 3-3-26）。

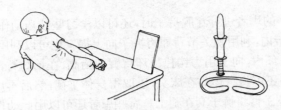

图 3-3-26　C6B 机能水平患者使用自助具式开塞露插入器

② C7—C8 机能水平

这个机能水平的患者可以独立完成穿戴集尿器、清洗、自行导尿等动作，甚至还可以在装有靠背和扶手的座便器上完成使用开塞露插入器排便等全部的排泄动作。

进行轮椅与便器间的移乘时，要使座便器的高度与轮椅坐垫高度保持一致或稍低一些，这样比较易于进行移乘。另外，座便器上若使用残疾人用马桶圈会更方便患者使用（图 3-3-27）。

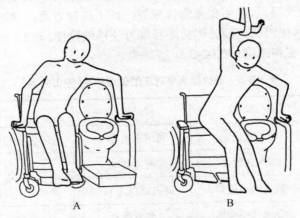

图 3-3-27　C7 机能水平患者向便器移动的方法

5. 入浴

（1）C4—C5 机能水平

这个机能水平的患者进行洗浴时需要完全由别人帮助。帮助的方面包括在床上擦拭身体、利用轮椅或移动搬运类辅助器具及设备，运送患者进出浴缸、上下洗浴轮椅（椅子）、用花洒清洗身体等动作。

（2）C6A 机能水平

上位的 C6A 机能水平的患者有部分动作需要辅助完成。在向轮椅移乘和出入浴盆时可以利用升降机。辅助患者洗身体可以利用安装在房顶的电动式升降机（图 3-3-28），可以使患者长坐位或侧卧位于浴室垫上，然后再利用淋浴为其洗身体。

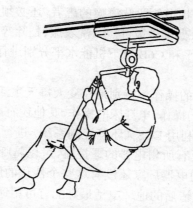

图 3-3-28　利用安装在房顶的电动式升降机来搬运患者

（3）C6B 机能水平

C6B 机能水平的患者在利用移动板、浴缸台等辅助器具，可以独立完成轮椅到浴缸、浴缸到轮椅的动作，利用改造后的洗浴用自助具可以完成洗身等动作（图 3-3-29）。洗身体时可以用单手支撑身体，也可靠着墙进行操作。由于这个水平的患者做撑起身体动作的力量不是很强，经常会发生在移动时把臀部擦伤，为此，这时有必要对皮肤进行管理，使用防褥疮浴室垫等辅助器具。还有出于实用考虑而对浴室环境进行调整，以及训练掌握入浴动作也是完成入浴动作必不可少的方面。

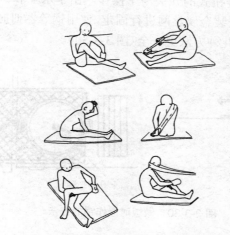

图 3-3-29　C6B 患者的各种洗身方法

（4）C7—C8 机能水平

处于这个机能水平的患者在做与洗浴相关动作时，全部动作都可以独立完成。如果在浴室设计时留有足够的空间，患者是可以完成更衣动作的。但是，由于冬天容易感冒，在洗浴后身体潮湿的状态下很难将衣服穿上，所以，需要辅助完成的情况也很常见。

（五）维持家庭生活

由于脊髓损伤造成四肢瘫痪的患者，身边动作很难独立完成，其中多数患者会成为被帮助的对象。

特别是那些处于单身生活状态的四肢瘫痪的患者,还必须要考虑的电器开关(空调、呼叫器、电灯、电视等)、关门锁门、做菜做饭、烧水、洗衣服、扫除等家庭生活管理的问题。

在此,将 C6A 以上机能水平和 C6B 以下机能水平分别进行叙述。

(1)C6A 以上机能水平

所必需的机能是有关电器的操作。特别是在夏天每天生活中使用频率较高的空调遥控的操作,呼叫辅助者的呼叫铃的操作,电灯床的操作,其他还有电视、电灯、电话等的操作。

虽然 C4 机能水平还需要利用 ECS(环境控制系统)进行操作,但从 C5 机能水平开始就可以操作遥控了。在市场没有所售电器的遥控时,可以将呼气操作时使用的电器开关进行改造后再使用。由于现在的电器厂家还没有这些个性化的服务,所以最好与康复医疗机构的工学方面的技师联系。改造后的地址电话最好配有可用遥控操作的紧急呼叫功能。

(2)C6B 机能水平

这个水平的患者可以做日常生活中最低限的家务劳动,可以进行烧开水、使用煤气、使用冰箱等简单的炊事动作,还可以使用吸尘器和墩布进行扫除,使用洗衣机洗衣服并晒干等。但是做菜做饭动作全部独立完成较困难,需要部分辅助。在此,以 C6B 机能水平的单身患者为例,将各种动作的方法逐一进行介绍。

1)炊事

烧开水可以使用电水壶(向壶中倒入凉水需要辅助)。向外倒水时用手背部按压壶盖的上部,开水将可以倒出。如果使用带有控制开关自动出水的电水壶会更加轻松。

按压式煤气灶的开关较旋钮式的开关易于操作。由于水壶和锅搬运起来非常危险,要将放锅的地方到煤气灶之间安装金属丝网进行固定,使用锅等器皿时,可以将器皿放置于金属丝网上通过滑动运输过去,此种方法更安全(图 3-3-30)。

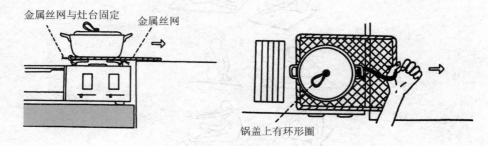

图 3-3-30　做饭时操作锅的方法

在开关冰箱门时,可以在门把手上系上绳圈或在门上吸附上带有绳圈的吸盘,将患者的手指或腕套入其中就可以完成开关门的动作了。在向冰箱内取出或放入东西时,冰箱内上层的东西可以用双手取出,但在取冰箱内中间层以下的物品时就会比较困难,为了方便取出,就要使用有把手的瓶子和有提手的袋子。

2)扫除

扫地动作可以用双手夹住扫把完成,但大范围的清扫比较容易些。此外,还可以完成坐在轮椅上使用吸尘器或墩布(图 3-3-31)。

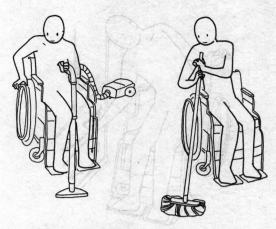

图 3-3-31 C6B 水平患者的扫除方法

3）洗涤

现在全自动洗衣机很普及，操作按键也是按压式的，很轻松就可以完成。旋转钮的操作可以用两手夹着完成（图 3-3-32A B），细小的东西要放入洗衣袋中洗，这样从洗衣机中取出时会更容易。

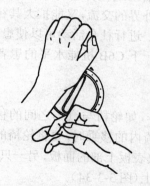 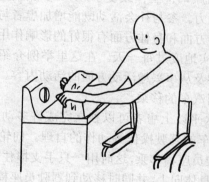

A. C6B 水平患者操作洗衣机旋钮　　B C6B 水平患者从洗衣机里取出异物

图 3-3-32

4）其他

可以利用长柄的够钩等拾起（勾起或俭起）地上的物品，也可以开关柜子的门和开关抽屉。开关柜子的门可以将带有绳圈的吸盘吸附于柜子的门上，将手套在环内把门打开。还可以将大抽屉的两个把手间系上绳子，用一只手的手腕勾住轮椅的推手，用来保持身体稳定，再用另一只手的手背部勾住绳子向外拉开抽屉（图 3-3-33）。另外，这个机能水平的患者还可以完成搬运较轻的物品、操作电器的开关等动作。

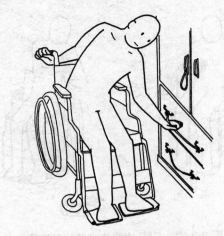

图 3-3-33　C6B 水平患者开柜子抽屉的方法

（六）参与社会活动

　　由于脊髓损伤造成了患者的四肢瘫痪,患者在室外移动能力方面会有许多问题,因此很多患者被困于家庭或设施内不能出门。

　　可以通过回原单位工作或复学,以及参加兴趣活动或体育运动等方式,来促进患者参与社会活动的能力。参与社会活动既能增加患者与外界的交流,又能扩大其社会活动范围。同时又会对精神方面和身体方面有很好的影响作用。进行社会活动可以使患者获得人生的价值和目的,充实地度过每一天。在这里举例介绍一下 C6B 机能水平的患者,在进行残疾人用汽车的移乘及从事兴趣活动方面的活动内容。

　　1. 残疾人用汽车的移乘

　　C6B 机能水平以上患者可以独立完成许多动作,如轮椅与汽车之间的移乘、将轮椅搬入取出汽车、汽车的驾驶操作等动作的自理。向轮椅内的移乘时,要将轮椅的扶手取下,使用移乘板向驾驶员座椅移乘,这时用一只手支撑住仪表板上部的面板,另一只手撑住轮椅坐垫,双手支撑使身体向上,并同时移动到驾驶员座椅上(图 3-3-34)。

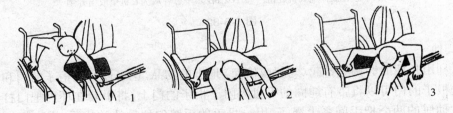

图 3-3-34　从轮椅向汽车移动的方法

　　在向驾驶员座椅移动后,下一步就是将轮椅移动到汽车中。首先要将轮椅折叠并刹闸,并将自己的驾驶座椅向后放倒,将轮椅抱住从自己的腹部上方滑过,然后投放到副驾驶后方的座椅上。为了方便操作,要尽量选用轻量、小型、便携式的外出用的轮椅(图 3-3-35)。

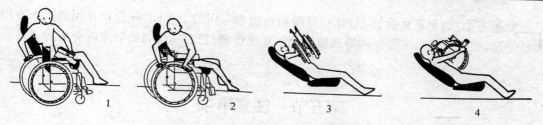

图 3-3-35　折叠轮椅并向汽车内搬运的方法

2.从事兴趣活动

　　C6B 机能水平的患者可以照顾一些盆栽的花草和小鸟、金鱼等小动物(图 3-3-36),日常生活中照顾有生命的东西必须定期进行。在生活上要鼓励患者做有意义的事情,这样不仅会改善身体机能,更重要的还会给予患者在精神方面的支持。

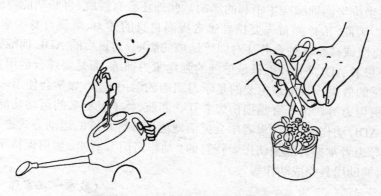

图 3-3-36　从事盆栽的花草兴趣活动

第四节　住宅环境改造

　　住宅改造方面,脊髓损伤患者为了能够使用轮椅进行移动,在设计时会考虑门厅和地面有无台阶,还会考虑走廊和门的宽窄度,但在洗浴和如厕时,就不能只考虑自理的问题,还要考虑辅助者使用起来是否方便。

　　在出入室外时,如果有门槛,一般会使用楔形板,楔形板的角度大约为 5 度左右。居室内如果有台阶要尽量把它去除。走廊的宽度最好是 120cm 左右,另外,驱动轮椅出入各房间也要有一定的宽度,开关门的空间要保持在 90cm 以上。

　　在改造浴室时,为了使患者向洗浴台的移乘更方便,洗浴台的高度要与患者的轮椅座面高度相同,并且底部要留有凹槽,使轮椅的脚踏板能够进入,以尽量减少轮椅与洗浴台的空间,洗浴台的高度要比浴盆的高度高出 5cm,这样患者出入浴盆就会更方便。另外,重度患者在洗浴时可以利用安装在屋顶的电动升降轨道式移位机进行辅助搬运患者,升降及移动都可以轻松地操作,减少了辅助者的负担。

如厕方面，如果条件允许，最好有脊髓损伤患者专用的卫生间，座便器使用残疾人专用的座便器，如果使用与座便器同等高度的埋入式座便器，患者完成如厕动作就会更加容易。

第五节　注意事项

治疗师指导患者日常生活动作自理训练时应注意一些事项，脊髓损伤患者会有运动、感觉方面的功能障碍，同时还会由于自主神经功能异常产生很多其他症状。如坐位平衡训练是 ADL 的训练中最基础的能力训练之一，当患者有体位性低血压和体温调节障碍时，就会阻碍坐位平衡训练。同时由于四肢和呼吸运动机能障碍，会使运动的耐力下降，并且容易产生疲劳，也会对坐位平衡训练产生不利的影响。此外还会有膀胱、直肠功能障碍等对训练造成的不利影响。因此，治疗师首先要指导患者提高自身的体力、增强自身的耐力，并通过训练逐渐使患者克服或减少各种合并症对训练造成的影响，为日后的 ADL 训练做好准备。还有，治疗师指导患者 ADL 训练，不只是单纯的强化肌力训练，而是要综合运用各种训练方法使患者产生实际的效果。其中最主要的是学习肌肉的运用方法，如学会使用爆发力、耐力及掌握合适的时机用力等。由于脊髓损伤患者存在四肢、体干及更多的运动功能损伤，因此在指导患者进行 ADL 动作时，要让患者学会灵活地运用各种特殊的运动方式进行操作；同时，治疗师还要指导患者掌握脊髓损伤患者特有的"动作窍门"，例如，如何保持坐位平衡、如何移乘、如何利用辅助用具完成动作等。

（戴东　汪家琮　周红俊）

思考题

1. 脊髓损伤患者功能障碍的特点有哪些？
2. Zancolli 上肢残存机能分类的内容有哪些？
3. C4—C8 机能水平的患者是如何进行床与轮椅间的移乘的？

第四章　类风湿性关节炎

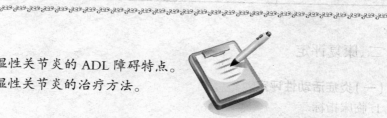

学习目的

1. 了解类风湿性关节炎的 ADL 障碍特点。
2. 掌握类风湿性关节炎的治疗方法。

　　类风湿关节炎（rheumatoid arthritis，RA）是以慢性、对称性、多关节炎为主的一种全身性的结缔组织疾病。病因目前尚不清楚，可能是一种自身免疫性疾病。主要累及手、足等小关节，也可累及任何有滑膜的关节、韧带、肌腱、骨骼、心、肺及血管。RA 在全世界是一种发病率高（0.1%—5.7%）、致残率高、死亡率低的疾病。其发病急、症状复杂、病程长，一旦罹患终身延续，可反复出现一时性缓解或加重，逐渐转为慢性。每个患者的病情进展和预后不同。

第一节　类风湿性关节炎的 ADL 障碍特点

一、类风湿关节炎对日常生活动作的影响

　　类风湿关节炎对日常生活动作的许多方面均有影响（表 4-1-1）。

表 4-1-1　类风湿关节炎的 ADL 障碍特点

ADL	ADL 障碍表现	解决途径
起居	不能翻身、坐起，移动困难	PT、OT
进食	手指无力、不能握匙	OT
排泄	移动困难	OT
整容	拿毛巾、牙刷、梳子困难	OT
入浴	不能拿毛巾搓后背	OT
更衣	不能完成穿脱衣服动作	OT
交流	不能握笔、拿电话	OT

续表

ADL	ADL 障碍表现	解决途径
家务	不能洗衣、拖地、做饭	PT、OT
健康管理	有时出现情绪异常	OT
外出	不能上下台阶、上下公共汽车	PT、OT
作息时间安排	疼痛致作息时间反常	OT
公共设施的利用	移动困难导致不能去邮局、银行	PT、OT

二、康复评定

(一)炎症活动性评定

1. 临床指标

（1）晨僵持续 1 小时以上。

（2）6 个关节以上有压痛或活动时有疼痛。

（3）3 个以上关节有肿胀。

（4）发热一周以上，体温高于 37.5℃。

（5）握力：男 < 25kPa；女 < 19kPa。

2. 实验室指标

（1）血沉 > 27mm；水柱 /1h。

（2）类风湿因子测定 1：40 以上（免疫乳胶法）。

上述临床指标中有 3 项及实验室检查有 1 项为阳性可确定为活动期。

(二)关节活动度测定

除了用量角器测量病变关节活动度外，可采用一种新的工作指数，称为功能障碍信号（signals of functional impairment, SOFI）来评价。此方法由观察者测试，能准确评价患者功能障碍，而且可早期发现手部、上肢及下肢的功能障碍。其测试方法见下表 4-1-2。

表 4-1-2　SOFI 测试方法与评分表

部 位	测 试 方 法	评分(分)
手功能测定	1. 能用手掌、手指握紧一个塑料管(男:直径 8cm 女:直径 6cm)	0
	手指能握紧塑料管壁,但手掌不能紧贴管壁	1
	能用 1—4 个手指抓握塑料管	2
	2. 能用 2—5 个手指紧握铅笔	0
	能用 2—5 个手指紧握圆管(直径 2.5cm)	1
	手指不能屈曲紧握	2
	3. 拇指与食指能握成圆形	0

续表

部　位	测　试　方　法	评分（分）
	拇指与食指能握成半圆形	1
	拇指与食指不能完成任何握式	2
	4. 拇指能对掌至小指基底部	0
	拇指能对掌至食指基底部（不必触及）	1
	拇指不能对掌至食指基底部	2
上肢功能测定	1. 双肩外展 90°屈肘，手置于颈项部，能触及脊柱棘突	0
	双肩外展＜90°，屈肘，手置于颈部，能触及脊柱棘突	1
	上述动作不能完成	2
	2. 坐于桌前，肘屈 90°前臂置于正中位并旋后，手背能平放在桌面	0
	第 2—5 掌指关节能接触桌面	1
	能完成一半动作，第 4—5 掌指关节能接触桌面	2
	上述一半动作亦不能完成	0
	3. 用量角器测量肘关节伸直角度，能完全伸直	1
	肘关节呈屈曲畸形≤15°	2
	肘关节呈屈曲畸形＞15°	
下肢功能测定	1. 坐在椅子上，背部靠紧椅背，足跟能放至对侧膝上	0
	足跟能放至对侧小腿一半高	1
	不能完成	2
	2. 仰卧位，用量角器测量膝伸直角度，膝能完全伸直	0
	膝呈屈曲畸形≤10°	1
	膝呈屈曲畸形＞10°	2
	3. 赤足单腿直立于木板上，木板下垫有一直径为 4cm 的圆柱体	0
	能倾斜木板，使足跟侧靠近木板缘，接触地板	1
	能部分倾斜木板，足跟侧靠近木板缘距地板最小距离为 2cm	2
	不能完成	
	4. 赤足站于平地，用足尖站立	0
	能完成	1
	能完成，但感到疼痛	2
	不能完成	

（三）残疾评定

1. HAQ 残疾指数（standford health assessment questionnaire disability index）：此方法是由患者自己填表进行测定，其填表内容包括日常生活活动中穿着与修饰、起身、进食、行走、卫生、伸手取物、握力及活动等 8 个方面。每个方面根据完成的情况分为无困难（0 分）、轻度困难（1 分）、困难很大（2 分）、无法完成（3 分），如需要用器械或旁人协助完成，每项至少再加 2 分。

本方法比较简单，但主观性较大，填写内容与实际病情可能有差异，与患者的文化素质、理解能力有关。

2. 整体功能评定（steinbrocker function index）：本法是观察者的临床判定。为国外多数学者所推荐。

（1）疾病分期：①早期：X线无骨质破坏，有少量骨萎缩。②中期：X线有骨萎缩或有轻度软骨破坏，邻近肌肉萎缩，有关节外病变（结节或腱鞘炎等）。③晚期：X线骨萎缩及软骨、骨破坏，关节变形、无纤维性或骨性强直，大范围肌萎缩，有关节外病变。④末期：纤维性或骨性强直，其他同晚期。

（2）功能分级：①Ⅰ级：功能正常，可进行一般工作；②Ⅱ级：中度受限，不论有一个或数个关节活动受限或不适，仍能进行正常活动。③Ⅲ级：明显受限，仅能进行极少或完全不能进行一般职业性工作，但生活能自理。④Ⅳ级：限制在椅子上或床上，限于卧床或坐轮椅，生活不能自理。

3. ADL能力的评定

评定ADL的方法很多，现介绍一种简单实用的方法，见下表4-1-3。该评定共有11项内容，根据每项内容完成的情况，给予评定，根据患者完成的情况，可初步确定为I、A或D。

表 4-1-3　RA 的 ADL 评定

活动	能独立完成（I）	需要帮助（A）	依赖别人（D）
进餐			
穿着			
阅读			
坐椅			
如厕			
洗澡			
厨房			
家务			
清洗			
购物			
活动			

三、康复治疗的目的和原则

类风湿性关节炎的治疗目前尚无特殊疗法。康复治疗主要目的是缓解疼痛，消炎退肿，保持肌力及关节功能，预防及纠正畸形及改善生活自理能力。

为了最大程度恢复患者的功能，达到功能的康复，康复治疗前要全面了解患者的病情，治疗措施与治疗程序应多种多样，并有完整的治疗计划。不同病期采用不同治疗及康复措施；并对患者及其家属进行有关宣教，以提高治疗信心，得到他们的配合，取得最大康复治疗效果。

休息很重要，尤其是在急性期，关节部位应休息，并放于功能位。亦可用夹板固定。短期（7—10天）制动休息。

（一）治疗时间的选择

时间的选择将决定康复治疗的成败。因为类风湿关节炎患者疾病与障碍同时存在，无法将康复治疗与疾病的药物治疗截然分开，两者往往同步进行。不同者，不同时期比重不同。

康复治疗时间的选择可参考表 4-1-4。

表 4-1-4 类风湿性关节炎康复治疗时间的选择

患者情况	康复治疗措施
Ⅰ. i. 病情稳定,无全身症状,晨僵＜ 1h ⅱ. 血沉率低于 30mm/h ⅲ. 关节无肿胀 ⅳ. 其他炎症期反应物阴性 ⅴ. 黏蛋白值正常 ⅵ. 停用皮质甾体 3 个月	i. 应加强运动疗法 ⅱ. 有畸形采用矫形器,无畸形预防畸形的出现 ⅲ. 有针对性地进行作业疗法
Ⅱ. i. 病情较为稳定,晨僵 1—2h ⅱ. 血沉率 60mm/h—100mm/h ⅲ. C 反应蛋白＞ 10mg ⅳ. 关节有或无肿胀 ⅴ. 全身症状不明显	i. 在医师监护下,慎重进行,保持关节活动范围 ⅱ. 增强肌力,防止 / 矫正畸形,松弛痉挛肌肉 ⅲ. 系统性抗风湿药物同步进行
Ⅲ. i. 病情活动,晨僵 3h—4h 或以上,有明显全身症状 　如发热、疲劳、关节疼痛 ⅱ. 血沉率＞ 100mm/h,C 反应蛋白＞ 30mg, 　黏蛋白升高 ⅲ. 常有各种关节外在表现	i. 系统抗风湿药物治疗为重点 ⅱ. 以卧床休息为主 ⅲ. 肿胀关节制动,作关节活动训练等长收缩 ⅳ. 避免畸形出现

（二）治疗的依从性

所谓治疗的依从性（compliance with therapy）是指研究或治疗对象对给予他们的医疗措施的接受程度或对研究工作接受的程度。类风湿关节炎患者因各种心理障碍、经济和社会方面的原因而干扰了康复治疗的实施。依从性已受到人们的普遍关注。为了提高依从性,应注意以下几点:

1. 加强对患者的教育与指导,使其充分认识到疾病的多变性、病理的迁延反复性、早期积极治疗的重要性。提高心理的承受能力,提高治疗信心和积极性。

2. 尽力克服足以影响患者依从性的因素。

3. 患者和医生之间建立良好的信任。

4. 患者家属对治疗要理解、支持并且积极参与。

5. 康复治疗要切合实际,能获得确切效果,使患者愿意接受且喜爱这种治疗。

（三）治疗的原则

类风湿关节炎康复治疗的原则在于消除疼痛、控制炎症、保持良好的全身状态,预防或改善功能障碍,提高生活质量。下表 4-1-5 为类风湿关节炎患者康复治疗原则的主要内容。

表 4-1-5　类风湿关节炎康复治疗的原则

治疗原则		具体内容
Ⅰ.消除疼痛	急性疼痛,痛阈低下由炎症性致痛物质所致	局部制动,温热治疗,适当运动疗法
	局部缺血所致	采用温热(温度不可过高),主动运动疗法
	关节活动受限引起	采用温热,关节活动范围运动
Ⅱ.控制炎症	关节面组合不合适,表现为红肿	姿势体操,夹板矫形器,局部制动;全身热痛休息,相应理疗,必要的抗风湿药物
Ⅲ.保持良好的全身状态		适当的运动疗法,保持好姿势,作业疗法
Ⅳ.预防和改善		按摩,被动运动,辅助或主动运动,关节功能障碍活动范围运动,功能夹板应用,保持和增强肌力的训练,综合基本动作训练,ADL训练,自助具的应用

（四）康复治疗的注意事项

1.认真做好局部和整体状态的评定:注意局部(关节、周围软组织)炎症所处的时期、关节破坏的程度、肌力、软组织挛缩等情况。并非所有关节均适合同一运动,应区别对待。整体评定主要考虑心、肺功能状态和全身情况,当血小板计数低于 $20×10^9/L$ 时运动应禁忌。

2.注意关节炎症的时期:紧急期关节应休息,每日仅允许数次主动的关节活动和等长收缩;亚急性期运动次数可增多;慢性期则各种运动疗法基本均可进行。

3.区别疼痛的类型:要区别关节疼痛的原因,炎症性疼痛时只能进行关节活动范围运动;而机械结构紊乱性疼痛时,轻度者可进行关节活动范围运动,等长、等张及低冲刺性的有氧运动;中度或严重者则只能做关节范围运动和等长收缩。

4.运动前的准备:为增加肌腱伸展,减少疼痛,运动前宜采用冷、热疗法,牵张运动前亦有服用止痛药的,要注意用药后,疼痛虽减轻,但易引起关节的损伤。运动前进行轻柔地按摩,可使肌肉痉挛减轻或解除,有利于运动疗法进行。

5.患者的年龄:老年患者肌力减退,肌纤维萎缩,有氧能力减退,肌腱弹性减少,软骨水分减少。这些改变均能加重原有疾病的变化,运动疗法时亦应注意。

6.运动疗法的顺序:如关节活动受限(软组织结构紧张所致),开始先用辅助或牵张运动,继之以主动关节活动范围运动;如关节活动不受限,用保持关节活动范围的主动运动;当关节生物力学状态良好时,先用等长收缩,继之用等张收缩以加强肌力锻炼。Hicks 主张在炎症性关节中采用如图 4-1-1 中的运动顺序。

7.注意运动过度的信号:运动后,疼痛出现持续 2 小时以上、有过度疲劳感、虚弱加重、关节活动范围减少、关节肿胀增加均说明运动量过度,应当进行适当调整。运动后疼痛如经夜间休息能恢复的,表明运动量是合适的。每次运动后,必须有适当的休息时间。

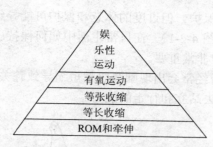

图 4-1-1　运动疗法的金字塔式（由底至尖）的选择顺序

四、药物治疗

传统的治疗方法为金字塔式，即从基础治疗逐渐上升至实验治疗，如图 4-1-2 显示。

基础治疗包括非甾体抗炎药物（NAIDs）的选用，即一线药物，这类药物目前种类繁多，效果与剂量由于个体差异不同而异，一般认为采用最大耐受量为好。

近来有缓慢释放剂，可减少每日服用次数。这类药物的共同作用是抑制环氧化酶，抑制花生四烯酸转化为前列腺素，从而有抗炎止痛的作用。但前列腺素减少时，胃酸分泌增加，胃黏膜血流量减少，胃黏膜腺苷酸环化酶合成降低，并且抑制钠泵功能导致钠潴留，细胞肿胀，以致造成胃黏膜的损伤，因此长期使用应注意其不良反应。

使用二线药物、三线药物或甾体类药物时应严格掌握适应证。短时间、小剂量用于疾病早期能使炎症较快得到控制。具体用法请参考专业教科书。

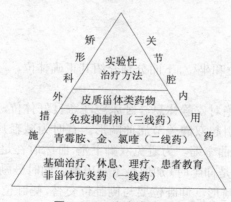

图 4-1-2　金字塔式治疗

第二节　类风湿性关节炎的治疗方法

类风湿性关节炎是一种全身性的慢性消耗性疾病，患者的体力较差，日常生活中需要较多的休息；同时因为全身广泛的关节病变，患者在训练活动中很容易使关节病变加重，因此需要进行仔细的全面的关节保护。但过度的休息和保护可能导致骨质疏松、肌萎缩、关节挛缩、关节受限等废用综合征(图 4-2-1)。在日常生活中如何保持患者足够的休息和适当的活动这两者之间的平衡,这一点非常重要。

临床上,长期卧床的患者经常会出现腘绳肌腱短缩导致膝关节活动受限,常伴有髋关节活动受限和肌萎缩。患者失去站立和行走的能力。

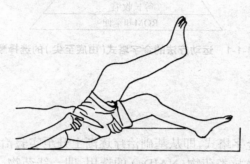

图 4-2-1 膝关节活动受限

作业疗法的目的,首先是指导患者尽量独立完成日常生活活动训练,如进食、梳洗、穿脱衣裤、取物、开关抽屉、手表上弦、坐、站、移动、步行、上下楼梯、出入浴池、厕所等训练;其次是教会患者在日常生活活动中节省体力和保护关节的方法;同时根据患者功能障碍的特点,改装某些生活用具的结构或设计而自制一些自助具,改善生活自理能力;作业疗法除改善患者的功能外,还能提高其社会适应能力,是对患者身心进行的一种综合训练。

一、起居动作训练

(一)休息体位

常见的休息体位有卧位和坐位,下面分别介绍其正确体位。

1. 卧位

急性期患者需要全身绝对安静休息。卧床应注意良好体位,枕头不宜过高。尽量避免用软床垫,以免臀部下沉,引起双髋关节屈曲畸形。有时为减轻疼痛,于双膝关节下方放置枕头,但容易使膝关节呈屈曲挛缩。为避免双脚下垂,卧床时在足部放置支架,将被子架空,以防止被子下压双脚(特别是仰卧时)加速足下垂出现。同时鼓励患者定期将双足前部蹬于床端横档处以矫正足下垂畸形。仰卧位要与侧卧位交替,侧卧位要注意避免颈椎过度向前屈所致畸形。

2. 坐位

注意避免长时间的保持某种坐位姿势,以免关节僵硬。正确的坐位姿势:膝关节保持90°屈曲,避免脚尖着地用力;膝关节周围的肌肉应尽量放松。见下图 4-2-2。

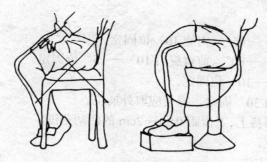

图 4-2-2　正确的坐位姿势

左:错误;右:正确。

3. 夹板制动

急性炎症渗出的关节应用夹板制动,如采用医用热塑型塑料板材根据不同部位加热后固定,比较方便。固定期间,每日应除去夹板,作关节活动范围的训练,主动式和主动辅助式均可。用夹板固定来消肿止痛效果优于任何其他方法。夹板固定的作用是保护和固定炎症性组织,最终目的是保存一个既可活动又具有功能的有用的关节。

关节固定时,有可能会出现关节的强直,因此制动时应将关节置于最佳的功能位置,每日关节活动训练不可缺少。连续用夹板固定或用支架,将引起肌力减退(可以逆转),也能导致关节挛缩(制动不超过 4 星期可逆转,但会引起骨质疏松)。

4. 保持良好的关节位置

很明显,不适当体位和不良姿势常常引起肢体的挛缩。不适当姿势由不正常关节位置所造成。故站立时,头部应保持中位,下颌微收,肩取自然位,不下垂、不耸肩,腹肌内收,髋、膝、踝关节均取自然位。坐位时采用硬垫直角靠椅,椅高度为双脚平置地面,膝关节呈 90° 屈曲。

注意保持关节的功能位置,它对良好的姿势、改善功能障碍均有积极意义。功能位置的保持根据以下情况进行。

(1)关节维持一定的活动范围,应力求:

髋关节屈伸范围在 0°—30°

膝关节屈伸范围在 0°—60°

踝关节蹠屈范围在 0°—20° 背屈范围在 0°—10°

手指即使不能全伸,亦不会严重影响功能。但掌指关节即使屈曲稍微受限(特别是小指和无名指)就有明显影响。近端指间关节屈曲范围应在 0°—50° 以上。远端指间关节屈曲受限、影响功能不明显。拇指首要的是关节稳定。腕掌(carpometacarpal, CMC)关节没有 30° 的内旋,就不可能做正常对掌动作。

肘关节:伸屈范围在 0°—90°,手能接近嘴,以利进食、洗漱等动作。

肩关节:屈曲保持在 0°—45°、外展 0°—90°、外旋 0°—20°。

(2)一些关节需予以固定:无法保持关节不动的,需要作关节固定,各关节应在以下最佳功能位置下固定。

髋关节:5°—10° 屈曲固定,旋转取中位。

膝关节:5°—10° 屈曲固定。

踝关节:保持中位。

肩关节:取屈曲 30°—45°、内旋 10°位固定。

肘关节:取屈曲 70°—80°、前臂旋后 10°—15°位固定。

腕关节:取背屈 5°—10°位固定。

手:掌指关节取屈曲 30°固定。拇指应取外展位。

下颌关节:尽可能保持上、下齿距 0cm—2cm 的活动范围。

头部:取垂直前视位。

5. 病变关节的保护方法

（1）多个关节受累时:尽可能使用最大的病变关节,如提取重物时使用肘关节而不用手指提取。关抽屉时,用手臂力量或侧身力量取代用手推,避免加重受累关节的炎症。

（2）手指关节受累时:尽可能采用粗柄、大把手用具。

（3）尽可能避免长时间保持同一体位不变。

（4）携带重物时:采用带车轮的小车或滑行,应推行,不拉行。有条件的可借助他人帮助。

（5）避免做手的尺位偏运动:如拧开瓶盖用右手,盖上瓶盖用左手。

（6）避免做牵拉、弯腰工作:长时间步行应减少。桌面高低要适中,以站立时腕关节高出桌面 5cm—8cm 为宜。

（7）尽可能采取水平位休息,避免长久持续性休息,以免引起关节的僵硬。

（8）避免出现超重、肥胖,因为体重减轻 1 千克能减轻髋关节负重 3 千克—4 千克。

（二）站起训练

根据保护小关节的原则,从椅子上站起来时,尽量用手掌根部和手腕及前臂负重,避免手指负重（图 4-2-3a）;站起过程中,膝关节外侧用力,防止膝关节内侧副韧带过度拉长损伤膝关节（图 4-2-3b）。

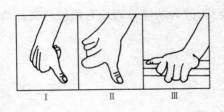
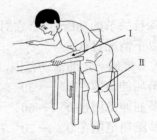

a. Ⅰ、Ⅱ错误;Ⅲ正确　　　　b. Ⅰ前臂负重;Ⅱ防止内侧副韧带损伤

图 4-2-3　身体向一方倾斜,从椅子上站起来

（三）其他训练

类风湿关节炎的患者一般都能够独立完成翻身动作和坐位移动动作。需要注意的是在翻身或移动过程中要注意指间关节和掌指关节的保护,尽量用手掌根部或手腕及前臂的力量。

二、步行动作训练

类风湿性关节炎患者在恢复期,由于下肢关节受累,力量减弱,需要一定的辅助步行的器具,以支持体重和保持平衡。确实难以站立、无法步行者只能使用轮椅。

拐杖、手仗或助行器的选择:实质上,这些是以一种上肢伸长的替代形式,用以弥补患者肢体所失去的支撑、平衡和负重的功能。使用手杖要求上肢和肩带的肌力正常,平衡状态良好;使用拐杖要求患者上肢肌力和体力处于良好状态。助行器则适用于病情较重的患者。如果肘关节稳定性较差,用前臂支撑金属片的拐杖(图 4-2-4a),肘关节可依托在金属片的凹面上。肘关节不能伸展时用月台型拐杖(图 4-2-4b),前臂可依托在平台上,手握住平台上突出的扶把。腕关节伸肌肌力减弱,腕部稳定性不佳,可用有腕关节固定带的拐杖(图 4-2-4c)。或使用有前臂托的助行器(图 4-2-4d)。

一般来说手杖能够承受体重的 20%—25%。单侧前臂拐杖最大可承受体重的 45%。双腋拐能够承受体重的 80%。

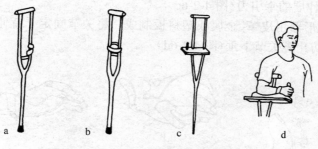

图 4-2-4 各种助行器具

对于伴有足内外翻的患者,可使用鞋底楔子,如图 4-2-5 所示,可改善足的承重功能。楔子一般用皮革制成,置鞋底内侧或外侧。一侧下肢缩短不足 2.5cm 时,只需将足跟垫高;如缩短达到或超过 2.5cm 时,应同时垫高鞋跟和鞋底。

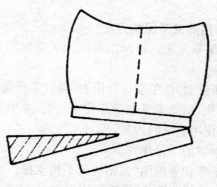

图 4-2-5 鞋底楔子

三、关节的保护

（一）关节的制动

在急性期，进行关节制动可以有效地减轻疼痛，防止关节畸形。可使用夹板或上肢矫形器保护：分为固定式（静止性）和功能性（可动性）两大类。

固定式手指制动器由不锈钢或塑料制成，用以防止指间关节挛缩或过伸（图 4-2-6a）。天鹅颈矫正环或 Bumell 夹板即属此种类型，它可减少近端指间关节过伸，不仅有助于减少因活动而继发的滑膜增殖，有助于稳定掌侧关节囊，而且还有助于松弛手内在肌的痉挛和挛缩。钮扣花畸形的矫正是天鹅颈畸形矫正的反方向，它支持横向纤维，允许骨间肌和蚓状肌对近端指间关节进行伸展，支持背面的关节囊，因此不会引起过伸。

固定式手部制动器也可用于将指间、掌指关节固定于功能位。常用基底部对掌矫形器如下图 4-2-6b 所示。

可动性功能性手指矫形器是一种简单、灵巧的手指矫形器。用钢丝和塑料垫板制成，为指间关节挛缩提供伸展的牵引力（图 4-2-6c）。

固定性腕部矫形器用皮革、金属或塑料板制成。将关节固定于背伸 20°—30°，尺侧偏 10°的功能位，防止腕关节下垂（图 4-2-6d）。

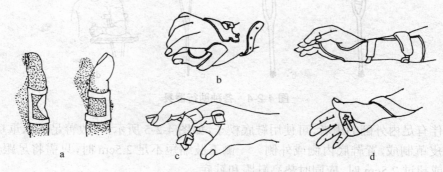

图 4-2-6　关节的制动

（二）日常生活活动中常用的关节保护方法

下图 4-2-7a－f 分别介绍日常生活活动中常用的关节保护方法。左图的错误做法应尽量避免，右图表示正确做法。

a 使用加粗的笔，增大接触面，使手掌也能用力，减轻手指负担。

b 使用加长手柄的水龙头，借助手掌力量开关水龙头，减少手指用力。

c 开启瓶盖的时候尽量使用手掌的力量。

d 剪刀经过改装，能用手掌的力量操作。

e 从椅子上站起时，用手掌和手腕用力，不能用手指支撑。

f 搬运重物时，用前臂和手腕负重，减轻手指用力。

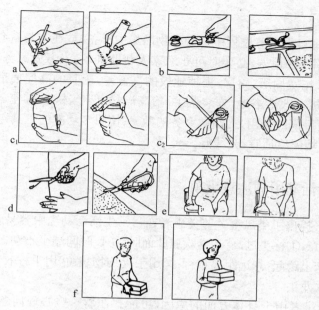

图 4-2-7　保护关节的不同方法

四、节省体力的方法

(一)主动休息

类风湿性关节炎是一种全身性消耗性疾病,患者即使没有临床症状,仍应保证每天有 10 个小时左右的睡眠时间和 2 个小时左右的午休时间,这是非常重要的。对于类风湿性关节炎患者来说,安静休息也是治疗的一部分重要内容。

(二)使用自助具或改装生活用具

类风湿性关节炎患者肘关节屈曲受限,肩关节屈曲、外展受限,指尖不能触及面部,前臂不能旋后,此时洗脸、梳头困难。日常生活活动中使用自助具或经过改装的生活用具,可以有效地减少关节活动的次数和关节活动或躯干摆动的幅度,从而减少用力,节省体力。具体方法举例介绍如下。

进食过程中手不能触及口,即使能摸到口,前臂也不能旋前、旋后时,可使用加长、加粗的勺子和防滑的盘子或容器;整容过程中使用长柄的梳子及使用电动剃须刀等;更衣过程中使用长柄的钩子取更衣物品或使用专门的穿袜器;也可常用"老头乐"和棒钩予以协助。穿脱裤子可用拉链,其拉手装上棒状物,以便拉动。

上肢功能障碍引起排便、排尿的清理困难,可用自动洗净器清洗,使用坐厕,避免用蹲厕,厕所旁边应安装扶手。可为双髋、双膝关节屈曲受限,站起困难的患者而设计的后部高的便器坐垫,便于患者站起。入浴过程中使用长柄刷洗足部和后背等。

(三)做家务过程中节省体力的方法

由于患者多数是女性且年龄较大,她们的家务负担较重。因此如何有效地用尽量少的体力做完家务是作业疗法研究的一个重点。总的原则是简化动作,减少身体移动。具体要求如下。

首先把每周或每日做家务过程中的必须物品集中准备,放在容易拿到(不必做弯腰或上楼梯等消耗大的动作)的地方,必要时可要求家人帮助准备;坐着做家务,体力消耗少,房间里去掉或降低台阶,拓宽厕所、厨房,去掉地板的高低差,厨具的高度要适当;可坐在带脚轮的椅子上在厨房做饭。改造浴池,安装扶手,抬高澡盆,调整沐浴器,使之容易使用,调整水龙头高度及开关,两手同时使用,提高做家务的效率;使用多功能的工具,节省取工具的时间;使用各种自助具;环境温度适宜,光线好。

五、日常生活活动中的注意事项

有人根据调查,提出了类风湿关节炎患者在日常生活活动当中容易忽视的一些问题,共有 10 项,应给予注意:①枕头过高;②喜欢屈膝而卧;③长时间端坐不动;④不喜欢坐厕,爱用蹲厕;⑤在地板或床上蹲起;⑥远距离步行;⑦用手提购物袋;⑧用手拧衣物;⑨穿高跟或尖头皮鞋;⑩使用普通水龙头。

类风湿关节炎患者由于身体方面的原因,可能存在着一些心理问题,如表现心情压抑、自卑、冷漠甚至出现攻击性行为,容易与周围的人出现矛盾或冲突。作业治疗师应针对患者的心理特点,在治疗过程当中进行必要的指导。首先应帮助患者对病情有正确的认识,对病情复发的一些常见的表现应该有所了解,在病情复发时能得到及时的治疗和处理;认识病情的长期性和易疲劳的特点,合理安排日常生活,不做消耗体力很大的事情;与周围的人群搞好人际关系,敢于向家庭和社会寻求帮助。

(刘璇　刘根林　周红俊)

思考题
1. 类风湿关节炎康复治疗的目的和原则是什么?
2. 类风湿性关节炎的治疗方法是什么?
3. 类风湿性关节炎患者节省体力的方法有哪些?

第五章　截　肢

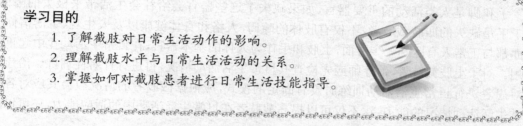

学习目的

1. 了解截肢对日常生活动作的影响。
2. 理解截肢水平与日常生活活动的关系。
3. 掌握如何对截肢患者进行日常生活技能指导。

　　截肢是指截除因损伤或疾病而失去生存状态的肢体或局部疾病严重威胁整体生命的肢体。截肢的原因较多,主要为工伤、交通事故、动脉硬化性闭塞性疾病和糖尿病的并发症,其次是创伤、肿瘤等其他疾病。根据我国 1987 年残疾人抽样调查数字表明,全国肢体缺损者约占 667/10 万。截肢的常见类型按照截肢部位分为上肢截肢和下肢截肢。上肢截肢包括:肩胛胸廓截肢、肩关节离断、上臂截肢、肘关节离断、前臂截肢、腕关节离断、腕掌关节离断、掌骨截肢、指骨截肢;下肢截肢包括:骨盆截肢、髋关节离断、大腿截肢、膝关节离断、小腿截肢、足部截肢。截肢一方面使患者终身失去了部分肢体,造成残疾,另一方面又可通过保留患肢功能和安装假肢等积极干预手段使患者最大程度地恢复功能。

　　截肢对日常生活动作的许多方面的影响 (表 5-1)

表 5-1　截肢的 ADL 障碍特点

ADL	ADL 障碍表现
起居	下肢截肢后坐起,移动困难
进食	上肢截肢后,不能握勺、端碗
排泄	下肢截肢后,移动困难
整容	上肢截肢后,拿毛巾、牙刷、梳子困难
入浴	上肢截肢后,不能拿毛巾搓后背
更衣	上肢截肢后,不能完成穿脱衣服
交流	上肢截肢后,不能握笔、拿电话
家务	上肢截肢后,不能洗衣、拖地、做饭
健康管理	截肢后,可能出现情绪异常
外出	下肢截肢后,不能上下台阶、上下公共汽车
作息时间安排	可能出现作息时间反常
公共设施的利用	下肢截肢后因移动困难导致不能去邮局、银行

第一节　上肢截肢

一、能力障碍的概述

手和脚是人类活动的重要器官,如果缺失了这些器官会给社会生活带来极大的障碍。对于手足缺失的四肢截肢者,不仅有肢体的障碍,人格和身体健康以及人生观、生活信仰等方面都与正常人有区别。一方面,上肢和手作为人体的基本器官,在日常生活动作中起重要作用。对于上肢截肢者,治疗师应先检查其日常生活活动情况,再进行针对性训练。治疗师在对患者进行日常生活活动训练时没有固定的模式,应根据截肢者的情况教会其应对各种日常生活活动情况的能力,这不仅可以提高截肢者在日常生活活动中的适应能力,还可以增强其自信心。

(一)一侧上肢截肢和双侧上肢截肢

一侧上肢截肢和双侧上肢截肢的患者日常生活活动的障碍程度有明显的差异,作业治疗师应根据截肢者对不同的假手需求进行相应的评价与训练。

1. 一侧上肢截肢:一侧上肢截肢者可以利用健侧完成大部分日常生活活动动作。大多数一侧上肢截肢者,对实用性假手的需求比装饰性假手更重视。在日常生活活动训练中,治疗师不仅对截肢者断端的机能和假手情况进行正确的评价,更重要的是教会其自身生活的应变能力和假手的应用能力。这不仅会提高截肢者日常生活活动能力,更重要的是恢复其自信心,更好地回归社会。

(1)利手残存:此类患者基本上可以利用一侧健手处理日常生活活动。对于男性患者(特别是中年)用健侧上肢完成日常生活活动有不自由的感觉。然而,在实际生活中,积极地应用健侧处理一些事情逐渐增多,对未来的生活环境也会逐渐适应。

截肢早期,残肢的断端需要弹性绷带的包扎,所以早期截肢者很少使用残肢的断端完成日常生活活动。在进行日常生活活动训练时,治疗师应鼓励患者尽早在病房和家里去体验双手(包括截肢肢体)完成日常生活动作。越早体验日常生活活动,熟悉日常生活活动环境,对截肢者今后安装假手,训练假手机能越有帮助。

(2)利手截肢:利手截肢后,作业治疗师应早期对截肢者进行利手交换训练,以确保健侧上肢的功能,提高日常生活活动自理能力。作业治疗师在进行截肢者的日常生活活动训练时,提高利手截肢者日常生活活动实用性最好的训练方法是,要根据个别截肢者的能力教会其单手完成正常人双手完成日常生活活动的感觉,并用单手来体验双手完成活动的经验。

2. 双侧上肢截肢:双侧上肢截肢的患者可以通过安装假手来完成抓握物体的能力,也可以利用残端来完成一些日常生活动作。

双上肢截肢患者最难完成的日常生活活动是排泄动作的自我处理。截肢者可利用残端或假手处理排尿和排便,还可以使用足或自助具等方法完成。为了回归社会,还要在外出或工作等公共场合学会处理大小便。

在双上肢高位截肢的情况下,截肢者要学会利用足、口、额等部位随机应变来处理日常生活动作。

(二)截肢水平与日常生活活动

上肢的基本功能是由肩关节、肘关节、腕关节等各部分功能组合后,手发出有目的的动作来完成的。因截肢部位不同,残存的功能也不同,为了更好地训练上肢截肢者的日常生活动作,熟悉运用残肢上肢功能,作业治疗师应对截肢者进行残端的评价与训练。

1. 肩部截肢:肩部截肢包括在腋窝皱褶水平或其近端的截肢、肱骨外髁胫截肢、肩关节离断和肩胛带离断。此部位截肢利用断端来完成日常生活活动的可能性很低,而且此部位截肢的假肢装配均为肩关节离断假手,实用性较低,这些假肢一般在双手活动时起到辅助支持作用,成为支持工具。

2. 上臂截肢(肘上截肢):上臂截肢分为长肘上截肢和短肘上截肢。长肘上截肢指肘上残肢长度在正常肱骨长度的50%—90%间的截肢,是肘上截肢最常用的选择。如果手臂断端的皮肤、肌肉及神经组织没有受损,这种肘上截肢就可以为索控式假肢提供良好的关节活动范围和肩胛带下压、前伸等肌力,协助完成日常生活动作。此断端有足够的长度,可以与假肢接受腔紧密连接,可以通过肱二头肌和肱三头肌为机电假肢提供良好的机电信号。

3. 前臂截肢

(1)前臂极短残肢:由于残肢断端较短,安装假肢时接受适用性差,肱骨髁上部支持式接受腔限制了肘关节的活动度。

(2)前臂短残肢:残肢长度为健侧的35%—55%,肘关节活动度比较灵活,前臂的旋前方肌的全部和旋前圆肌一部分被切除,而旋后肌保留,旋后力较强,且保留有0°—60°的内旋-外旋动作,故截肢者可完成提、抱和支撑动作,双手可以完成抱起物体的动作。

(3)前臂长残肢:残端长度大于健侧的80%,前臂可以保留100°—120°的旋转动作,截肢者可以利用断端完成部分ADL动作,双侧截肢者利用率更高。长残端保留了足够的长度和前臂的旋转能力,故假手的实用性也有明显的提高。

4. 手部截肢:人手的70%运动功能是由拇指与食指、中指共同完成。拇指缺失会失去对掌功能而不能捏握,食指与中指缺失会影响捏取物体的功能,小指或拇指缺失后,一般只影响抓握动作,而对全手功能的影响不太大,仅残留手掌时,就只有推、拉、托、提、压的功能。

二、日常生活技能指导

(一)假肢穿脱训练

1. 肩关节离断假肢穿脱训练:用健手将假肢接受腔放到残端,利用墙壁或桌子将其固定,健手绕到背后抓住胸廓固定带,拉到胸前加以固定,再将健手向背后插入肩固定带(图5-1-1a—b),以完成假肢的穿戴动作。与以上动作相反,可完成脱拆假肢的动作。

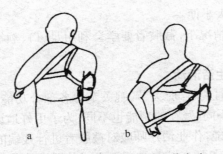

图 5-1-1　肩关节离断假肢穿戴方法

2. 单侧前臂假肢的穿脱训练：单侧前臂截肢者穿戴假肢时，先用健手将"8"字形肩带按试样时试好的松紧度，一端连接于肘吊带上，另一端连接在牵引带上，再将残肢伸进臂筒，健肢伸入"8"字带的套环内，接着做几个耸肩动作，使"8"字带套于健侧腋下，且使"8"字带交叉点处于背部正中，系好皮带即可。脱假肢时，先将"8"字带脱下，然后将残肢从臂筒内抽出（图 5-1-2）。

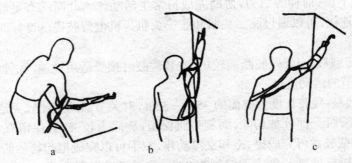

图 5-1-2　前臂假肢穿戴方法

3. 双侧前臂假肢的穿脱：第一次穿脱假肢时，应由假肢技师或治疗师帮助。先将假肢的固定牵引装置按试样时调整好的松紧度连接好，然后放在便于截肢者穿戴的地方。穿戴时，截肢者背向假肢站立，双臂后伸，将两侧的残肢分别伸入左、右臂筒内，然后抬起双臂，像穿衣服一样，借助于假肢的固定牵引装置，将整个假肢悬挂在截肢者的双肩上，待检查各部分的位置适合后，系好皮带。脱假肢的顺序与穿戴时相反。

4. 单侧上臂假肢：单侧上臂假肢穿戴时，先用健手将假肢的固定牵引装置按试样时试好的松紧度连接好，然后将残肢伸入假肢的上臂筒内，将肩锁带置于残侧肩上，再将胸部带套在对侧腋下即可。脱假肢的顺序与穿戴时相反。如果是穿着"8"字形肩带，则与前臂假肢的穿脱方法相同。

5. 双上臂截肢或一侧上臂、一侧前臂截肢者。其穿脱方法同前臂截肢者的方法，但开始时应由假肢技师或作业治疗师帮助穿脱，以后除了胸围带和牵引带的松紧必要时需请他人帮助调节外，一般均可自行完成穿脱。

（二）假肢使用训练

1. 基本动作训练：各类上肢假肢的控制牵引装置有所不同，但其控制的基本方法相近。

（1）基本动作的控制训练：

1）胛骨外移控制动作：是指双侧肩胛骨围绕胸廓外移（离开脊柱）的动作，常与双侧肩关节前屈动作联合用于控制假手的开手动作。

2）耸肩控制动作：上臂假肢的三重控制系统中常以残肢一侧肩部升高动作为肘关节锁的开锁动力源。在残肢侧肩部升高时，健侧肩部必须保持静止，作为牵引锁一端的稳定的支点，当残肢侧提肩时才能产生相对移位。

3）肩关节屈曲控制动作：残肢侧肩关节的前屈运动是控制上臂假肢的主要动力源，残肢侧肩关节前屈时，健侧肩部应该保持相对静止，这样才能形成控制假肢所必需的牵引位移。

4）肩关节后伸控制动作：肩关节后伸运动实际上是一个组合动作，它是由残肢侧肩关节的后伸与同侧肩胛骨围绕胸廓的前移组合的动作。

（2）前臂假肢的控制动作训练：

1）屈肘：前臂截肢者的肘关节还具有较强的屈曲能力，因此可由残肢做屈肘运动，通过肘关节铰链带动假肢的前臂屈曲。

2）腕关节的屈伸和旋转：锁控前臂假肢腕关节的屈伸和旋转都是被动运动的，需要借助于另一只手或外界的帮助才能完成。

3）开手：根据日常生活活动和工作需要，截肢者的开手动作分为两种：一种是无需屈肘的开手，适用于远离身体的日常活动；另一种是屈肘开手，适用于接近身体的日常活动。无需屈肘的开手的方法以健侧肩静止不动作为支点，截肢侧做肩胛骨前移、肩关节前屈和沉肩运动，肘关节伸展，用"8"字形肩带拉动开手牵引索，假手便可张开。屈肘开手时，先屈肘，然后做肩胛骨前移、肩关节前屈和下沉肩关节动作。

（3）上臂假肢的基本操作技术：

1）锁定技术：肘关节 90° 屈曲，使肘关节控制锁打开。前臂不动，肩部前突，断端向后用力，使肘关节控制锁关闭。

2）勾状手打开技术：在肘关节锁住状态下，肩胛骨前屈勾状手打开。肩胛骨后伸，使勾状手关闭。

3）勾状手定位技术：①手移动到需要抓持物品最方便的位置。②判断勾状手的固定片和移动片。③使固定片靠近目标物品，掌握活动片与固定片的平行（图 5-1-13）。

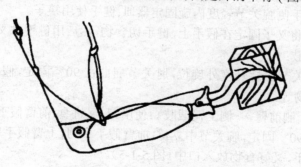

图 5-1-3　用勾状手练习定位

2. 应用训练：机械手持物时要从大物品开始练习，如用宽 4cm 的方木块完成抓、放的动作练习。逐渐过渡到利用跳棋、象棋等游戏进行训练。随着动作的熟练,加大动作的难度,如柔软物品、一次性纸杯等抓放训练。最后练习抓握表面光滑、形状复杂的物品,如玻璃杯、钢笔、皮夹、电话等。抓、放动作熟练后,可进行穿脱衣服、洗漱修饰等日常生活活动的训练。在使用机械手的过程中,教会病人用视反馈来指导和修正手的动作 (图 5-1-4a—b)。

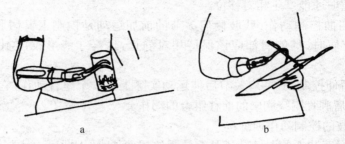

a b

图 5-1-4 机械手持物练习

3. 实用训练:

(1)主动手和辅助手的选择:双臂截肢者应考虑主动手和辅助手的选择问题。健全人的双手在使用上也是有主动手和辅助手之分。安装假肢后的双臂截肢者也是如此。主动手起主要作用,因此功能要多些,辅助手功能则稍差些。但主动手并不一定选为右手,需要根据残肢的条件和截肢者截肢前的习惯而定。选择主动手时,双侧残肢条件不同,选择条件优越的一侧;双手条件相同,尊重截肢者以往的习惯。

(2)日常生活活动训练:日常生活活动训练可以使截肢者,尤其是双臂截肢者,掌握实际使用假肢的方法达到日常生活活动自理和从事一些简单的工作。

(三)ADL 障碍的解决方法

上肢截肢者自我照顾的方法根据截肢的部位、是否穿着假肢及假肢的种类有所不同。以下通过图例、是否应用自助具,以及简便的方法讲述截肢者日常生活中自我照顾的方法。

1. 进食:

(1)穿戴假肢 ADL 的方法

1)单侧前臂截肢:

筷子的使用:假手侧腕关节轻度内旋固定器皿;健手使用筷子。

刀和叉的使用:将叉子固定在假手上,健手切食物,然后用健手拿叉子将食物送入口中。

2)单侧上臂截肢:

穿戴假肢侧肩关节保持轻度外旋位,肘关节屈曲在 90° 固定,假手腕关节适度旋前位固定器具、叉子、食物等。

3)双侧截肢(一侧前臂,一侧上臂截肢):使用刀、叉进食:前臂假手腕关节旋前 90°;上臂假手肘关节屈曲 90° 固定,腕关节中立位;前臂假手拿刀,上臂假手用叉子固定食物;最后将叉子换至前臂假手,叉好食物放入口中(图 5-1-5)。

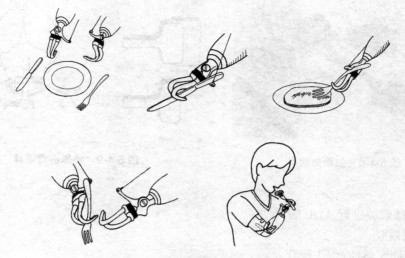

图 5-1-5　双侧截肢刀叉的使用

用杯子饮水的方法：前臂假手腕关节内旋 90°，将假手钩子开到最大夹住杯子，上臂假手手钩夹住杯子的边缘，双手同时屈曲将杯子送至口中（图 5-1-6）。

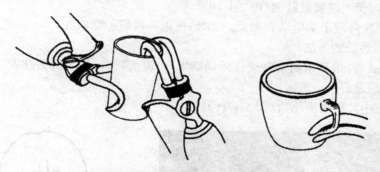

图 5-1-6　假手拿杯子

（2）不穿戴假肢的方法：

前臂切断者，可使用肘关节屈曲夹住食物（图 5-1-7）；或用脚进食等。

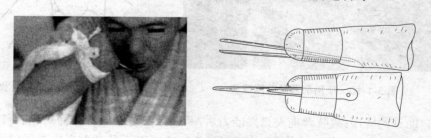

图 5-1-7　利用前臂残端进食

（3）自助具的应用：进食自助具可用带橡胶或吸盘的餐具，能起到防滑作用。为了使假手容易拿住勺子、叉子和刀等进食器具，可以将其柄部加粗（图 5-1-8）。另外，根据截肢者的特殊需求可以自制一些特殊的进食器具（图 5-1-9）。

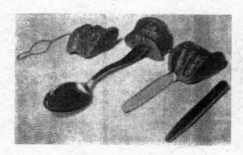

图 5-1-8　加粗自助具

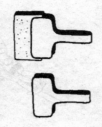
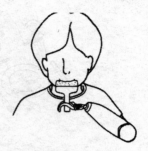

图 5-1-9　特殊进食器具

2. 整容

（1）穿戴假肢进行 ADL 的方法：

1）单侧截肢

假肢可固定器皿，健手操作。

2）双侧前臂截肢或一侧前臂、一侧上臂：

刷牙：打开牙膏盖，一侧固定、一侧挤压牙膏；前臂截肢侧拿牙刷，假手和头部同时运动完成刷牙动作。

梳头、洗脸：使用前臂截肢侧（图 5-1-10）。

剃须：使用前臂假手拿电动剃须刀。化妆：使用前臂假手拿口红。

（2）不穿戴假肢的方法：

两前臂截肢者，可使用两前臂夹住牙刷刷牙；一侧前臂、一侧上臂截肢者，可使用前臂截肢者的肘关节屈曲。

夹住牙刷；小儿可用脚化妆（图 5-1-11）。

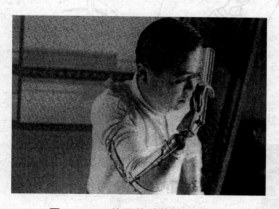

图 5-1-10　使用前臂截肢侧梳头

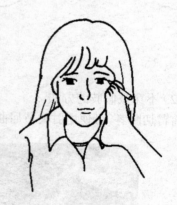

图 5-1-11　用脚化妆

（3）自助具的应用：截肢者丧失抓握能力后，断端戴上可以代替抓握功能的自助具，如拾物器；单手截肢者可以用改造后的剪指甲刀（图 5-1-12）；双上肢截肢者擦鼻子时可以利用捏鼻子自助具（图 5-1-13）。

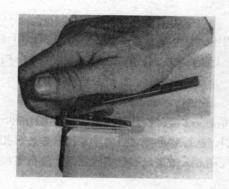

图 5-1-12　剪指甲自助具

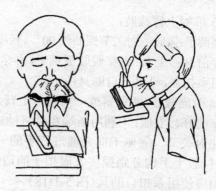

图 5-1-13　擦鼻涕自助具

3. 穿衣

(1) 穿戴假肢进行 ADL 的方法：

1) 单侧前臂截肢穿裤子：腕关节旋前 45°，假手固定裤带部，健手将上衣放入裤子中，健手系上裤带（图 5-1-14）。

穿开身上衣：假肢侧先伸过袖子，然后再伸健手（图 5-1-15）。

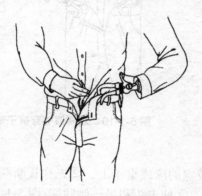

图 5-1-14　一侧假手穿裤子

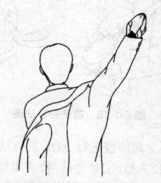

图 5-1-15　一侧假手穿开身上衣

系袖口扣子：假手固定袖口，用健手手指系上扣子（图 5-1-16）。

系领带：假肢腕关节内旋位固定细端，健手将领带打好（图 5-1-17）。

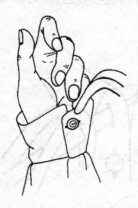

图 5-1-16　系健手袖口扣子

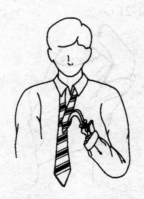

图 5-1-17　系领带

2）单侧上臂截肢：

穿裤子：假肢侧肘关节屈曲约90°，轻度内旋固定，健手将上衣放入裤子中，健手系上裤带。

穿前开衫上衣：先穿假肢侧袖子，再穿健肢侧上肢，并系上袖口扣子（健肢侧袖口扣子需要使用系扣器，见以下自助具图示）。

3）两侧截肢（两前臂或一前臂一上臂）：

穿前开衫衣服：①利用断端和嘴将袖口钮扣系好。②先穿控制较差一侧的假手袖子，然后屈曲肘关节。③躯干向先通过假手的一侧倾斜，然后穿对侧袖子。④最后系上钮扣。系钮扣时，假手手钩分别捏住衣服扣子的边缘部分，向相反的方向拽，系上扣子。衣服最上边的钮扣应使用系扣自助具（图5-1-18）。

穿裤子：①用控制较好的一侧的假手穿好腰带。②两脚穿入裤子后提至腰部。③两侧假手肘关节屈曲90°，分别夹住对侧裤腰部后，用控制较好侧假手将衬衫放入裤子中。④最后使用同侧假手拉上裤子拉链，系好皮带。穿裙子可用同样的方法（图5-1-19）。

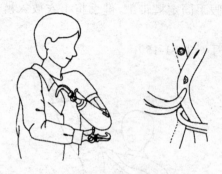

图 5-1-18　前开衫穿法图

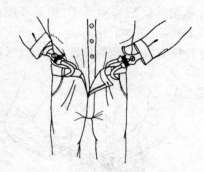

图 5-1-19　双侧假手穿裤子法

（2）不穿戴假肢进行 ADL 的方法：

1）穿套头衫：①穿之前，将衣服放置在平面较宽的床或桌子上。②先穿长断端一侧，残端伸出袖子后，肩内收紧贴着躯干，上肢举过头顶。③伸出头和另一侧残端（图5-1-20）。

2）利用嘴和脚辅助完成穿衣动作。

（3）自助具的应用：

1）单侧截肢时，系健侧袖口钮扣或双侧截肢时系前开衫钮扣较困难，可以使用系扣自助具（图5-1-21）。

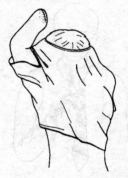

图 5-1-20　穿套头衫

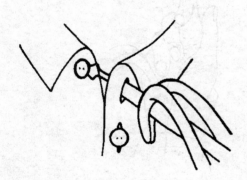

图 5-1-21　系扣自助具

2）衣服改造：将上衣、裤子等的钮扣改成尼龙搭扣；在裤腰、长筒袜边缘或拉链环处缝上圆环，以利于假手的提拉；将领带改成"一拉得"（图 5-1-22）。

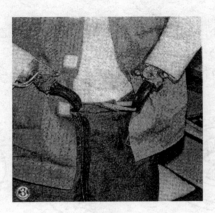

图 5-1-22　改造后的裤带

3）穿衣的环境改造：在床、墙壁等处安装穿衣服用的挂钩（图 5-1-23）。

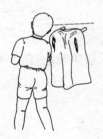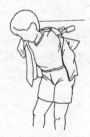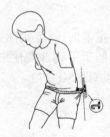

图 5-1-23　特殊穿衣器具

4. 如厕（排便后卫生纸的使用）

(1) 穿戴假肢进行 ADL 的方法：

两侧截肢（两前臂或一前臂一上臂）：①将纸巾折成大片后，重叠放在一起，尽量放后一些，便于假手钩部夹取。②使用前臂假手夹住纸巾中间部，为了便于擦拭，可以多夹住几层纸巾。③肘关节屈曲，使假手向外后方至臀部擦拭（图 5-1-24）。

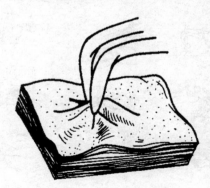

图 5-1-24　假手夹纸巾

（2）不穿戴假肢进行 ADL 的方法：

1）将座便器边缘放上纸巾，尽量放厚一些，然后将臀部放置纸巾上，移动臀部完成擦拭动作（图 5-1-25a）。

2）将纸巾放在脚后跟处，尽量放厚一些纸巾，移动脚后跟完成擦拭动作（图 5-1-25b）。

3）特殊纸巾自助具（图 5-1-25c）。

4）使用自动冲洗器更方便。

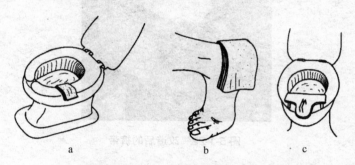

图 5-1-25　a—c 使用纸巾的方法

5.家务劳动

洗碗：健手固定器皿；假手钩部夹住改造后的洗碗布。

扫除：健手和假手手钩部握住扫把，健手起主要作用，假手辅助（图 5-1-26）。

其他家务劳动（图 5-1-27）。

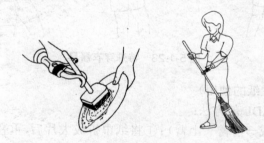

图 5-1-26　家务劳动

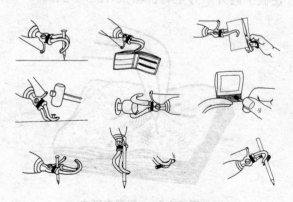

图 5-1-27　各种家务劳动

6. 写字、打字：穿带假肢时，用假手夹住笔写字；不穿戴假肢时可以用两断端夹住笔完成写字（图 5-1-28）。双上肢截肢后，可以用脚打字、玩游戏等（图 5-1-29）。

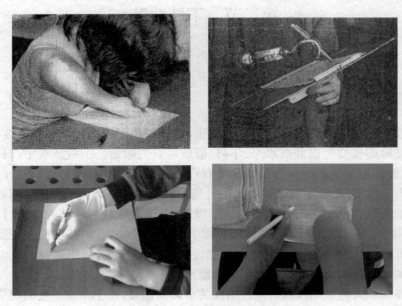

图 5-1-28 各种写字的方法

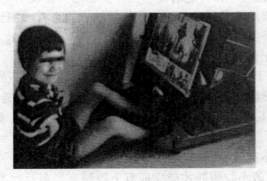

图 5-1-29 用脚打字、玩游戏

（四）注意事项

1. 在进行日常生活动作训练时，治疗师应与截肢者共同商量、讨论解决其日常生活中遇到的问题。

2. 治疗师在为相同部位截肢水平的截肢者进行 ADL 训练时，根据截肢者的生活习惯不同所采取的方法也可以不一样。

3. 对双上肢截肢者进行日常生活动作训练时要循序渐进，逐步提高其能力。

第二节　下肢截肢

一、能力障碍的概述

下肢截肢后最主要的障碍是行走能力缺失,需要安装下肢假肢及辅助设施完成行走功能。下肢截肢障碍需要考虑截肢水平、年龄、假肢等有关因素。①截肢水平:国内外大量文献已证实,截肢以后康复的效果与截肢水平有直接关系。下肢截肢穿戴假肢行走所消耗的能量比正常人大得多,随着下肢截肢水平的升高消耗的能量就越大。②年龄问题:截肢后减轻能量障碍的有效方法是学习建立新的运动模式,对于高年龄的截肢者对学习和使用假肢会有很大的困难。③假肢:大腿近端截肢者由于全部下肢缺失,如其功能完全丧失,使用假肢相对较困难,膝下或足部截肢者存在的功能较多,使用假肢容易,出现问题较少。

(一)髋关节离断和大腿近端截肢后的功能障碍

髋关节离断和大腿近端截肢后均使用髋关节离断假肢,由于全部下肢的缺失,其功能也完全丧失。髋关节离断假肢的接受腔与半侧骨盆相接触,它的悬吊主要是靠两侧的髂骨翼,故接受腔的悬吊与稳定性较差。行走的安全性和步态也明显较差。它只适用于室内及户外的近距离活动,通常需要用手杖辅助行走。在年龄较大的患者,装配和使用髋关节离断假肢就困难了,大部分患者外出时需要乘坐轮椅。

(二)大腿截肢(膝上截肢)

大腿截肢的患者由于丧失了膝关节,故假肢的代偿功能比小腿假肢差,行走的安全性和步态也明显差,行走时耗能较多,对日常生活能力影响极大。双大腿截肢患者将造成更加严重的残障,代偿功能差,只适用于室内及户外的近距离活动,通常需要用手杖辅助行走,大部分需要轮椅代步。

(三)小腿截肢(膝下截肢)

小腿截肢后必须穿戴小腿假肢才能完成双下肢站立平衡及行走。双小腿截肢者,如果残肢条件良好,在穿戴小腿假肢后仍然可以走,不需要使用手杖等助行器,也可以快步行走,甚至跑和跳。

(四)踝部截肢

踝部截肢虽然保留了负重的残端,但是由于全足的丧失使肢体短缩、负重面积减少,使足的稳定作用减弱,足对地面的缓冲机制丧失。踝关节和足趾跖屈,使后推及蹬踏功能丧失。

(五)足部截肢

单独一个足趾截肢通常对站立及步行的干扰较小。全足截肢的患者一般在慢走时影响并不明显,但是当快速行走和跳跃需要足的弹力时就会表现出明显的障碍,并且对下蹲及脚尖站立也影响较大,这些患者不需要穿戴假肢,只穿比较合适的鞋子。

二、日常生活技能指导

(一)假肢穿脱训练

1. 髋关节离断假肢的穿、脱训练:掌握独立穿脱假肢,做到生活自理。截肢者靠墙站立,或靠近家具等物品,用一侧上肢扶持保持单腿立位,另一只手固定假肢。然后骨盆向患侧倾斜,压入接受腔,假肢略呈外旋位。当骨盆与接受腔充分接触后,迅速将假肢固定带系好,假肢呈轻度内旋位,最后系好肩部固定带。脱假肢方法相同,顺序相反。训练髋关节离断截肢者独立穿脱假肢必须在掌握单腿站立平衡的基础上进行。穿脱假肢时必须靠墙和倚靠稳定的物品,以保证安全(图 5-2-1)。

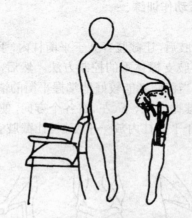

图 5-2-1 髋关节离断假肢的穿戴

2. 大腿假肢的穿戴方法:截肢者取坐位,先将滑石粉涂在残肢上,假肢放置在健侧旁边,将接受腔阀门打开;然后将绸布缠在残肢断端上,并插入假肢接受腔内;再站起来,将假肢伸直,一手压住假肢防止关节弯曲,另一只手向外、向下拉出绸布,直到截肢者感觉到残肢完全接触接受腔底部,再将绸布从阀门孔全部拉出;最后关闭阀门,拧紧(图 5-2-2a—c)。穿好后,截肢者双腿平行站立,调整身体,检查假肢是否穿着合适,如不合适,需要重新穿一次。脱假肢时,截肢者取坐位,将接受腔的阀门打开取下假肢。

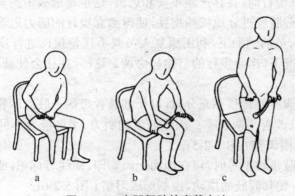

a b c

图 5-2-2 大腿假肢的穿戴方法

3. 小腿假肢的穿戴方法:截肢者取坐位,穿上断端衬套,膝关节屈曲 40°以上,穿上内衬套;将断端插入假肢接受腔,系好固定带 (图 5-2-3a—b)。

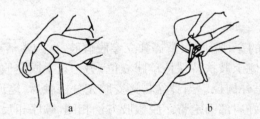

图 5-2-3　a—b 小腿假肢的穿戴方法

(二) 假肢使用及日常生活动作训练

1. 假肢使用训练

(1)站立平衡训练:佩戴假肢后,让截肢者立于平衡杠内,手扶双杠,反复练习重心转移,体会假肢承重的感觉和利用假肢支撑体重的控制方法。然后,练习双手离开平行杠的患肢负重、单腿平衡等 (图 5-2-4)。当截肢者能较好地掌握平衡的情况下,进行接抛球训练,康复人员可根据截肢者的能力,将球抛向上、下、左、右各个方向,使截肢者在改变体位时也能掌握身体的平衡。另外,还可以在平行杠内放一平衡板,让截肢者站在平衡板上,进行接抛球训练。

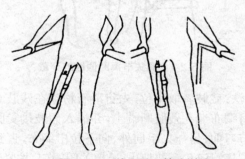

图 5-2-4　站立重心转移训练

(2)步行训练:重心向假肢侧转移、控制能力等训练均应与穿脱假肢、步行训练同时进行。截肢者在进行独立步行时,往往产生不安和恐惧,这也是造成步态异常的主要原因之一。另外,由于挂拐步行,截肢者过分地依赖拐杖,使得独立步行的能力迟迟不能掌握。因此,如条件许可,应在康复人员的辅助下,利用康复人员双手代替拐杖进行步行训练,康复人员在保护截肢者安全的情况下,指导步行的节律与协调。这样,往往会使截肢者尽快达到独立步行的水平。

如步行时重心向假肢侧转移不充分时,可让截肢者患侧上肢提沙袋步行,不仅可使重心向假肢侧转移,还可以改善平衡状态。因截肢者的肌力、平衡能力不同,沙袋的重量一般在患者体重 1/10 以下范围调整 (图 5-2-5)。

如截肢者两侧下肢步幅不等时,可在地面上画脚印、横线等标记,或放置障碍物,要求截肢者按训练计划进行,使其假肢的摆动、控制形成习惯 (图 5-2-6)。

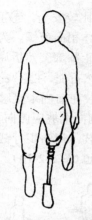
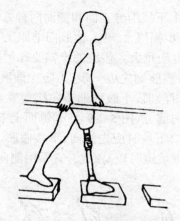

图 5-2-5 提沙袋步行训练　　　　图 5-2-6 步幅异常调整训练

2. 日常生活动作训练

(1) 小腿截肢：一般小腿截肢能够很容易适应室外各种坡路,上、下楼梯等复杂的步行环境。有的年轻人穿着小腿假肢还可以跑步、跳远、跳高,与正常人相比没有很大区别。

(2) 单侧大腿假肢：

1) 上、下台阶：上台阶时,健侧腿先迈上一层台阶,然后健侧再用力伸膝,升高身体,上提假肢到健足同一层台阶,为了让假足不碰到台阶边缘,允许假肢有轻度外展(图 5-2-7)。下台阶时,假肢腿先下一层,站稳后躯干稍向前弯曲,重心前移再下健肢。下台阶,下落假肢时应注意假足一定要放在台阶的后方,脚尖不宜超过台阶的前缘,以防假肢失控摔倒(图 5-2-8)。

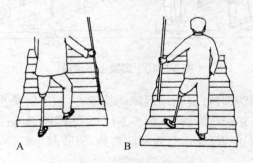

图 5-2-7 单侧大腿假肢上台阶

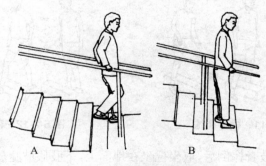

图 5-2-8 单侧大腿假肢下台阶

2）上、下坡道：上下坡道分正面和侧面两种方法，侧面比较安全。①正面上下坡道：上坡道时健腿迈出一步，步幅稍大一些，假肢向前跟上一步，身体稍向前倾。为了防止足尖触地，假肢膝关节屈曲角度应稍大。假肢的步幅要比健肢小，防止膝部突然折屈，残端应压向接受腔后壁。下坡道时，假肢侧先迈一步，为防止假肢膝部突然折屈，注意残端后伸。假肢迈步时步幅要小。迈出健肢时，下肢残端压向接受腔后方，健肢在前尚未接触地面时，不能将上身的重心从假肢移向前方（图5-2-9）。②侧面上下坡道：侧面上坡应侧向、向上先迈出健肢，假肢再向健肢靠近。下坡时应先侧向、下移假肢，再下健肢。初学步行截肢者与体弱、年老及短残肢者正面上下坡道时较易跌跤，宜采用侧向上下坡道（图5-2-10）。

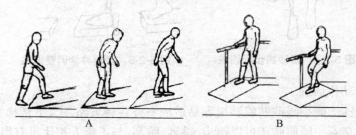

图 5-2-9　正面上下坡道

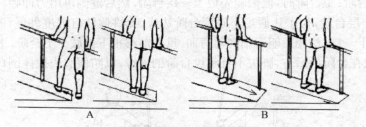

图 5-2-10　侧面上下坡道

3）跨越障碍物：①横跨训练：健侧靠近障碍物侧方，假肢腿负重，健侧腿越过障碍物；健侧负重，假肢向前方抬高并跨越障碍物（图5-2-11）。②前跨训练：面对障碍物站立，假肢负重，健侧跨越障碍物；健侧负重，身体充分向前弯曲，假肢髋部后伸，然后向前摆动跨越障碍物（图5-2-12）。

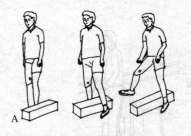

图 5-2-11　横跨训练

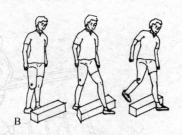

图 5-2-12　前跨训练

4）摔倒后站起：截肢者摔倒后，取坐位坐在地面上，下肢假肢腿放在下面，双手触地改成侧坐位。然后，截肢者屈曲健肢，双手支撑上半身旋转躯干，用力支起双上肢和健侧肢体，假肢移向前方并站起(图 5-2-13)。

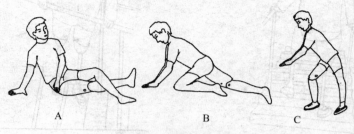

图 5-2-13 摔倒后站起

5)拾物:在日常生活中,经常有物品掉到地面上,单侧大腿截肢者拾物时,健侧下肢先向前屈曲迈出一步,然后在假肢膝关节伸直状态下健侧膝关节屈曲腰部拾起地下物品(图5-2-14)。

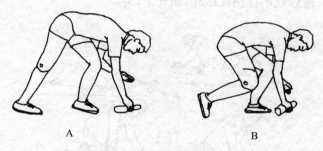

图 5-2-14 拾物训练

6)乘车:截肢者一只手扶车门,另一只手扶椅子,然后假肢侧先踏入车中,坐好(图 5-2-15)。

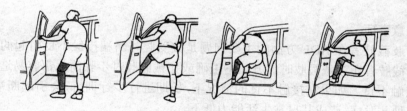

图 5-2-15 乘车训练

(3)双侧大腿假肢者

1)上下台阶:①上台阶:双侧大腿截肢者,上台阶时一般一侧使肘拐,另一侧扶扶手。站在台阶前,一侧肘拐上台阶,另一侧手扶扶手,身体重心移向扶扶手侧,对侧假腿迈上台阶,同时双手支撑将身体引上,另一侧假腿迈上台阶(图 5-2-16)。②下台阶:双侧大腿截肢者,下台阶时一般使用侧向方法。截肢者面对梯扶手,双手扶扶手站立,重心移向台阶上方,在台阶下方一侧下肢外展迈下台阶,身体随之移动向下方,躯干屈曲,双上肢扶扶手伸展下移,另一侧假肢腿从身体前迈下台阶(图 5-2-17)。

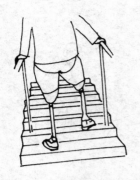

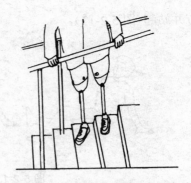

图 5-2-16　双侧大腿假肢者上台阶　　　　　图 5-2-17　双侧大腿假肢者下台阶

2）摔倒后站起：截肢者俯卧位，双上肢和假肢用力把身体支撑起来，双上肢慢慢向假肢足的方向移动。然后，双上肢移动与双假肢接近到能平站起的位置的地面上，一只手扶地面，另一只手斜拄拐杖，最后双手拄拐杖站起（图 5-2-18）。

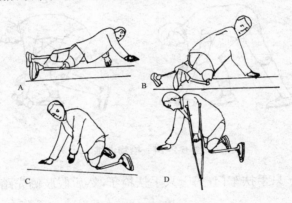

图 5-2-18　摔倒后站起

（三）注意事项

影响下肢截肢者在 ADL 方面的主要问题是接受腔与断端接触不良引起的障碍和步行能力低下。截肢者在穿戴假肢时的方法不正确或穿戴假肢时步骤简化都容易造成肢体断端与接受腔接触不良。如果在接触不良的情况下，长期进行步行训练，会引起断端变形，严重者会引发多种并发症，造成其日常生活能力低下。

截肢者在早期进行 ADL 训练时应反复、正确练习假肢的穿脱。在进行步行训练时要认真检查接受腔与断端的情况，确认接受腔与断端接触是否相吻合。

（王丽华　汪家琮）

思考题

1. 如何对假肢患者进行基本动作的控制训练？
2. 单侧上臂截肢患者如何独立完成进食动作？

第六章　神经肌肉疾病

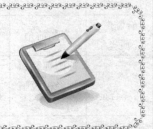

学习目标

1. 掌握疾病的症状,了解疾病的病理原理。
2. 掌握作业疗法的评价方法、治疗方法。
3. 理解神经肌肉疾病的临床表现和 ADL 障碍的特点。

　　神经肌肉疾病是指神经系统和(或)肌肉系统出现广泛性病变的一组疾病,骨骼肌的正常功能是在运动传导通路的结构、功能完好的基础上实现的。运动传导通路由脑内的运动神经元及其发出的突起、脊髓的运动神经元、周围神经、神经 - 肌肉接头和骨骼肌组成。这一通路上任何部位的病变都会造成运动功能的障碍。其中累及周围神经、神经 - 肌肉接头和骨骼肌的疾病统称为神经肌肉疾病。

　　该组疾病的共同特点是:临床治疗困难,病情进行性加重与缓解,或病情加重与缓解反复交替出现。在病情晚期步行困难,日常生活完全不能自理(表 6-1)。

　　神经肌肉疾病的 ADL 训练重点是根据疾病进展的不同阶段采取不同的训练措施,最大限度地保持现有 ADL 能力,预防各种并发症,防止出现废用性功能障碍和减缓疾病进展的程度。由于该类疾患病程长,需要在家接受治疗,作业疗法师要对家属或陪护者进行必要的指导,使患者能正确地使用辅助器具或自助具,以减轻护理人员的负担。

表 6-1　常见神经肌肉疾病的临床表现和 ADL 障碍特点

病　名	病变部位	主要临床表现	ADL 障碍特点
帕金森病	大脑基底核	大多 60 岁以后发病,表现为震颤、肌强直、运动迟缓、姿势步态异常,一般在 30—40 岁隐袭起病,主要表现为下肢及上肢的共济失调,有家族史	早期步行能力下降,晚期出现全身僵硬、卧床不起
脊髓小脑变性症	小脑、脑干、脊髓	多在 40 岁以后发病,首发症状为手指运动不灵活和力弱,可伴有主观感觉异常	早期走路摇晃、易跌倒、发音困难,晚期卧床不起
肌萎缩性侧索硬化	脑干、脊髓的运动神经元	多在 40 岁以后发病,首发症状为手指运动不灵活和力弱,可伴有主观感觉异常	晚期出现呼吸肌和骨骼肌麻痹,卧床不起

病　名	病变部位	主要临床表现	ADL 障碍特点
多发性硬化	大脑半球、视神经、小脑、脑干、脊髓的脱髓鞘	急性或亚急性起病,病程中复发—缓解反复交替,出现肢体瘫痪、视力障碍共济失调等	步行困难,视力下降,大小便失禁,构音吞咽障碍,精神异常
脊髓空洞症	脊髓	20 岁左右发病,阶段性、分离性感觉障碍,病变阶段支配区肌萎缩及营养障碍	晚期出现全身性肌无力、卧床不起
脊髓灰质炎	脊髓前角	急性起病,常有高热、受累肢体瘫痪,感觉一般正常	步行能力下降,严重病例期卧床不起
格林-巴利综合征	周围神经和神经根脱髓鞘	急性或亚急性起病,肢体瘫痪表现为对称性,可有感觉异常	严重病例在早期出现四肢瘫、卧床不起
进行性肌营养不良	肌肉	假性肥大型:3—5 岁男性,隐袭起病,表现为对称性肌无力,有家族史	步行功能逐渐丧失,晚期卧床不起

作业疗法师还应积极与有关部门联系,对患者的家庭环境及周围环境进行必要的改造。争取社会福利的落实和全社会对神经肌肉疾病患者的帮助。关注患者的生活质量,确保其人格尊严。下面选择一些临床上比较常见的神经肌肉疾病,介绍其日常生活动作训练的方法。

第一节　进行性肌营养不良症

进行性肌营养不良症 (progressive muscular dystrophy, PMD) 是一组病因不明的遗传性、进行性肌肉疾病。主要临床特征为选择性受累的骨髓肌呈渐进性对称性无力和萎缩,最终丧失运动功能。本病为单基因遗传,发病年龄为 5—6 岁左右,发生率为出生男婴的 13—33/105,目前还没有有效的特异性的治疗方法。根据临床症状分为以下六类:

1. Duchenne 型肌营养不良〔假肥大型肌营养不良, DMD〕。
2. Becker 型肌营养不良症(BMD)。
3. 肢带型肌营养不良症((limb girdle muscular dystrophy;LGMD)。
4. 颜面肩胛上肢型肌营养不良症(facioscapulohumeral muscular dystrophy;FSHD)。
5. 先天型肌营养不良症〔福山型先天性肌营养不良症〕(Fukuyama type congenital congenital muscular dystrophy;FCMD)。
6. 肌紧张型(强直性)肌营养不良症(myotonic dystrophy;MD)。

PMD 病型和临床特征参照下表 6-1-1 所示。

表 6-1-1　肌营养不良的病型和临床的特征

病型	Duchenne 型	Becker 型	肢带型	颜面肩胛上肢型	肌紧张型	先天型（福山型）
性别	男性（女性偶发）	男性	男·女	男·女	男·女	男·女
遗传形式	伴性隐性	伴性隐性	常染色体隐性	常染色体显性	常染色体显性	常染色体隐性
发病年龄	4 岁以前	5—15 岁	10—20 岁	小儿—成人	青春期或以后	6 个月以后
主要受累肌肉	四肢近端肌	四肢近端肌	四肢近端肌	颜面肌肉肩胛肌肉上肢肌肉	四肢远端开始	四肢近端肌，晚期远端也受累
颜面肌肉	偶尔有	偶尔有	没有	通常有	一般有	通常有
假性肥大	全部病例（+）	全部病例（+）	约 1/3（+）			
血清 CK 值	显著上升	正常 - 轻度	正常 - 轻度		中度	中度上升 - 高值
关节挛缩、变形	通常有	末期有	有时有	偶尔有	偶尔有	通常有
心脏疾患	后期有	部分有	（+）	（-）	通常有	（±）
进行程度	较快	缓慢	缓慢	缓慢	缓慢，不定	缓慢
从发病到步行期间	10 年以内	25—30 年	25—30 年	步行始终保持	约 20 年以内	不能步行
预后	20 年前后死亡	40—60 岁死亡	青春期—老年死亡	长寿	50—60 岁死亡	10—20 岁死亡
其他	蛋白缺损	蛋白部分缺损		翼状肩胛、无吞咽障碍	白内障、糖尿病、头顶脱发	痴呆

一、假肥大型进行性肌营养不良

假肥大型进行性肌营养不良（Duchenne muscular dystrophy ,DMD）是肌营养不良中最严重的一个类型,为性染色体隐性遗传,由 XP21-XP223 序列基因缺陷所致,发病率为每

3500—4000 个男婴中有一个患儿。本病患者几乎全部为男性,该型出生时即发病,肌无力出现于 3—5 岁,步行时易跌倒、上下楼梯困难等症状多见,体感和四肢近端肌肉的肌力进行性低下,10 岁左右不能步行,15—20 岁靠呼吸机进行辅助呼吸,手指、脚趾、颜面及咽部肌肉到发病后期仍然保持。由于合并心功能不全、呼吸器官障碍,20—30 岁多见死亡。对于心功能不全者使用药物治疗,呼吸障碍者使用人工呼吸机。在学龄期患儿针对症状的变化,如步行困难可乘坐轮椅;上下楼梯困难可乘坐电梯等环境调整,患儿还是可以上学。另外,由于母亲的借助量大,借助方法的指导也是不可忽视的。

(一)康复评定

针对 DMD 患儿主要在身体机能、ADL 两方面进行评价。

1. 机能障碍的评价

假肥大型进行性肌营养不良症(DMD)的原因是肌纤维的萎缩和坏死,原发性障碍是骨骼肌、心肌的肌力低下,继发性障碍是四肢、脊柱、胸廓变形,不仅会引起 ADL 障碍,还会因为呼吸障碍影响生命维持。DMD 的障碍是进行性地加重,检查方法及目的、预防及应用代偿方法等检查,参照下表 6-1-2 所示。本节着重介绍 ADL 的评价和治疗。

表 6-1-2　各种检查方法和目的

方　法	目　的
观察和分析姿势	保持姿势(包括对称性、是否有变形) 是否能保持姿势及特征,掌握是否有跌倒的危险性 下肢支具、躯干支具、坐位保持支具的必要性和种类 判断支具是否需要修改或更换
观察和分析动作	动作可否完成,动作的模型,动作需要的时间,是否有代偿运动 掌握残存能力和不能完成的原因 判断动作的实用性和危险性 判断轮椅、电动轮椅使用阶段 判断借助的必要性和适合的借助方法
MMT 肌力检查	肌力的等级,掌握代偿运动的原因 查明肌力、ADL 低下的原因 判断步行时使用下肢支具的必要性
ROM 检查	受限的程度,掌握代偿运动的原因 掌握肌肉、软组织的伸张情况或短缩程度 查明动作、ADL 能力低下的原因
ADL 检查	掌握基本的 ADL(BADL)完成状况 掌握动作的模式、所需时间及代偿运动 掌握残存能力或不能的原因 判断动作的实用性、危险性及环境调整的必要性 判断借助的必要性和决定适当的借助方法

续表

方　法	目　的
障碍阶段分类	掌握动作障碍的阶段 预测将要出现的动作障碍
上肢运动机能障碍度分类	掌握上肢运动机能障碍 预测上肢将要出现的障碍
身体测量	掌握肌肉萎缩的程度(周径) 掌握身体作为代偿的上肢力矩 测量体重,判断瘦/胖
呼吸机能检查	掌握肺活量、呼吸肌的肌力 判断呼吸机能障碍的程度 判断理学疗法呼吸的开始时期及效果
心脏机能	掌握心脏机能的状况(从医师的检查记录收集情报) 危险管理(安静及运动时的脉搏数、心律不齐等)

(石川　玲:评价总论 肌营养不良 医齿药出版 2002)

(1)肌力低下:具体检查方法参照《康复评价学》相关章节

(2)ROM受限:是否有关节挛缩、变形,具体操作方法参见《康复评价学》相关章节。

(3)功能障碍:

　　下面介绍日本厚生省根据功能障碍的状况以上下楼梯、椅坐位站起、步行、爬行、蹭行(盘坐位)、坐位保持的残存功能的顺序进行的分类。假肥大型进行性肌营养不良症功能障碍程度的判定标准,各作者之间存在一定差别,由于发病早期即已影响下肢功能,因此通常以步行功能障碍来划分(表6-1-3)。

表 6-1-3　功能障碍的分级 (厚生省研究班:新分类)

Ⅰ 级 能上下楼梯	a. 不用手帮助;b. 手扶膝盖
Ⅱ 级 能上下楼梯	a. 单手抓扶手;b. 一只手扶扶手,一只手扶膝盖;c. 双手扶扶手
Ⅲ 级 能从椅子上站起	
Ⅳ 级 能步行	a. 独行 5m 以上 b. 不能单独行走,扶着物体能行走(5m 以上) ⅰ) 步行器 ⅱ) 扶手 ⅲ) 搀扶
Ⅴ 级 不能站立步行,但能四肢爬行	
Ⅵ 级 不能四肢爬行,但能坐着蹭行	
Ⅶ 级 坐着蹭行不能,但能保持坐位	
Ⅷ 级 不能保持坐位,经常处于卧床状态	

2. ADL 评定

进行性的肌力低下、挛缩、变形等症状在发病早期即出现，另外 ADL 的障碍，如站起、步行、移乘等起居移动动作和入浴、更衣等全身动作障碍的症状也会出现。但是进食和梳妆等以上肢为中心的动作到发病后期也保留着。下表 6-1-3 显示的功能障碍分类是以 ADL 为基础而制成的。进行性肌营养不良症患者的 ADL 评定尚无统一方法。这里介绍日本厚生省 PMD 研讨班于 1987 年公布的 ADL 评定方法，见表 6-1-4a、6-1-4b、6-1-4c 所示。

表 6-1-4a　PMD 日常生活动作评价表的实施方法

评价分数	程　　度	借助度
3	正常或者大致正常	自立
2	能完成，但需延长时间或动作异常	限制
1	虽然能够完成部分动作，但需要帮助或语言指导	部分
0	需完全帮助	全借助

表 6-1-4b　PMD 日常生活动作评价表 (1)

	评价项目	具体实施方法
起居动作	翻身	3—能够容易地翻身 2—能完成，但时间延长 1—只能完成部分动作 0—完全需要帮助
	仰卧位坐起	3—能独立坐起 2—需上肢支撑且时间延长 1—能完成部分动作 0—完全需要帮助
	坐位的保持	3—能抵抗各个方向的阻力 2—平衡稍有破坏即无法保持坐位 1—依靠上肢的支撑才可坐住 0—倚靠着东西可以坐住
	从坐位到四肢爬行	3—能够完成动作 2—能完成动作但需要做出很大的努力 1—只能完成部分动作 0—完全需要帮助
	四肢爬行，坐着往前蹭（不能爬时，就坐着往前蹭）	3—四肢爬行的速度慢，但能够完成动作 2—将指尖转到外后方，可以保持四肢爬行 1—能够稍微爬行或坐着蹭行 0—四肢完全不能移

	评价项目	具体实施方法
起居动作	从座位上站起来	3—能够完成动作
		2—攀登式的起立
		1—需帮助或指导监督才能站起
		0—需要完全借助或不能站起来
	立位的保持	3—两脚跟着地,可以保持站立
		2—叉开腿站立或依靠支具站立
		1—抓住物品站立
		0—完全需要帮助
	步行	3—正常步行
		2—姿势异常
		1—依靠装备或步行器行走
		0—完全需要帮助
	上下阶梯	3—能独立完成
		2—使用扶手可以上下
		1—使用扶手可以倒退上下,有时需帮助或指导
		0—完全不能
	从立位蹲下	3—容易完成动作
		2—需要手的支撑
		1—需要手的支撑才能蹲下,且需监督
		0—完全需要帮助

表 6-1-4c PMD 日常生活动作评价表 (2)

进食动作	摄食	拿汤匙、筷子	可·否
		捧、咬食物	可·否
		吃东西	可·否
	餐具的保持	用杯子饮水	可·否
		拿碟子	可·否
		端着碗吃饭	可·否
梳妆动作	开关水龙头 洗漱	洗手	可·否
		洗脸	可·否
	刷牙	拿牙刷	可·否
		刷牙	可·否
		漱口	
	整发 剪指甲		

更衣动作	裤子、裙子	伸手、举手	可·否
		伸足	可·否
		提到腰部	可·否
		系带	可·否
		脱裤	可·否
	前开襟衣服	套袖	可·否
		套身	可·否
		整理下摆	可·否
		系扣子、拉链	可·否
		脱衣	可·否
如厕动作	向厕所移动		
	脱裤子（短裤）		
	座便器	身体残疾者用	可·否
		蹲式	可·否
		坐式	可·否
	便后处理	取手纸	可·否
		用手纸	可·否
	穿裤子（短裤）	冲水	可·否
入浴动作	洗澡场所的移动		
	洗浴	浴池出入	可·否
		浴缸出入	可·否
		洗头	可·否
		洗上肢	可·否
		洗躯干	可·否
		洗下肢	可·否
	淋浴的使用		

（二）康复治疗

　　假肥大型进行性肌营养不良症功能障碍的原因是肌纤维变性、坏死，虽有肌纤维再生，但不能产生足够的运动功能。结缔组织无法控制地大量增生，以致最后完全或部分代替了肌肉组织，使肌肉组织的运动功能逐步丧失。同时由于结缔组织胶原化造成肌腱挛缩，再加上收缩肌和拮抗肌的不对称受损出现关节畸形，进一步加剧了运动功能障碍。病变晚期波及呼吸肌、心肌，直接威胁生命。上述过程是不可逆的进行性发展的。因此，康复医学的任务是延缓、减慢肌纤维的变性、坏死，防止、矫正肌腱挛缩和关节畸形，最大限度地训练、动员、维持残留的正常肌肉功能，改善、维持心肺功能，延长患者生命。

　　1. 一般训练

　　合理、有计划的运动治疗，有利于维持肌肉的正常功能。实践证明，早期不限制患者的运动比过早限制患者的运动，运动障碍症状出现得晚。

（1）主动运动：早期可进行步行速度训练，蹲下坐起、上楼登梯、举肩展臂等项目的运动每次 30 分钟，1 日内以 2—3 次为宜，每次运动以不感到过度疲劳为宜。随着运动功能障碍的加重，应选择障碍程度较轻的肌肉锻炼，对已有障碍的肌肉，在肌肉能力允许的范围内进行运动，如不能做抗重力运动应改做除重力状态水平滑动性的运动。

（2）被动运动：疾病早期对肌肉的被动运动治疗应结合按摩，这是防止关节挛缩的一项重要措施，应教会患儿的家长掌握该项技术，并长期坚持。对髋关节、膝关节、踝关节的被动牵引尤为重要，每次被动牵伸的活动量、次数应逐渐增加。

（3）职业训练：本病患儿由于上肢功能障碍出现较晚，可有较长时间进行功能训练，最好从小学开始，将学习内容与职业训练结合起来，丰富其康复内容。在丧失步行能力后完全处于坐位及半卧位时，可进行手工制作、陶器工艺、雕刻等活动。

（4）心肺功能训练

随着病情发展，肺功能亦随之下降，最后因呼吸肌力弱、麻痹而死亡。因此，进行心肺功能训练，改善心肺功能是延长患者生命的重要环节。可应用呼吸功能训练器，坚持进行吹笛式运动，以提高肺通气量。

2. ADL 训练：根据假肥大型进行性肌营养不良症功能障碍的分级不同，安排不同的训练内容。

（1）Ⅰ—Ⅳ级：这一阶段患者有一定的步行能力，步行特点是动摇性步行 (waddling gait)，蹲下起立时需要扶持，先需要扶膝，逐渐支起身体，称为 Gower 征。训练目标是维持肌力，预防关节挛缩。为确保能完成登攀性起立动作，维持腘绳肌肌腱伸展是非常重要的。同时应特别注意膝关节屈曲挛缩和脊柱变形，鼓励患者进行积极的起立步行训练，防止废用性残疾。随着功能障碍级别的增高，借助器械（步行器）步行愈加困难，这时应考虑使用下肢支具。

1) 起立步行矫形器：可有不同的支具，其主要功能是调动残留肌肉的力量，弥补肌动力学的不平衡，从而获得有节奏的步行能力。其结构特点为在长下肢支具的膝关节前面安装两条弹簧，膝接头使用能弯曲 25° 的制动器，踝接头使用保持足跖屈的制动器，左右垂直杆用坚固的钢材制成。其原理是用弹簧来弥补膝关节减弱的伸展肌力，并把膝关节保持在轻度屈曲位，把踝关节保持在轻度跖屈位，从而维持躯干的稳定性。使患者凭借支具的支持获得步行能力。

2) 保持躯干位置的坐位矫形器：本病常合并有脊柱畸形，随着步行能力的丧失，脊柱畸形亦趋严重，因此需要在早期采取措施。通常使用躯干支持器具使患者保持坐位，并维持腰椎处在伸展位。

3) 矫形器的选择、装卸和训练：选择矫形器必须以有利于患者的活动和矫正畸形为目的，否则将加重肌力的不平衡和畸形。矫形器的装卸一般经训练后可自行完成，但躯干附属装置需他人帮助才能装卸。支具训练是一个重要问题，应坚持间歇、渐进、结合患者病情的原则。间歇多次可避免疲劳，逐渐增加运动量和运动时间，使肌肉达到正负荷。应根据每个患者自身特点制订计划，一般以每天 3 小时为宜。

（2）Ⅴ—Ⅵ级：这一阶段患者肌力显著下降，丧失了起立步行的能力，需使用轮椅作为代步工具。鼓励患者继续使用下肢支具，有利于预防躯干和下肢变形挛缩，防止病情恶化。利用四肢爬行和坐位蹭行，作为在床上的移动手段是切实可行的，应鼓励患者积极进行这些动作的训练，有利于维持患者的残存肌力和心肺功能。在进行上肢的 ADL 训练中，仔细观察患者上肢的外展能力,积极灵活地使用代偿动作是 ADL 指导的重点。同时要尽可能通过改进自助具维持其 ADL 自理能力。

（3）Ⅶ—Ⅷ级:这一阶段的患者 ADL 指导的要点是临终护理。为了使患者能够保持坐位,应充分利用坐位保持支具。虽然患者几乎所有的肌肉都出现萎缩无力,但手指的功能常常会残存一部分,维持这些手指的残存功能是 ADL 训练的重点。积极地进行呼吸功能训练,保护心功能是这个时期的重点。

（三）其他问题

1. 营养问题:由于本病患者运动困难、活动量小,过量饮食可造成肥胖,从而会进一步加重运动困难和促进畸形形成。因此,应节制饮食,多吃蔬菜、水果,少食含过量的脂肪和糖类的食物,保持消瘦体型。

2. 心理康复:由于本病迄今无满意的治疗方法,患儿常常陷入自暴自弃的心理环境中,情绪极不稳定。因此,训练人员应发扬高度友爱的精神,耐心地做好思想教育工作,使患儿从悲观情绪中解脱出来,坚持康复治疗,提高对生活的信心。

3. 教育康复:大部分患儿可完成小学四年级前阶段的学习,以后通常由于行动困难辍学。创造合适的学习环境,帮助患儿继续学习是全社会的责任,不仅有助于树立患儿的康复信心,而且能加强其文化修养。在学校里安排在一层的教室学习,即使在行动困难不能上学的条件下,亦应鼓励患儿通过电视、广播学习知识。

4. 家庭护理:大部分患儿在家庭接受各种治疗,因此家庭护理十分重要。疾病早期,应帮助、监督患者进行一定的运动锻炼,早期进行关节的屈伸运动,防止关节畸形和肌腱挛缩。坚持进行热浴、按摩,改善肌肉的血液循环。在患者丧失步行能力后,进行各种日常生活的护理,坚持对肌肉的被动活动和各种康复治疗。疾病晚期应帮助患者翻身、排痰、变换体位,顺应患者的心愿,获得最佳的护理效果。

二、肢带型肌营养不良

各种年龄及不同性别均可发病。主要侵犯肩胛及骨盆周围肌肉。本病预后比假肥大型好。患者 ADL 障碍主要是从坐位站起和上楼困难,举肩受限。根据患者 ADL 障碍的特点,训练人员设计简易升降机,辅助患者完成从地板到椅子、从地板起立及从座便器到轮椅的转移动作。对在家生活的肢带型肌营养不良症患者,提供 ADL 自助具,努力使其残存功能得以维持和充分利用,并尽量减少护理者的劳动强度。

第二节　多发性硬化症

多发性硬化症 (multiple sclerosis，MS) 是常见的中枢神经系统脱髓鞘性疾病。病变在时间上和空间上具有多发性,最常侵犯脑室周围白质、视神经、脊髓、脑干传导束与小脑白质等。临床表现取决于髓鞘脱失病灶的部位、数目和大小,多数患者表现为复发与缓解反复出现,病因和脱髓的原因不明,但有病毒感染学说、自己免疫学说等。MS 患病率西方高于东方,西方高发区居住的高加索人地区患病率为 50—100/10 万,而东方国家发病率较低,为 5.06—8.0/10 万。好发年龄在 20—40 岁,女性多于男性,女:男为 1.8:1.0,起病无明显季节性,可以慢性、亚急性或急性发病,病灶可单一或多灶。

一、临床表现

1. 运动麻痹

双麻痹、痉挛性麻痹多见。

2. 感觉障碍

面部、四肢及躯干感觉异常,深感觉障碍高于固有感觉障碍,按深部感觉、痛觉、触觉、温度觉得顺序发生障碍。多发性硬化症的特征是颈部前屈,背部、下肢及手指出现电击痛或出现麻木感,称为 Lhermitte 症候。

3. 视觉障碍

因急性症状视力低下、视野狭窄等造成一时性的视力障碍,在临床上一部分治愈,而另一部分慢性化,导致视神经萎缩或眼底出现症状,甚至失明。由于眼球运动障碍出现复视或脑干、小脑的障碍引起眼震。

4. 运动失调

由于小脑障碍出现断缀性言语、运动震颤、失调性步行、躯干失调等症状。

5. 膀胱直肠障碍

出现失禁、尿频、无尿症状。

6. 精神障碍

出现感情障碍、智能障碍、感情失禁等症状。

7. 其他

出现疼痛性强直性痉挛。

二、评价

广泛性的评价与中枢神经性疾病的评价一致,本疾病的特征是由于疲劳、体温上升、精神紧张等诱因使病情加重,在日常生活中要教给患者节约体能综合考虑进行评价是重要的。

1. 机能障碍评价

根据国际 MS 联合障碍度评价委员会(minimal record of disability in multiple sclerosis MS 障碍度简易评价表)制定,从锥体路、小脑、脑干、知觉、膀胱直肠、视觉·精神 7 个方面对机能障碍度进行分类,见下表 6-2-1 所示。

2. 能力障碍评价

根据 PULSES 和 Barthel index 做成的见下表 6-2-2 所示,其他的评价还有 Katz ADL index、FIM 等。

3. MS 障碍度简易评价表

从职业、经济状况、房屋、借助量、移动、社会性的借助 6 个项目的 6 个阶段进行评价,见其他章节。

表 6-2-1　功能障碍评价（Functional System）

1. 锥体路功能	4-1—2 肢体触觉、痛觉、位置觉（单独或者合并）低下，或者 2 肢体以上触觉、痛觉中度低下或浅感觉消失

1. 锥体路功能

0- 正常中度低下

1- 有异常症状，但没有障碍

2- 极轻的障碍

3- 轻到中度的双瘫、偏瘫或者重度的单肢瘫

4- 重度的双瘫、偏瘫或者完全性的单肢瘫

5- 完全性的双瘫、偏瘫或者重度的四肢瘫

6- 完全性的四肢瘫

V- 不明

2. 小脑功能

0- 正常

1- 有异常症状，但没有障碍

2- 轻度的失调

3- 中度的躯干或者四肢失调

4- 四肢重度的失调

5- 因失调，完全不能完成协调运动

V- 不明

X- 无力

3. 脑干功能

0- 正常

1- 有异常症状

2- 中度的眼震或者其他的轻度障碍

3- 重度眼震，重度的眼外肌障碍或者其他的视神经障碍

4- 重度的构音障碍，或者其他的重度障碍

5- 咽下或者不能完全构音

V- 不明

4. 感觉功能

0- 正常

1- 振动觉或者 1—2 肢体位置运动觉低下

2-1—2 肢体触觉、痛觉、位置觉低下或者振动觉中度低下，或者 3—4 手指振动觉低下

3-1—2 肢体触觉、痛觉、位置觉中度低下或者振动觉消失，或者 3—4 肢体触觉痛觉轻度低下，或者浅感觉中度低下

4-1—2 肢体触觉、痛觉、位置觉（单独或者合并）低下，或者 2 肢体以上触觉、痛觉中度低下或浅感觉消失

5-1—2 肢体感觉消失，或者颈部以下触觉、痛觉中度低下，或者浅感觉消失

6- 颈部以下感觉消失

V- 不明

5. 膀胱直肠功能

0- 正常

1- 轻度的延迟、尿急、无尿

2- 中度延迟、尿急、无尿或者偶尔有尿失禁

3- 频繁有尿失禁

4- 膀胱机能存在，但几乎导尿

5- 膀胱机能消失

6- 膀胱直肠机能消失

V- 不明

6. 视觉功能

0- 正常

1- 有盲点，矫正视力 0.7 以上

2- 有盲点，矫正视力 0.7—0.3

3- 视野中度障碍，矫正视力 0.3—0.2

4- 重度视野障碍，矫正视力 0.2—0.1，或者 3 级 + 另一侧眼的视力在 0.3 以下

5- 患侧眼的矫正视力 0.1 以下，或者 4 级 + 另一侧眼的视力 0.3 以下

6-5 级 + 另一眼的视力 0.3 以下

V- 不明

7. 精神功能

0- 正常

1- 有情绪波动

2- 轻度智能低下

3- 中度智能低下

4- 重度智能低下

5- 重度痴呆

V- 不明

8. 其他功能

0- 没有

1- 起因 MS，但有其他神经症状

V- 不明

表 6-2-2　日常生活障碍度(Incapacity Status)

请把得分填入括号里

1. 上下楼梯(上下 12 阶台阶的能力)　【　】

　0- 正常

　1- 困难,但不使用辅助具

　2- 必须使用杖、扶手等固定器具

　3- 必须要他人的帮助

　4- 不能:包括升降机移动

2. 步行(平地或室内不休息步行 50m 的能力)【　】

　0- 正常

　1- 困难,但不使用辅助器具

　2- 需要使用杖、扶手等固定器具

　3- 需要他人的帮助,或者自己驱动轮椅

　4- 不能:包括轮椅或电动轮椅

3. 厕所 / 椅子 / 床的移动(向厕所、椅子、床的移动能力:包括轮椅的移动能力,取最差动作的得分)　【　】

　0- 正常

　1- 困难,但不使用辅助器具

　2- 需要使用辅助器具

　3- 需要他人帮助

　4- 他人帮助也不能转移

4. 直肠机能　【　】

　0- 正常

　1- 便秘,偶尔要灌肠或使用药物,可自己完成

　2- 便秘,定期要灌肠或使用药物,可自己完成

　3- 便秘,由他人灌肠或使用药物:便后处理可以

　4- 失禁,便后不能处理

5. 膀胱机能　【　】

　0- 正常

　1- 偶尔尿急

　2- 经常尿急、尿频或者无尿,自己可以导尿

　3- 偶尔有失禁,他人导尿,便后处理可以

　4- 时时出现失禁,便后自己不能处理

6. 入浴　【　】

　0- 正常

　1- 自己能泡澡和淋浴,但洗、擦身体有困难

　2- 泡澡需要使用辅助器具,淋浴可以

　3- 能洗一部分,浴槽的出入需他人借助

　4- 入浴由他人借助(包括脸、手)

7. 穿脱衣服　【　】

　0- 正常

　1- 普通的衣服能自己穿,但稍有困难

　2- 使用自助具、辅助具可以自己穿衣服

　3- 他人帮助能穿衣服,大部分自己完成

　4- 几乎他人完成:自己完全不能

8. 梳洗(刷牙、刷义齿、梳头、刮胡子、化妆)　【　】

　0- 正常

　1- 困难,但不需要帮助全部能完成

　2- 电动剃须刀、电动牙刷、特殊的梳子,肘部支撑必要,不需要他人借助

　3- 需要他人帮助

　4- 几乎所有的动作由他人帮助

9. 进食(固体、液体食物等摄取、咀嚼及餐具的使用)　【　】

　0- 正常

　2- 需要使用吸管、特殊餐具,易盛的饭菜,自己能吃

　3- 借助进食可能,固体食物咽下困难,用鼻饲、胃瘘自己可以进行

　4- 全借助,鼻饲、胃瘘自己不能使用

10. 视觉　【　】

　0- 正常

　1- 需要戴眼镜,矫正视力低下:普通的报纸能读

　2- 一只眼矫正视力 0.4 以下:使用放大镜,只能读大的字:一只眼 4 级,另一只眼 0—1 级

　3- 好的一侧眼的矫正视力 0.2 以下, 实际场合不能读物:一只眼 grade4,另一只眼 grade2

　4- 两只眼的矫正视力都在 0.1 以下

11. 言语・听力(会话包括发音和听力)　【　】

　0- 正常,自觉听力无低下

　1- 听力和发音有障碍,但会话没有障碍

　2- 需用助听器,另外,言语障碍引起会话障碍

续表

3- 由于严重的听力障碍,需要运用姿势动作和观察口形;或者由于严重的言语障碍,需要动作和书写辅助 4- 严重的听力和发音障碍,不能说话 12.身体性的问题 【　】 　0- 无明确的疾病 　2- 一般性的作用和工作需要调整(种类、频度、期限等) 　3- 一般性的动作和工作不能完成,家里的事需要他人帮助 　4- 需要长期的借助,不能单独生活 13．疲劳 【　】 　0- 无疲劳感 　1- 有疲劳感,身体机能无显著影响 　2- 有疲劳感,间歇性的身体机能障碍 　3- 因疲劳,时时有身体机能消失,或者多次出现中等程度的障碍 　4- 持续性的身体机能障碍的疲劳	1- 无特别治疗的疾病,复查 3 个月 1 回 2- 偶尔复查的疾病,1 周到 3 个月 1 回 3-1 每周 1 回复查性的疾病 4- 每日有必须诊治的疾病 14. 社会活动 【　】 　0- 完全无障碍 15. 0- 正常精神机能(情绪和智能) 【　】 　1- 轻度的情绪或者行为障碍 　2- 中毒的情绪或者行为障碍(抑郁、不安);或者轻度的智能障碍;轻度的精神反应 　3- 有严重的情绪或者行为障碍(抑郁、不安);中度的智能障碍;轻度的精神反应 16. 性机能 【　】 　0- 性机能和以前一样或者无性机能障碍 　1- 和以前相比性机能低下,或者有一些问题,但没有在意 　2- 和以前相比性机能低下,并且有一些问题很是在意 　3- 性功能不行,引起烦恼 　4- 性功能不行,已经想开了

表 6-2-3　IV 环境状况(Environmental Status)

1. 就业状况(这个问题也适合学生和家庭主妇。这些问题不光是关系到 MS,而是对整体的状态加以了解) 【　】 　0- 正常或者退休 　1- 在工作的时间里能完成工作,但是不太要求担当多的职务 　2- 可以完成一半以上的工作时间 　3- 能完成 1/4 到一半的工作时间 　4- 只能完成不足 1/4 的工作时间 　5- 失业 2. 经济状况 【　】 　0- 患病后经济上没有问题 　1- 因为患病,造成一部分的经济损失,但是不靠外界帮助能够维持一般人的生活 　2- 稍微从外界得到帮助,能维持一般的经济状况	3- 得到基本养老金,能维持一般的经济状况 4- 得到可能得到的全部帮助,能维持一般的经济状况 5- 即使得到全部的经济帮助,也不能维持一般的经济状况 3. 个人住宅 / 家 【　】 　0- 没有必要调整 　1- 有必要进行少量的调整 　2- 有必要进行中等程度的调整 　3- 大的构造上的调整或者有必要进行扩建 　4- 不得不搬到特殊的住宅 　5- 什么样的房子自己居住也不行,需护理 4. 人的帮助 【　】 　0- 没有 　1- 很少的帮助:有家属的帮助能自理 　2- 多的帮助:有家属的帮助能自理

3– 需要少量的外界帮助,每周一次是必要的	4– 乘坐轮椅,可以利用特殊交通工具
4– 外界的帮助几乎每天需要	5– 必须利用残疾人专用车
5– 在家或是在任何地方都时刻需要帮助	6. 社区健康服务(这个项目不包含医生的服务)　【　】
5. 移动(交通工具)　【　】	0– 完全没有必要
0– 没有问题	1– 每月一次的服务,必要
1– 有少量的问题,但是能够利用公共交通工具	2– 每周一个小时以下的服务,必要
2– 有困难,但是能够利用多种公共交通工具	3– 平均每日一个小时以下的服务,必要
3– 不能利用公共交通工具,但是能够利用特殊交通工具	4– 每日 1—4 小时的服务,必要
	5– 每日 4 小时以上的服务,必要

三、治疗

康复治疗的目的是延缓病情进展和减少复发,维持和改善各种功能,最大限度地提高患者的生活质量。应注意避免发热、疲劳、紧张、感染、脱水等诱因使病情加重。在急性恶化期应注意休息,有尿潴留者用导尿管,处理便秘,注意保护皮肤,维持关节活动范围(以被动活动练习为主),有吞咽困难时应注意预防食物的误吸,注意维持营养,有眩晕和呕吐者应注意补充液体、卧床休息等。需要进行康复治疗的主要症状是运动麻痹和小脑症状,运动麻痹以截瘫、偏瘫和四肢瘫为多。多发性硬化症的训练应针对锥体束症状的痉挛和小脑功能障碍进行功能训练。

1. 康复治疗的特点

(1) 治疗过程各不相同:该病的各种锥体束症状和小脑症状错综复杂,各个患者的症状都不同,因此也很难定出统一的治疗,只能因人而异。

(2) 缓解与复发干扰效果判定:在缓解和复发的过程中病情逐渐恶化是该病的特征之一,这给康复效果的判定带来一定困难。

(3) 易疲劳对活动量的限制:训练过程中一定要注意,活动量不易过大。一般一天之内早上较好,午间疲劳感最重,晚上又好些。气温高、温水浴都能使患者明显感到疲劳。训练最好在凉爽的清晨进行,训练前不宜洗热水澡,温度上升会完全阻断脱髓纤维的传导。

2. 康复治疗的过程:急性恶化时要全力预防继发性退行性变化,如关节挛缩、压疮等,避免过度地训练。提倡多做起立、上楼梯等自主运动。对常见的痉挛现象,可应用神经生理学手法、神经封闭、全身冷水浴或药物治疗。对于已经不能步行的Ⅶ、Ⅷ级患者,应在可能的范围内做主动的日常生活活动训练,或积极应用各种器具给予帮助。每天安装上矫形器活动 20 分钟,站倾斜台,要像对脊髓损伤和进行性肌萎缩患者一样努力防止继发性合并症,加强对全身的监护。有视力障碍的患者,步行时可持手杖或拐杖,也可在鞋尖处涂上白色,使其容易看见。

3. 不同症状或功能障碍的康复治疗

(1) 肌肉无力

一般下肢比上肢重,因此患者活动能力的障碍较日常生活活动能力的障碍重,再加上肌

肉痉挛、疲乏、废用性活动减少等,更加重肌肉无力症状。其治疗方法有:

1) 维持关节活动范围的训练:水疗后做关节活动范围的训练,较重的患者可用矫形器来维持关节活动范围。

2) 健身活动:以有氧性、抗阻力性的耐力训练为主,最好将这些活动与患者的日常生活活动相结合。训练的类型、强度、频率和时间随患者的情况而定,但在训练中要注意休息。

(2) 肌肉痉挛:上肢以屈肌痉挛多见,下肢以伸肌痉挛多见。下列治疗对来自脊髓的肌肉痉挛较为有效:①药物:地西泮或巴氯酚等药物均可,但应注意其毒副作用。②消除有害刺激:如精神紧张、疲乏、感染和尿潴留等。③牵伸训练:每日进行,以维持关节活动度。

(3) 协调障碍:目前没有一种治疗对共济失调、震颤等是完全有效的。①药物:可试用普萘洛尔和异烟肼。②平衡、协调和稳定性的训练,肢体近端肌肉的肌力训练,肢体负重训练,生物反馈训练等。

(4) 视力障碍:视物模糊、视神经炎的眼部疼痛、复视、眼震等症状的治疗比较困难。暂时覆盖一只眼可以消除复视,阅读时使用标记等代偿。

(5) 膀胱功能障碍:表现为尿失禁或尿潴留,或表现为膀胱逼尿肌-括约肌的收缩不协调。可根据具体情况进行处理,主要为:①药物。②导尿:急性期可用留置导尿管,之后在条件许可时行间歇性导尿。③防治感染。

(6) 构音障碍:这是肌肉无力、肌肉痉挛、共济失调、口腔、咽喉、呼吸肌肉疲乏所致。治疗包括:①呼吸控制训练。②口腔肌肉肌力训练。③发音训练。④声音放大装置的利用。

(7) 吞咽障碍:脑神经受损所致,治疗参见偏瘫的有关内容。

(8) 认知功能及情绪障碍:认知功能、行为改变及情绪障碍是患者反应最强烈的症状。这些功能障碍的程度及表现与病变部位及程度有关,额叶病灶常常导致步态失用、原始反射的释放和解决问题中的起始障碍等,而短期记忆障碍、抽象概念障碍(计划、组织、解决问题、集中性、判断力、注意力、灵活性等)和精神运动能力(如速度和精确性)等的障碍常常影响康复治疗的进行。认知功能及情绪障碍的治疗多采用综合方法:①利用周围环境中的人际关系。②背诵。③想像。④列表、列清单。⑤事先做计划。⑥提示、反复练习。

(9) 疲乏:有四种表现:下午或傍晚的疲乏,轻度活动后的疲乏,持续性的疲乏,用力后的疲乏。治疗方法有:①使用中枢神经系统刺激剂,哌甲酯、金刚烷胺或咖啡因等均可使用。②健身运动。③充分及规律的睡眠。④正确使用能量节省技术、简化工作等。

(10) 对热的不耐受:表现为患者在发热或暴露在热环境中或体力活动过多时出现功能明显下降,故患者应尽量避免发热,环境温度应控制在 29℃ 以下。

(11) 活动能力障碍:活动能力障碍可源于上述的各种症状,表现程度不等(从正常行走到完全依赖性的床上活动)。治疗以改善行走的安全性、降低能量消耗、提高耐力和效率为主要目的。使用步行辅助器、拐杖及矫形器可以矫正步态。

4. 日常生活活动训练

多发性硬化症患者的日常生活活动障碍常常出现较晚,ADL 训练以指导患者使用适当的技术、学会能量节省技能和保证安全为主要目的。

以下根据多发性硬化症的不同发病时期,介绍日常生活动作的训练方法。对于不同的发病期在训练中都应该注意,预防由于环境温度升高引起的病情加重,防止患者过度疲劳。

(1) 急性期及恶化期:安静休息最重要。为防止废用性功能障碍,患者应该保持正确的体位并经常变换体位(翻身),防止关节活动范围受限。在注意室温上升和患者疲劳的同时,应避免过度运动。

(2)缓解期(恢复期):复发前的 ADL 水平是训练的目标。对主要症状如运动麻痹和运动失调等展开积极训练的同时,提高 ADL 能力。在这个时期,应注意疼痛和疲劳以及体温的上升。训练实施的过程中,应注意环境的温度,因为在较为混乱的房间,室温上升的可能性较大。

(3)维持期(慢性期):在这一阶段,恶化与缓解反复交替出现,训练的主要目标是为了维持已获得的日常生活动作的能力。对住院患者,应该对病房环境进行适合实际生活环境的改造。对门诊者,则对其家庭环境进行相应的改造,同时积极有效地利用矫形器具。制作矫形器应使用质地轻的塑料材料,以节省患者的体力。

第三节　肌萎缩性侧索硬化症

肌萎缩性侧索硬化症(amyotrophic lateral sclerosis,ALS)是脑干、脊髓的运动神经元的变性疾病,表现为上、下运动神经元损害同时并存。病程持续进展,导致全身肌肉萎缩与肌力低下。

一、临床与康复评定

(一)病史特点

主要临床表现包括:多在 40 岁以后发病,男性多于女性。首发症状为手指运动不灵活和力弱,可伴有主观感觉异常如麻木感、疼痛等,无客观感觉异常。延髓麻痹通常在晚期出现。最终因呼吸肌麻痹或并发呼吸道感染而死亡。

临床病型分类:根据初发部位可分为上肢型、下肢型、混合型。

(二)康复评定 ALS 障碍程度一般是根据 ADL 的自理程度来分级。

这里介绍日本厚生省特定疾患调查研究班 1987 年公布的分级方法(表 6-3-1 所示)。

表 6-3-1　ALS 障碍程度分级

1 级	肌肉萎缩,但日常生活无障碍
2 级	不能完成精细的动作
3 级	能独立完成一般的运动和日常生活动作
4 级	日常生活需要部分帮助
5 级	日常生活需要大量帮助
6 级	卧床不起,日常生活完全需要帮助
7 级	需要精细的营养管理和呼吸管理

二、康复治疗

根据 ALS 障碍程度分级, ADL 训练的基本内容如下:

1. ADL 自理期 (1—3 级): 这个时期以预防废用性功能障碍为主, 要求避免过用和误用两种倾向, 选择适当的运动负荷进行练习, 不遗留运动后肌痛与疲劳。根据临床类型而权衡重点, 给予关节活动和肌力增强训练, 预防因肌肉不均衡而引起关节变形挛缩。各种类型的 ALS 患者都应以起立步行为中心而进行起居移动练习。对于球型 ALS 患者应进行呼吸练习。因为 ALS 的病情进展较快, 应估测预后并尽早采取对策, 如配备矫形器和轮椅等。

2. ADL 借助期 (4—5 级): 对于上肢型 ALS 要进行维持饮食动作的训练。具体做法是采用前臂平衡支具, 根据个人机能灵活使用。在 ADL 训练时进行其他自助具的训练也非常重要。

对于下肢型 ALS, 由于下肢步行能力的显著障碍, 有必要给予步行辅助器 (助行器) 和下肢矫形器。根据其进展的预测情况, 考虑配备斜倚式和能够安装人工呼吸器的轮椅。利用这种轮椅, 患者可以进行坐、立、卧各种体位的变换, 适合在家中的生活。呼吸练习对各种类型的 ALS 患者都是必需的, 尤其是球型患者, 必须持续而积极地进行呼吸训练和学习新的沟通交流方法, 并同时进行吞咽练习。另外, 应该指导家属学会对患者 ADL 照顾的方法并长期进行练习。

3. ADL 全借助期 (6—7 级): 在这一时期, 所有类型的患者都需要进行持续的呼吸练习和交流沟通手段的学习。最好进行关节活动范围内的运动和维持残存肌力的练习。根据患者的残存功能, 训练人员应设计并提供给患者可利用舌和下颚来操纵的各种具有文字信息处理和通讯功能的复杂用具。

第四节　脊髓小脑变性症

脊髓小脑变性症 (spinocerebellar ataxia, SCA) 是指以共济失调为主要症状的原因不明的变性疾病的总称。ADL 障碍特点是, 早期走路摇晃、易跌倒, 发音困难; 晚期卧床不起。

一、临床与康复评定

(一) 病史特点

其临床特征主要有: 进行性加重, 有家族史, 既有共济失调的锥体系、锥体外系症状和自主神经症状, 也有末梢神经受损的临床表现。

(二) 康复评定

SCA 障碍程度一般是根据共济失调的严重程度来分级。下面介绍立野提出的运动机能分级方法 (表 6-4)。

表 6-4 SCA 障碍程度分级

1 级	能单足跳 3m 以上
2 级	能双足跳并保持平衡
3 级	能够步行 5m——6m,保持站立
4 级	用爬行等方法可以移动,每分钟 18m 以上
5 级	不用任何辅助就能够坐 1 分钟以上
6 级	卧床不起

二、康复治疗

根据 SCA 障碍程度分级,ADL 训练的基本内容如下:

1. 第一期:能够自己独立行走 (1—3 级),在这个时期可以独立步行,起立时让患者双脚分开,增加步宽。该时期患者能上楼梯,但下楼梯困难。训练过程中要评价其障碍是下肢重还是上肢重,是靠近神经末梢还是靠近中枢,或者是躯干重,这些至关重要。在这个时期,采用神经肌肉促通法进行运动控制训练,特别是交替进行拮抗肌的运动训练。对下楼梯困难者,主要进行股四头肌离心收缩的肌肉控制活动练习,贯穿于日常生活训练中。在步行动作训练过程中,可以试用重锤负荷 (重锤的重量必须能够随时调整) 和弹性绷带,并反复进行平衡练习。同时通过两手向肩垂直加压,或对骨盆的旋转施加抵抗,提高运动协调能力。

2. 第二期:需要部分照顾 (4—5 级),在这个时期指导使用步行器,因上、下楼梯困难,需要使用轮椅移动。在日常生活中要进行步行器的使用训练。另外,为了节能,减少借助,步行困难者可让患者乘坐轮椅。驱动轮椅时,为了加大把手的直径与利用其摩擦力,可在手轮圈上缠上橡胶带。

3. 第三期:卧床不起 (6 级),在这个时期要防止因长期卧床而引起的废用性功能障碍。辅助坐位时注意防止体位性低血压,同时要通过使用自助器具来维持日常生活自理能力。

(陆晓晰 刘根林 郑樱)

思考题

1. 假肥大型进行性肌营养不良的特征是什么?
2. 多发性硬化症训练时应注意什么?
3. 肌萎缩性侧索硬化症 ADL 训练的内容是什么?

第七章 精神疾病

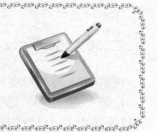

学习目标

1. 了解精神疾病的 ADL 障碍特点。
2. 掌握精神疾病 ADL 障碍的治疗方法。

精神疾病是指在各种生物学、心理学以及社会大环境因素的影响下,大脑机能活动发生紊乱,导致认识、情感、意志和行为等精神活动不同程度障碍的疾病。各类精神疾病主要致病因素包括:①遗传因素;②素质因素;③环境因素;④躯体因素。

精神疾病大多数在青壮年时期发病,且有反复发作,容易自残的倾向,在疾病晚期由于患者缺乏自知力,拒绝治疗,往往病程拖延形成慢性,给个人、家庭和社会造成不良的影响。因此,精神疾病的预防、治疗和康复更具有特殊性,需要社会各方面的支持和关心,需要建立一个完善的保障体系,持之以恒地工作,才能落实精神疾病康复的各项措施。

根据 1986 年全国第二次精神卫生工作会议提出的数据,全国约有精神障碍者近一千万,其中,慢性精神分裂症约 500 万,精神发育迟滞约 100 万。在 15—59 岁的精神病残疾人中,78.6% 尚具有一定的劳动能力,只要适当给予训练是可以回归社会,成为自食其力者的。可见,发展精神疾病康复医疗具有重大意义。

第一节 精神疾病的 ADL 障碍特点

一、常见精神病的 ADL 障碍特点

精神病患者的功能障碍可分为躯体、心理及社会三个方面,并以心理及社会功能障碍为主。精神病患者的心理社会性功能障碍可产生各种家庭负担及社会影响。家庭负担主要指对家庭经济、家庭日常生活、家庭内部关系、家庭成员心理健康的影响,以及因患者精神活动异常而造成特发不幸事件的影响等等。较严重的社会影响包括:①对周围人群的安全构成威胁;②对周围环境的安宁进行骚扰;③影响工作单位的正常工作或生产建设程序,如因病

态观念反复纠缠不清等;④对社会精神文明的影响,如缺乏文明礼貌或道德观念下降等。

精神病患者的 ADL 障碍特点,早期表现为家务能力受损;交流能力受损,无法进行有效地交谈;外出时不能保证安全等。晚期精神病患者生活不能自理,日常起居、进食、排泄、更衣等生活动作都需他人护理。见下表 7-1。

表 7-1　常见精神病的 ADL 障碍特点

类型	病因	主要临床表现	病程	ADL 障碍
精神分裂症	不详	联想障碍、情感淡漠或不协调、意志活动减退、缺乏自知力等	至少持续3个月	穿着懒散,与身份、场合、季节不符;无法进行有效的交谈;晚期生活不能自理
情感性精神病躁狂型	不详	情感高涨、思维活动加速和语言动作增多	至少持续2周	家务能力受损;社交能力受损,给别人造成困难;给自己造成危险或不良后果
抑郁型	不详	情绪低落,思维缓慢以及言语动作减少、迟缓,有自杀企图或行为	至少持续2周	
老年痴呆	脑退行	智能衰退以至影响工作、学习或日常生活,人格改变,不伴有意识障碍	至少持续4个月	早期影响家务能力、交流能力

二、精神病患者的康复评定

(一)首先要全面了解每个患者的情况,要深入与患者及其亲友交谈,必要时可做心理测试、心理咨询和社会调查,以取得真实的资料。

1. 既往的基本情况

(1)患者个人经历、学习、工作情况、躯体状况、智力水平、生活环境等。

(2)患者的人际关系,社会适应能力。

(3)病前的情感反应是否易于诱发,是否持久。

(4)原来的伦理和行为水准,能否独立生活,能否对其个人的行为后果负责,是否有责任心。

(5)病前性格特征,有什么兴趣、爱好及业余时间的活动方式等。

2. 目前情况

(1)疾病的严重程度,患者对疾病的态度,患者内心真正的问题是什么。

(2)患者的行为表现,保留的能力和技能。

(3)人际关系表现,与周围人的交往,与医护人员的关系。

(4)患者的欲望和要求,对治疗有无信心和决心。

(5)对亲友的依恋感情如何,有无对抗情绪,有无与亲友共同生活的愿望。

(6)亲友对患者的态度和支持程度如何。

（7）患者对坚持长期治疗的态度如何？有无主动性和拒药行为。

（二）患者的分类：在全面掌握患者情况后，对患者进行分类，以便制定康复目标和康复训练计划。

1. 按社会支持条件分：

（1）无回归社会希望者。

（2）可暂时回归社会者。

（3）可能回归社会者。

2. 按病情分：

（1）精神已经衰退者（一级残疾）。

（2）症状迁延呈慢性状态，仍受症状支配，尚不能发挥能力者。

（3）意志衰退，生活懒散而能力保持者。

（4）虽有症状，尚能参加部分活动和劳动者。

3. 按可接受劳动训练性质分：

（1）尚不能劳动者，新入院及已衰退患者。

（2）以生活、家务训练为主要目的者。

（3）以手工劳动训练为主要目的者。

（4）以职业、工业劳动训练为主要需要者。

（5）以培养兴趣活动为主者。

（6）以自我服务训练为主者。

三、精神残疾康复的原则

1. 预防、医疗和康复相结合：康复工作者在进行医疗诊治的同时，需要顾及残疾的预防及患者今后的康复与重返社会等问题。

2. 身心康复统一：精神病的康复医疗是以躯体康复原则和心理治疗技术为基础而发展的，各种手段只有结合心理治疗才可能有效，故在全部康复过程中都要贯彻心理治疗，尤其应当用鼓励、帮助、启发、保证等一般支持性心理治疗方法。

3. 循序渐进：精神病康复是一个逐步发展的动态过程，可能在一较长阶段缓慢发展，也可能有间发的病情反复。因此，必须耐心和坚持不懈地逐步实行各项措施，要经得起波折，不能一下子要求有明显的行为改善。

4. 调动患者的积极性：应该使患者主动参与康复全过程，要尽力启发患者的主动性，尽量使患者理解所实行的各项措施。多数精神病患者既有异常精神生活的一面，又有正常精神生活的一面，不能看作全部丧失对外界变化做出合理分析和判断的能力。因此，医务人员不能对康复失去希望和信心，应该尽可能扩大及发展患者仍然保留的合理部分，努力诱导他们在行为上反映出这方面的能力。

5. 建立良好的医患关系：应该鼓励患者建立良好的人际关系，通过集体作用及彼此的相互影响，逐渐恢复正常的生活能力。

6. 创造利于康复的环境：种种设置必须尽可能接近于客观生活条件，以免发生适应不良。

四、住院精神病患者康复疗效评定方法

住院精神病患者康复疗效评定量表（Inpatient Psychiatric Rehabilitation Outcome Scale，IPROS）由李功安等人于 1990 年正式发表，是国内本专业首创的住院康复评定量表。共分为五大项，合计 36 项指标。

1. 工疗情况

①工疗主动性；②工疗持久性；③相互合作；④完成定量如何；⑤工疗质量；⑥工疗工艺复杂程度；⑦对工疗的学习态度；⑧工疗的综合评分。

2. 生活能力

①合理用钱；②饮食安排；③冷热衣着调整；④空余时间的利用；⑤对自身健康的关心；⑥院外活动；⑦时间观念；⑧生活能力的综合评分。

3. 社交能力

①集体活动减少；②交往程度；③语言交流；④相互帮助；⑤礼貌；⑥社交能力的综合评分。

4. 讲究卫生能力

①大小便料理；②衣着整洁；③梳洗；④做室内外卫生和整理床铺；⑤饮食卫生；⑥卫生能力的综合评分。

5. 关心和兴趣

①看电影、电视或书报；②知道当代国家重要人物；③知道最近重要消息；④思念亲人；⑤有今后学习、工作或生活的安排；⑥对集体心理咨询的兴趣；⑦对文体活动的兴趣；⑧关心和兴趣的综合评分。

评分标准：

以上 36 项的评分取 0—4 分（0—正常，1—轻度缺陷，2—中度缺陷，3—较重缺陷，4—重度缺陷）。

五、精神疾病的康复机构与形式

精神疾病的康复，必须注重医院治疗、社区康复和社会预防三个紧密结合的环节，涉及医学、心理学、社会学及教育学等学科和相关部门，只有动员社会力量齐心协力，建立系列化的康复机构，才能达到预期的目的。

（一）医院康复

医院康复机构有各种类型的专科医院：

1. 收治疾病期患者为主的治疗医院。

2. 收治慢性精神病患者为主的康复医院。

3. 收养精神发育迟滞的社会福利院。

4. 专为老年期精神障碍设立的疗养院。

5. 专为神经症及其他心理障碍患者设置的心理卫生保健医院。

可将医院改建成社会化、家庭化、自主化的康复基地，改变既往封闭式管理，成为一个有进取吸引力的小社会。可将病房设置为不同等级的康复场所，这些场所配备有固定的康复

设施。病房是固定的,而患者是流动的,根据患者的病情和行为表现,可以升级或降级,升到最高一级康复病房时,就意味着即将回归社会了,可给患者以希望,鼓励其争取升级,更换休养场所。对于没有职业的患者,更要使他明白职业训练是他就业的必由之路,也是康复训练的重点。

病房的分级:

（1）一级康复区:新入院、病情复发及严重衰退者,实行封闭式管理。患者着治疗员服装,可分为治疗组及衰退组。以药物、物理、心理、教育娱乐和体育治疗为主,配合生活规律化训练,不做工疗。治疗组患者可经过一级康复达标,病情稳定3－6个月后,衰退组患者达标半年—1年以后,可升入二级康复区。

（2）二级康复区:患者着疗养员服装,可在工作人员陪同下出入病房,可分为手工劳动和生活训练两组。每天实行工疗、文体活动或生活训练各两小时。待病情和劳动达标后,稳定3－6个月,可升入三级病房。

（3）三级康复区:患者着休养员服装,可在工作人员允许下独自出入病房。根据患者的兴趣、能力和职业的需要分为若干小组。每天训练4小时,文体和学习2小时,对需要求职的患者,以加工劳动为主;对无需求职的患者,可组织兴趣小组。待症状消失、训练达标后3－6个月,可升入四级康复病房。

（4）四级康复区:患者着工疗员服装,可自行出入病房。可到院内设置的职业训练工场劳动,可组成专业劳动组合,评定工作质量,享受到一定的酬劳。每天劳动6小时,文体活动及学习1小时,病情稳定、训练达标后半年,可升入五级康复区。

（5）五级康复区:患者着试工员服装,住集体宿舍,在食堂就餐,日常生活活动自主安排,可自由出入医院。每天工作8小时,正式到工厂或固定工作岗位上班,周末可以回家。经过试工,合格者可回归社会。不能回归者,可在工厂就业(或代谋职业),成为工厂的职工。

（二）社区康复

国内不少省市创建了以省(市)—区(县)—街道(乡)为体系的三级精神卫生保健机构,以患者户口所在的社区为中心,院内外结合,对社区内的患者实行全面的、终生的精神卫生保健,使康复措施落实到人。

以北京为例,已形成领导管理及业务实施的两套网络,领导管理系统为市、区(县)、街道(乡)三级精神卫生工作领导小组及其办公室。业务实施系统为三级精神保健所(院、科)。基层保健机构设在街道医院(乡卫生院),是社区康复措施的执行者。

（三）精神疾病康复的形式

各地区情况不同,形式各异,一般大致有以下类型:

1. 门诊部设工娱疗室、心理咨询室。

2. 病房设工娱疗室、心理治疗室。

3. 设置职业训练专门场所,如工疗站、工厂中的工疗车间、监护工场、农场以及各种工疗制作室。

4. 有监护的住宿所,如精神发育迟滞或者老人护理宿舍、日间住院部、夜间住院部以及其他过渡性住所。

5. 组织康复教室及社团,开展各种娱乐和兴趣的小组活动。

6. 社区监护小组。

7. 家庭教育及家庭干预。

第二节 精神疾病 ADL 障碍的治疗方法

长期以来,人们注意到适当的工作、劳动和文娱活动对精神病患者身心状况的改善有益,例如在医院从事劳动的患者较无所事事的患者的治愈率高些,因此作业疗法逐步成为治疗精神病的主要手段。作业疗法的主要任务是帮助精神残疾者恢复或重塑良好的行为能力并使其重返社会;帮助患者在参加日常生活、社会活动和工作就业等方面做好准备,积极进行有关技能的特殊训练,以便在社区生活中发挥适当的作用。另外,还要逐步训练和提高患者的独立自主性,减少他们对医护人员的依赖以及改进社会交往能力。精神疾病在不同的阶段有不同的治疗重点,本节在介绍一般治疗方法的基础上,着重介绍 ADL 障碍的治疗方法。

一、精神疾病的康复过程

1. 急性调整期:患者由于急性发作而住院。当务之急是采用心理治疗、特殊护理及药物治疗,尽快控制精神症状,此时医护人员必须采取反复安抚和再保证的姿态,以消除患者自觉精神受损的疑虑。然后安排适合其病情的作业疗法及其他活动。通过调整,逐步建立良好的医患关系,为今后的康复过程做好准备。

2. 过渡期(重新估价期):此时病情已明显改善,需要促使患者更多地参加各项活动,可采用作业疗法、娱乐疗法、教育疗法等;同时可综合开放管理,即在工作人员的监护下让患者在一定范围内自由活动。更重要的是预见患者回归社区的可能性,已经面临重新评估患者的康复目标,并开始进行筹划。一般应由精神病学专家、精神科护士、社会学家(包括社会工作者、心理学家、职业指导等有关人员),共同商讨,具体分析。

3. 恢复期:到达这一时期,患者的生活、工作及社会适应能力已有所恢复,并为回归社区做准备。因此,康复工作重点就在于对患者进行社会适应训练和就业技能训练的具体准备,此时经常与社会工作者、职业指导人员商讨有关事宜,如果就业目标已经确立,就应当促使患者更多地投入工艺制作活动、教育活动及各种劳动中,安排他们参加技能训练。另一个重要方面,是协助建立良好的工作习惯和协调的人际关系,这是患者今后维持社区生活和工作的必要条件,否则他们即使有较好的技能也无法重返社会。

4. 社区康复期:患者回归家庭和社区,在监护人的保护下,由社区医生帮助,完成必要的康复和社区的社会活动。

二、起居与作息时间安排

精神病患者在发病初期一般能独立完成起居动作,随着病程的延长,患者的智能和体力逐步衰退,日常生活能力下降,在晚期可丧失生活自理能力;同时,精神病患者经常出现反常的作息习惯,睡眠障碍,无法正常工作和学习,并影响周围人的休息。因此,防止精神病患者智能和体力衰退及养成良好的作息习惯是训练的重要目标。安排精神病患者参加各种作业活动(工疗)是实现上述目标的常用手段和方法。

工疗的基本目的是根据治疗要求,通过适合病情需要的活动,消除患者精神活动中的病态表现,创造良好的社会环境和各种有利条件,协助患者建立乐观情绪,保持精神愉快。在进行集体工疗的过程中,患者不可避免地相互交往,有助于建立感情,改变与世隔绝的状态,恢复正常的人际关系。通过一些轻重不同的体力活动,患者还可以得到更好的体育锻炼,使躯体的各个生理系统的功能趋向正常。此外,患者可以借此获得良好的学习机会,并且运用所学到的知识和技能为社会服务。在这种集体活动中,又可以培养适应环境和生活需要的独立自主能力。工疗活动中制成的产品,往往给患者带来一种特殊的喜悦和信心,表明其已具有一定的生产能力。

由于环境条件不一,患者的病情以及其本人的职业、习惯、体力、性别、文化水平、爱好和治疗要求各不相同,工疗的方式必须随之做出相应的选择和安排,应根据工疗组织机构的规模和范围,采用由简入繁和不同性质的作业,以适应各式各样的要求,一般分为室内和室外两种形式:

1. 室内工疗:可制作手工艺品,如糊纸盒和纸口袋、编织、刺绣、贴花、雕刻、泥塑、油漆、缝衣、修鞋、制作玩具等。可根据条件开展多种项目,甚至使用车床进行加工、烘烤面包、制作糕点等。

2. 室外工疗:如种植花木、蔬菜、果树,饲养鸡、兔、牛、猪和用小动物做科学实验,有条件的还可以养鱼、甚至大田劳作、修理花圃等。

三、整容与更衣

精神病患者常不注意个人清洁卫生,表现为长期不洗澡、不梳头、不洗脸、不刷牙、不换衣服等。训练人员应主动接近患者,详细了解患者不注意个人卫生的原因,采取相应对策。患者衣着懒散,不修边幅可能是精神病的临床表现,也可能是由于下面的原因:

1. 经济原因:患者入院后只穿一套衣服,一年四季都穿一样的衣服,长期不更换,是由于患病后无经济收入,又得不到亲戚朋友的帮助,无法购买衣服及洗漱用具等生活必需品。对于此种情况,训练人员应与社会工作者一起,与患者亲属取得联系,寻求患者亲友的资助。必要时也可与社会福利保障机构联系,寻求他们的支持。

2. 生活习惯:某些患者在日常生活中有不修边幅、不注意个人外表的习惯,对于这些患者,应适当提醒,指导其注意个人卫生,要求日常穿着打扮与季节、场合、身份、年龄、性别等相符合。教会生活常识,如各种化妆品的使用技巧等。

3. 其他:遮光镜的使用应注意,根据光线的强弱情况戴上或取下,避免因在光线弱的地方用遮光镜导致视线模糊而出现意外危险。

四、进食

精神病患者入院后的饮食问题,是训练人员需要关注的重点之一,训练目标是出院后能正常进食。患者进食问题,可表现为饮食过量、过少、吃异物、偏食等,有时还会出现与别人抢吃食物的问题。精神分裂症患者有时会出现"怀疑食物中有毒药"的迫害妄想,在独自进食时表现更明显。

训练方法:组织患者集体进食,使患者体会"家庭"的温馨感觉和与患者之间的感情交流,以便减少寂寞感。同时,集体进食还有利于增强患者的食欲。

五、家务

精神病患者处理家庭中的日常事务的能力降低。家务的范围非常广泛,从简单的扫地到复杂的烹饪,都属于家务的内容。下面以烹饪训练为例加以介绍。

烹饪训练是一种家务劳动及社会生活技能的训练措施。国外一些精神病院早已开展精神病患者的烹饪技能训练,作为培养独立生活能力的一种手段。烹饪技能训练的对象多数是合作行为较好、病情稳定的长期住院患者,也可选择劳动态度欠佳和病情基本缓解的急性患者参加。烹饪疗法的疗程为 2-3 星期,每星期 5 天,每天上午用 2 小时参加菜肴的烹饪操作实践,中午共同品尝自己的作品,下午用 2 小时学习烹饪知识。在实施过程中,由有经验的厨师讲解理论知识和操作要求,如刀工、鲜活加工、火候、油温、调味以及菜肴的制作方法。实际操作时进行示范带教,积极辅导患者自己操作,同时安排数名工作人员配合指导并作适当的监护。间歇时间内安排患者参加适当的文娱活动。每次品尝作品后,都要共同进行简短的评价。在疗程结束前由工作人员和患者一起进行总的考评,总结交流参加这项活动的收获。由于烹饪技能训练使患者学会了一定的技能,亲口尝到自己的作业成果,特别是增长了浓厚的兴趣,更增强了主动参与意识。这项疗法对患者今后回归社区和家庭也有一定的实用意义。

六、交流

每个人在成长过程中,反复与亲人、邻居、学校、单位同事、社区中的各种人打交道,形成一定的人际关系和社交礼仪。精神病患者与人交流的能力下降,恐惧社交,避免与人交往,日常打招呼用语可能误认为有迫害企图。长期住院以后,因为医院中的人际关系简单,社交能力可进一步下降,出院时不敢面对复杂的社会,常有恐惧心理,不敢与人交流。

训练方法:住院期间,根据病情不同,把患者编成不同的小组参加活动,为患者在集体活动中创造交流的机会,提高处理人际关系的能力。小组活动要求有周密的组织和精心的安排,并且需要创造条件,增加设备,才能使这项治疗有条不紊、按部就班、有计划、有步骤地进行;工作人员要有耐心,不厌其烦,加强责任感和同情心,想方设法培养患者的欢乐情绪,随时注意每个患者的举止行动,避免发生意外。小组活动的形式根据患者的不同病情和医院的条件来确定,下述形式可供参考:

1. 工疗小组：三、四级康复区患者可从事包装、装配、缝纫等项目；五级康复区可从事印刷厂、制花厂、养殖场、种植场等工、农业生产劳动。

2. 娱疗小组：娱疗是娱乐治疗的简称，对于促进人际关系，加强与社会环境的联系，克服逃避环境、孤僻、内向、离群独处的倾向有着显著的作用。娱疗内容包括听音乐、学歌咏、看电影、看电视、跳舞、做游戏、下棋、玩纸牌、阅读书报杂志，以及做健身操、练气功、打太极拳、各种球赛、田径运动等体育锻炼，甚至还可在细致准备和妥善组织的情况下，游公园和访名胜古迹等。

3. 自我服务劳动小组，如：①帮厨小组；②绿化小组；③环卫小组；④洗缝小组；⑤理发小组；⑥售货小组；⑦治保小组；⑧劳务小组（承做临时性劳动）。

4. 文体及学习小组

A. 定时读报、收看新闻，定期进行卫生教育。

B. 除每日文体活动外，有计划地组织几次运动会、文娱演出以及各种竞赛活动，优胜者有奖。

C. 组织各种兴趣小组，如书法、绘图、歌舞、朗诵、话剧、故事会、音乐欣赏、文学评论等，组织患者创办墙报、修整园地、作品展览等活动。

D. 组织游园、郊游、野餐、生日庆祝等活动。

E. 组织联欢会，各级病区之间，职工与患者之间，患者与亲友之间，与邻近单位职工之间，与出院回归社会的老病友之间等各种形式的联欢会，以增加患者与社会的接触，培养良好的人际关系，提高适应社会的能力。

F. 探视与出试：为了加强患者与社会的联系，应动员患者的亲属、朋友、同事及领导来医院探视，没有亲友的也要动员在工场就业的老病友，或已升级的病友，或医院的工作人员来探视，配合医务人员，启发患者生活的欲望和康复升级的要求，增强回归社会的信心。

有条件的患者应安排出试，如在周末、节假日、亲人生日或其他纪念活动时出试。出试亦可作为行为治疗的奖励。最好派车送、接患者。出试时间长短可根据奖励程度而定，如允许与亲人见面，共进一餐；半天；一宿；一日等。但不能影响训练计划，不可打乱生活规律。应向家属交代清楚出试作为治疗的目的、注意事项等，取得家属的配合。

七、外出

现代社会的发展日新月异，常有新的交通工具、建筑物出现，对于长期住院的精神病患者来说，出院时的社区环境已发生很大的变化。住院期间患者一般被限制在医院、病房及医院周围的小范围内活动。出院后患者散步、购物面临许多不熟悉的场所，与不熟悉的人见面，很难预测将会发生什么样的事情。另外，交通工具使用困难，如乘坐出租汽车不敢或不会与司机交谈，乘坐公共汽车、电车、地铁不会买票、转车、与售票员沟通，有时还会遭到一些人的白眼，甚至辱骂等。因此，训练人员在患者住院期间要适当组织一些活动，反复模拟出院后可能出现的情景，加以正确的指导，消除患者紧张、恐慌的心理。对患者的家人也要进行教育，在患者出院的初期，外出时最好有人陪伴，耐心地解答他的困惑。对患者所在的社区的人员也要加以教育，对待患有精神病的人要友善，不能加以歧视。

第三节　精神疾病 ADL 障碍治疗的注意事项

一、精神病患者的心理治疗

精神病患者的 ADL 障碍与心理异常有很大关系,因此,精神病患者的心理治疗应贯穿于整个 ADL 训练的过程,ADL 训练人员应充分认识精神病患者心理治疗的重要性,从而提高 ADL 的训练效果。心理疗法的技术主要有精神分析治疗、支持治疗、认知治疗、行为治疗等。治疗方式上可分为个别性和集体性两种:个别心理治疗是通过医生与患者进行个别交谈,鼓励患者充分地谈出自己的病情。集体心理治疗是将有类似病情特点的患者编成小组,先由医生联系这些患者的实际情况,讲授精神疾病的防治知识,每次要重点说明患者所关心的某些问题,然后倾听患者的意见和反映,用以检验效果,同时需要安排一些对疾病有一定认识的患者现身说法在小组发言,可以起相互影响、取长补短的作用,从而达到心理治疗的目的。目前认为,在精神病的康复医疗活动中,适当多安排一些集体(小组)交流活动有益于康复过程,这种安排应当是有目的性的,内容可针对患者病情,也可集中于日常生活、工娱活动、群体交往以及教育训练等方面存在的问题,这些做法都在一定程度上起着集体心理治疗的作用。

二、精神病患者的职业训练

精神病患者进行 ADL 训练的同时,应积极安排职业训练,这是精神康复医疗中一项非常重要的任务,直接关系到患者将来的工作和生活。通过职业训练掌握技能并能制成产品,可给患者带来欣愉之感并增强其自信心。这种心理上的影响对促进疾病的康复起着很大的作用,尤其是对那些带有某种躯体残疾或精神发育不全的患者,其意义更为显著。职业训练为培养患者参加集体活动创造条件,加强与他人之间的联系,不但可以纠正精神残疾者与世隔绝的状态,而且对存在着沉默不语、强迫动作的患者也能产生积极的治疗作用。

职业技能的选择,应根据患者的躯体状况、缺陷的性质、对生活及工作的影响、病情的需要、患者的兴趣和志愿以及能否学习的可能等情况而定。

三、社区康复与家庭干预

精神病患者出院后由社区精神卫生保健机构(精神卫生中心)继续实施康复计划。根据不同的条件和需要,可设立一些中间机构或特殊机构,如日间住院、夜间住院、护理宿舍、患者之家等设施。这些设施应占地宽敞、空气新鲜、舒适安静,建筑和布置要美观庄重,便于管理,使患者既有适当的饮食、睡眠等生活场所,又有足够的工娱疗等室内、外活动场所。环境中宜配备花木园林、淡雅装饰和轻柔音乐,使患者的疗养生活既能现实、丰富多彩,又能心旷神怡、情绪愉快。在有条件的城镇,开办和其他残疾人同等待遇的福利工厂,既可集中管理患者,又可增加社会劳动力,提高精神病患者的自我社会价值,还可减轻社会和患者家庭的经济负担,使患者能自食其力。另外,在福利工厂及工疗站中,由于社会竞争性小,成员大多是精神病患者,不会受到歧视,心理矛盾会大大减少,再加上按时服用维持量的抗精神病药,复发率会大大下降,对社会治安也大有好处,不仅有明显的经济效益,也会取得明显的社会效益,可以解决家属的后顾之忧。在精神病患者较少的城市街道也可因陋就简地建立较小的工疗站。

世界卫生组织(WHO)和世界心理社会康复协会(WAPR)都强调贯彻实施精神病的康复任务应由家庭承担一部分责任,也是不可缺少的一个重要环节;这些国际组织还特别重视在社会上将精神病患者亲属组织起来,称为精神病患者的亲友会或联谊会,尽可能使患者的亲友们充分发挥应有的作用。我国目前的情况,大多数患者经短期住院后,仍需回到家庭生活。在居住的社区内继续巩固治疗和监护管理。应尽量使患者过较正常的社会生活,不要禁闭在深院斗室之中长期与世隔绝,而应该消除约束,尽量给患者有自由活动的机会,做到让患者能自己管理自己,并能相当自由地与外界交往。社区精神卫生保健人员,要结合本社区的每位患者设计适宜的康复措施。当前一般的做法是:

1. 定期门诊:每个社区均设有继续治疗、心理咨询及心理治疗门诊。邀请患者及亲属定期来门诊,进行个别指导,研究对患者最适合的维持药量,并解决在家庭康复中的问题,至少每月一次。

2. 家庭访视(随访):对不能来门诊或不在本地区取药的患者(包括已复工的患者),要进行保健监督,与居委会监护网配合,研究患者的心理和环境保护措施,防止复发并继续提高社会康复的程度。一般每季度家访一次。

3. 康复培训班:将病情与需求相接近的患者,划归一个小组,预约一天来复查,并参加培训班的活动,每次按计划安排一个中心内容,方式可灵活,或讲课、或交流、或专题讨论。解决康复过程中的问题。可每月一次。

4. 举办患者家属和监护人员座谈会或讲座:对患者的康复环境进行指导和安排,教会家属有关的知识和护理患者的方法。可每年举办几次,或与患者康复班同步进行。

5. 争取单位支持:对已复工(就业)的患者,要取得单位的支持,创造有利于康复的环境。可邀请单位领导和保健医生前来参加座谈会,亦可走访患者单位,宣传精神卫生知识及讲解康复措施。请单位领导教育其职工正确对待精神病患者,对患者的合理要求,请单位尽量满足,与单位保健医生共同落实患者的康复措施,防止复发,此项活动可与家属座谈会同时举行。

6. 职业训练:职业的训练场所,如城镇工疗站、福利工厂的工疗车间(小组)、农村的养殖与种植场等,为无工作、无经济来源以及暂时不能回归社会的患者,开辟一种学习和就业的场所,经过训练达到自食其力。这是当前最需要的,也是较为理想的形式,是从社会救济型转向社会福利型的必由之路。

7. 建立活动站(中心):对于老年、体弱、家庭主妇,不需要再求职的患者,可组织各种兴趣小组。这是一种自愿、互助的组织,患者自己选出组长,订出活动计划,开展室内外文化、娱乐、体育及工艺等活动。社区康复人员给予指导和督促实施。

四、几种主要精神病的康复要点

（一）精神分裂症

1. 大多数康复对象为本病的慢性患者，但实际施行康复措施必须包括急性患者在内，即改善功能障碍需要尽可能从疾病的急性期开始，方能收到更好的效果。所实行的康复措施在原则上就要尽可能提高患者的生活质量，尽量提供接近正常生活的环境条件，最大限度地防止心理社会功能减退。

2. 应在医院内提供良好的环境条件，所有本病患者除急性症状严重而尚未控制者外，均应生活在开放式环境结合开放性管理之中。对于某些病情大部分缓解且长期不能回归社区者，可考虑在院内建立培养独立生活能力的集中小区，或称为"模拟社区生活区"。

3. 按照不同的疾病阶段和病情，分别施行各种适合的康复疗法和康复训练，应侧重于工作和职业技能训练。由于本病患者大多数保持部分正常的精神活动能力（可公开显示或潜在保留），故应努力发掘和激励其潜力和某些特长，在参与康复训练中充分发挥其作用。

4. 积极开展多样化的文娱活动形式，充实空闲活动的内容，提高患者的兴趣和情感活跃度，努力消除本病常见的孤独、懒散及无所事事等表现。文体娱乐活动能力与社交活动技能是密切相关的，应结合起来进行训练，各类社区服务机构及医院都要重视这项工作。根据近年来的进展，无论在社区或医院的慢性患者，都需要进行社交技能训练。

5. 在康复阶段，本病患者一般都需要长期服用维持性抗精神病药。药物剂量以能够控制症状的较小剂量为宜，并可根据病情灵活掌握，以尽量减少药物的副作用，有利于患者参加各种康复活动。也可考虑使用长效药物。

6. 对本病的心理治疗，主要是进行支持性心理治疗，重点是帮助患者树立信心，提高对疾病性质的认识，并应贯穿于整个康复过程。由于慢性患者大部分呈现主动性差、意志要求贫乏及生活能力减退，目前较普遍地采用行为疗法中的代币奖酬法或称为代币强化法，以达到激励和条件性强化而矫正那些适应不良性行为。近年来也有将认知治疗试用于本病患者，以促进重建认知功能及提高自我人格的整合水平。

7. 本病患者是社区康复服务机构和设施的主要服务对象，可根据需要由社区安排进入这些机构和设施，如工疗站、日间医院或日间康复站及中途住所（国内尚未发展）等。随着精神病社区康复的进展，预计将逐步发展适合我国国情的社区服务康复工作，也将有更多精神病患者接受这方面的服务。

8. 目前较普遍地认为，家庭干预和家庭心理教育是一项对精神分裂症有效的社区康复措施和治疗手段，故应该在社区中积极推行及鼓励患者家庭参加，尤其需要探索适合国情并适宜推广的家庭干预方案。学者们最近提出，采用综合性系列干预方案可能更为有效。此方案将各种心理社会性干预（psychosocial intervention）如临床个案管理（clinical case management）、社交技能训练、职业康复及家庭干预等都实施起来，做好适当的协调与安排。同时结合必要的药物治疗（或称为"精神药物性干预"，psychopharmacologic intervention）。

（二）情感性精神病

1. 情感性精神病是临床症状达到精神病程度的情感性障碍类型，本类型加上轻症类型在内均需要开展康复治疗和训练。康复措施的目标主要是尽量减轻和纠正认知、情感及行为等方面的功能异常。

2. 首先是努力促进心理康复。一般均可采用支持性心理治疗,即进行解释、劝慰、鼓励、疏导、增强信心及帮助认识自身价值等等。如果是重症抑郁患者,可适当给予鼓励奖勉性的支持等,不宜过多与其讨论和争辩指正;而轻症患者又具有明显应激因素的情况,则可多做这方面的会谈并帮助正视现实和适应新境遇等。据称认知治疗对抑郁症有效,一般认为对轻症患者效果较好。基本论点是纠正不合理的错误认识即可矫正由其派生的不合理的异常情感,但这项治疗尚需进一步验证核实。

3. 应根据症状选用精神药物。对抑郁患者,需应用抗抑郁药,如三环类的丙米嗪或氟西汀等;在症状缓解后,宜持续服用 6 个月以上,以防止复发,剂量可酌情减少。对具有严重消极自杀观念的抑郁症患者,必须及早考虑电休克治疗,建议从符合康复原则出发而尽量采取无抽搐性电休克。对躁狂症患者,可应用氯丙嗪或氟哌啶醇等抗精神病药,以迅速控制症状,也可将锂盐制剂(碳酸锂)和氟哌啶醇合用;预防复发可单用锂盐制剂(具体应用需参阅专业教科书及专著)。

4. 适当的康复措施及康复护理对本病有重要的临床意义,可减轻病情和促进早日恢复。首先是尽量将患者置于一个安静的环境,症状严重时必须持续地进行监管;如必须日夜照看那些有自杀倾向的抑郁症患者,又如躁狂症患者应尽量与其他人分开,但还要给予一定的自由活动范围。安排本病患者参加适合的作业疗法也很重要。对抑郁症患者,必须尽力安排一定量的训练活动,不让他们空闲下来,可能会使抑郁程度有所减轻;对未住院的患者,可与家属商量如何鼓励每日进行适当的活动。对躁狂症患者,应尽量将其注意力转移到某些作业活动中去,努力避免接触时发生不必要的争吵。

(三)老年性痴呆

1. 老年性痴呆是一组由各种原因所造成的慢性器质性精神病,有不同程度的痴呆表现和明显的生活自理能力减退,以阿尔茨海默病为代表,亦即常见的一种老年性痴呆。其康复措施的侧重点应置于个人生活能力的照顾和支持,尽最大努力促进躯体、心理及社会功能改善。

2. 尽量安排患者生活在他所熟悉的环境中,如必须住院应争取准备类似家庭生活的条件。由于大多存在生活自理困难,除耐心护理照顾外,要反复多次示范和手把手带教,并反复训练以养成习惯。

3. 努力培训认知功能,反复地训练定向力、记忆力、辨认力以及日常简单事务的操作能力等。通常组织 4—5 人为一小组,由专业人员带教,可利用电化教具以强化患者的视、听刺激,一般每星期训练 4—5 次,每次以 30—40 分钟为宜。

4. 对早期患者,可使用支持性心理治疗。尽量安排平静安稳的环境,以避免产生紧张不安的体验,也要注意保持亲切和蔼的态度,以增进其安全感。

5. 安排适合老年人的作业活动也是非常重要的康复要求,其内容和项目要恰如其分。一般以不费体力、不费视力、不计效率、无危险性及较容易接受的简单操作为妥。

6. 由于患者多半有注意障碍,故应该开展一些新奇多样化的文娱活动,目的在于投其所乐、吸引注意和消除忧愁和孤独感。为了努力使这类老年患者能安度余生,安排好他们的休闲活动更具有深刻的康复意义。

7. 在可能的范围内要给予适当的体力活动和锻炼。同时也要关心他们的饮食和营养状况,注意确保营养和水分的摄入,尽量支持躯体功能并适当参加生活活动。

(四)症状性精神病

1. 症状性精神病或称为急性脑器质性精神病,是各类躯体疾病所伴发的急性精神障碍;实际上它是一组器质性精神症状群,故基本病理性质是躯体性的。因此,其康复目标必须以恢复躯体功能为主、精神功能为辅;当精神功能紊乱危及生命时,则必须先处理精神方面的问题或精神与躯体两方面并重。

2. 由于本病多半由较严重的躯体疾病所致,大部分呈现明显意识障碍或趋向昏睡、昏迷;在病因尚未明确前,首先要采取有效措施以维持呼吸和循环这两项基本生命功能,如病因明确,须立即使用特异性拮抗剂,及时应用有预防性强心作用的药物等。

3. 本病患者往往因意识障碍而出现严重的兴奋躁动、紊乱不安,这样的精神功能障碍容易引起躯体功能的失代偿及严重衰竭,必须及早使用精神药物加以控制。但选用的精神药物必须符合镇定作用,能迅速、有效地控制兴奋及副反应少等条件。这类药物本身均可能有一定的毒性,故应认真选择。

4. 良好的康复护理及心理支持对本病患者与积极的康复治疗措施同样重要,有时甚至更为重要。由于这类患者往往意识不清而曲解环境事物,护理态度必须平静和蔼;实行的每项措施,即使患者未必领会,仍要加以简明解释,还应努力理解其心理处境而给予心理支持。除非不得已,应尽量避免强制约束。在照顾患者进食时,可适当利用其暗示性而鼓励口服,最好不采用鼻饲法。

(汪家琮　刘根林)

思考题

1. 精神分裂症主要的康复要点是什么?

2. 精神疾病 ADL 障碍治疗的注意事项是什么?

第八章　老年性疾病

学习目标：

1. 掌握老年人的生理机能特点
2. 掌握老年疾病作业疗法的评价方法
3. 掌握老年疾病作业疗法的治疗方法

随着医学技术的发展和人们生活水准的提高，人们的健康水平得到了明显改善，人均寿命延长，老龄人口逐渐增加。据统计，2000 年仅北京市 60 岁以上的人口已占全市人口的 14%，全国 60 岁以上老年人已达到 1.2 亿。随着老龄人口的增加以及老年人身体特点的需要，老年人群中的残疾人必然是康复领域中的主要对象之一。

世界卫生组织提出的老年标准是：60—74 岁为老年初期，75—84 岁为老年中期，85 岁以上为老年后期。老年病是指在老年期出现的与人体衰老有关的各种疾病的统称。老年病的临床特点是：①多发。据 Andrews(1985 年) 报道一组 184 例住院老年患者，合并与康复有关的疾患就有 13 种，且多达 35% 的患者同时患 4 种以上疾病 (表 8-1)。②呈慢性经过而时有反复。③症状不典型。④容易发生合并症或多脏器性功能衰竭。⑤多种用药和非医嘱用药。

表 8-1 184 例住院老年患者的合并疾患

疾患表现	%	疾患表现	%
平衡障碍	63.6%	听力障碍 (严重)	19.6%
关节炎	35.3%	股骨骨折	12.0%
心脏病	30.4%	抑郁症	10.9%
尿失禁	27.7%	周围血管病 (不含截肢)	9.2%
精神错乱	25.0%	视力障碍 (严重)	7.6%
慢性肺病	22.3%	帕金森综合征	4.9%
卒中	21.7%		

老年病康复的意义在于改善日常生活活动能力，提高生活自理程度，减少发生久病卧床和老年痴呆的机会，减轻老年人对家庭的负担和对社会的压力，充实其精神生活，提高其生活质量。另外，恢复职业即职业康复对老年人并不重要，此点区别于中青年人的康复目标。

老年康复对象包括：①具有明确残疾的老年人，如偏瘫、截瘫、骨折和截肢、神经肌肉疾患等。②虽无明确残疾，但有慢性疾病引起的功能障碍及 (或) 衰竭，如慢性心脏疾患。③

虽未患病,但有年迈体衰引起的耳目失聪、咀嚼困难、活动受限等症。本章就老年病的特点,ADL 存在的问题,如何进行作业疗法的评价及治疗进行叙述。

第一节　老年期作业疗法的对象

老年病的 ADL 障碍特点与人体衰老有关,人体衰老(或老化)是指随着时间的推移而出现的细胞、组织、器官和整体的不可逆的功能衰退。

一、老年期作业疗法对象的特征

(一)由于老化带来的生活活动障碍

是指由于老化引起的身体机能障碍,如步行时使用拐杖或小推车,上下楼梯时安装扶手,洗澡时由于又站又蹲的动作困难,可借助椅子等。生活活动障碍不只在日常生活方面,还包括闲暇活动,开始从帮助老年人确立步行的稳定,确立正确的移动方法,从而逐渐增加外出和兴趣性的活动。

(二)由于疾病带来的生活活动障碍

是由于疾病造成的机能障碍,从而造成日常生活活动能力下降,是形成日常生活活动能力障碍的主要原因。老年人易于发病,并且合并多种疾病,从而产生机能低下。生活活动产生障碍,不能从主要疾病来考虑解决方法,而要从多方面中找出影响 ADL 的原因,更好地帮助患者解决问题。

(三)老年以前障碍重度化

老年以前的障碍由于老化又加重,如由于脑瘫和年轻时受伤的脊髓损伤等的运动机能障碍,加上生理性的老化造成障碍加重。原本有精神障碍又加上痴呆、复合精神症状的人,对于这样的老年人应根据每个人的长处,针对障碍选择相应的治疗方法和技术。

二、老化

(一)老化

老化是指由于年龄不断地增加所导致的生活能力及适应能力低下。这样的变化原则上是从成年期以后开始的,是退行性的变化。实际上老化没有标准的定义,也没有标准化的指标,人进入退行期以后,个体差异比较明显,老化现象是不可逆转的,是任何人都要经历的,这是普遍现象。另外,老化还具有内因性,它既有环境的影响也有遗传因素,是进行性的,不可逆转的。

(二)身体的变化

1. 感觉机能

(1)视觉机能:生理性老化首先出现视觉机能低下,有研究表明正常人 45 岁会出现急剧的视力低下,到了 75 岁视力会进一步下降。并且很容易罹患视力疾患。首届一指的是老年人白内障,是容易导致老年人失明的主要疾患。另外,随着年龄的增加,老年人眼晶体的屈光度变化还会造成远视。正常老年人视野的变化相对比较稳定,看到的面积及体积是 20 岁年轻人的 60%-80%。判断颜色时,对蓝色和紫色、黄色和绿色识别比较困难,对颜色明暗顺序的适应能力也随之下降。

（2）听觉能力

伴随着年龄的增加,老年人的听力下降也是比较常见的现象。人体的听力范围是 500-2000 赫兹之间,老年人到了 65 岁听觉能力会逐渐下降,例如:在与他人会话时,接听电话、看电视时,都会出现听力困难。

（3）其他感觉机能

进入老年,从手指或手掌上得到的情报会明显减少。这主要是人体的触觉、压觉、温觉、冷觉、痛觉、关节运动觉等机能减弱。所以经常会见到老年人在抓握物品时因对物体的远近、大小、重量、材质等判断不准确而容易掉落摔碎,或是发生因判断水温失误而产生烫伤的情况。痛觉也是一样会变得迟钝,不敏感,并对外界的防御机制减弱。

2. 身体机能 / 运动机能

（1）骨骼、关节

由于钙、磷、有机物质等从骨中排出体外,易患骨多孔症、骨质疏松,而且易发生骨折,女性多于男性。

由于关节软骨、椎间板的变形及破坏,常引起变形性脊椎症和变形性关节炎。在关节周围的软组织也经常发生变化,容易引起关节炎,尤其是肩关节炎,也叫五十肩。

（2）肌力

由于指尖的捏力、握力、背肌肌力、腕力、下肢肌力均会显著减弱,造成手的活动能力明显降低,主要表现为手的握力和手指的捏力下降。比如开瓶盖及开门的动作变得困难。

（3）运动机能

平衡低下,因随着年龄的增长,会出现闭眼状态时,单腿站立能力低下,这与步行能力有着密切的关系。另外,老年人反射能力下降,平衡感觉机能低下,使得身体的平衡控制能力降低,所以老人摔倒的事情多有发生。

（4）心肺机能

由于老化,心脏负担加重,例如上楼梯和爬山等垂直向上的移动就会对心脏产生巨大的负担。因呼吸机能老化,造成肺活量减少,运动量增加产生换气不充分,造成疲劳加重。

（5）体温调节机能

急剧的温度变化造成老年人适应能力低下,容易发生感冒和中暑。

（6）排泄机能

由于肾脏与膀胱机能老化,容易引起尿频、残尿以及尿失禁等症。

（7）老年人的日常生活活动能力

由于运动、感觉等多器官的机能减退,随之带来的是老年人各种动作的速度、准确性及正确程度的大大降低,有时甚至会有一部分动作缺失。所以,在老年人的居住场所或是活动场所经常会见到各种辅助用具,如轮椅、墙上安装的扶手等。

（三）精神变化

老年人的心理因素在健康和疾病的相互转化过程中起着非常重要的作用,所以在康复评定与康复治疗时必须重视老年患者的心理状态。

1. 导致老年人心理改变的原因

（1）生理因素。老年人由于各脏器的衰变，尤其大脑皮层的退化，导致记忆力下降、听力下降，影响与人交往，上述原因可造成老年人不爱活动、孤独、抑郁、多疑等心理改变。

（2）外界因素。老年人离、退休后与周围交往少，从以前每天忙碌的工作到退休下来突然无事可做会产生失落感，心态易不平衡。若再有家庭纠纷、亲人病故等不良因素的刺激，个性趋于僵化，对环境变化的应变能力差，变得消极、沉默寡言或急躁易怒。

（3）疾病因素。老年人多有慢性病或多脏器疾病，由于疾病与痛苦的折磨，容易导致悲观、不安、急躁等情绪。

2. 老年人心理特点

（1）情绪与情感变化。情绪是对内外界事物变化在精神或心理上的反应。情感是在情绪的基础上形成与发展的。老年人的情绪与情感容易波动。

（2）记忆、学习能力。记忆低下。长期记忆一般保持，短期记忆显著低下。

（3）思维。思维是一种最为复杂的心理活动，是人认识过程的最高阶段。思维的基本过程是分析、综合和概括，用以认识事物的本质，揭示内在的联系，以便全面地反映客观的事物。

老年人思维易迟钝，尤其创造思维。反应迟钝，思维、联想易间断，说话可突然中止。逻辑障碍、推理及概念混乱。思维奔逸，说话不着边际等。

（4）意志。意志是"自觉地确定目的，并根据确定的目的来支配和调节自己的行为，克服困难，进而达到预定目的的心理过程"。它是达到确定的目的而表现出的毅力和精力。部分老年人由于体力和精力的不足，自叹力不从心，自暴自弃，精神空虚，意志消沉。

（5）性格。自己为中心，内向性，保守性，固执和沟通困难，适应性低下，被害妄想等性格出现。

第二节 老年人的生活活动障碍

由于老化给老年人带来的机能障碍，主要表现在日常生活上，使得老年人的日常生活活动能力下降，生活中自由度降低，生活质量下降。如果不给予相应的干预，最后的结果会出现卧床不起、废用性症候群，最终导致出现痴呆现象。

一、基本性日常生活活动的障碍

所谓基本日常生活活动是指每天在无意识的情况下，反复进行的活动。由于老化，老年人的活动能力变得不自由，从而会消耗较多的能量。

（一）移动不自由

由于老化，老年障碍者耐力降低，长距离步行困难，经常很快就会出现疲劳。由于平衡能力减弱，极易摔倒。步行时步幅减小，脚尖易蹭地面，步行速度减缓，上下楼梯困难。上下楼梯时老年人最容易跌倒,即使有拐杖,拐杖放置的位置也容易被忘记。

(二)进食活动不自由

老年人进食固体食物比较困难,喝水时容易呛咳,对味道的敏感度降低,端拿普通进食用具时感觉比较重。购取远处杯子时容易将杯子碰倒等现象比较常见。

(三)排泄动作的不自由

进行排泄时,衣服的穿脱比较麻烦,利用蹲式的便器时蹲下或站起的动作因双下肢力量和控制能力的不断丧失而变得越来越困难。容易尿频。外出时利用公共厕所困难。

(四)整容不自由

老年人在整容动作方面比较琐碎,如视力水平下降,会造成化妆困难、质量下降。男性老年在刮胡须时很容易漏刮某一部分。严重影响老年人在生活中的自信。

(五)穿脱衣服不自由

选择穿着的衣物比较难,系钮扣和拉拉锁等比较细致的活动困难,由于双上肢活动范围减少,背部的拉锁与扣子操作更加困难。另外,对温度的变化感知较差,所以选择适当的着装困难。一般情况下由于维持平衡能力降低,立位情况下穿脱裤子时容易摔倒。

二、应用性日常生活活动困难

即使老年人基本的日常生活活动能力能够独立,应用性的日常生活活动也需要一定的借助。而在每一天的活动中不只是基本的生活活动,更多的是利用应用性的日常生活活动来营造每一天的生活,保证自己的生活质量。老年人的应用性日常生活活动困难主要表现在以下几个方面。

(一)烹饪困难

由于手部力量减弱,老年人开瓶和罐儿的盖子变得比较困难。瓶子过大过重,用手抓握就会困难。厨房需要足够的空间进行操作与移动烹调用品。清洗食器时容易不彻底,对生鲜食品管理不利,放入冰箱内的食物容易被忘掉。对刀剪等比较锐利器具的使用不安全。

(二)洗衣及晾晒困难

洗衣完成后,老年人购取洗衣机底部的衣物比较困难,由于双上肢拿重物上举对于老年人易造成重心不稳,若晾衣杆的高度过高,晒衣物困难,易造成摔倒事故发生。

(三)家中的扫除以及清除垃圾困难

老年人打扫卫生时,各个角落容易被忽略。利用吸尘器时,由于比较重,拖着吸尘器进出各个房间成为非常大的障碍。擦拭窗户的玻璃时不能长时间维持伸展性姿势,易摔倒。对于垃圾和废品的处理往往需要他人的帮忙,否则搬运垃圾和废品就会成为老年人的负担。

(四)家电的操作及管理上的困惑

对有一定文化水平的老年人,在阅读家电的说明书时往往因为说明书或控制器上的文字过小而苦恼。有时也会因手指的力量弱而不能操作控制器,导致许多老年人对家电的使用失去兴趣。

(五)外出购物不随意

由于耐力与体力的下降,老年人不能提过重物体长时间步行,在商店里拿取高处物品及比较重的商品时,因平衡功能减弱,极易摔倒。付账时对于硬币的识别比较慢,计算以及从钱包里拿出钱等精细活动的完成需要一定的时间。坐公共汽车出行购物时，对时间、地点的辨别速度比较慢，换乘困难。自己驾车时不能及时判断突发事件。另外，由于老年人视野变得相对狭窄，极易发生交通事故。

（六）金钱的管理出现困难

老年人在银行办理取存钱填写各种单据时，由于字迹小，术语较多常常会发生困难。另外，利用自动提款机，操作方法不仅是老年人，就是年轻人有时也会发生困难，所以老年人在银行的活动需要他人帮助。

（七）安全管理困难

在家中的老人常常因对蓝色的火苗难以识别而不能彻底关掉煤气，或者是忘了正在煮着的食物，再加上老年人的嗅觉、味觉等衰退，煤气中毒、火灾的发生比比皆是。由于手指力量降低，利用钥匙开关门或开关窗户的动作渐渐变得不自如。对于喇叭及广播的声音听起来较困难，遇到危险时反应会减速，常常会伴有生命危险。

老年人的日常生活活动障碍多种多样，经常是因多种障碍而造成某一个活动难以进行。所以，为老年人营造一个简单易行、安全的日常生活环境，使他们的生活有意义，跨越自己的生活障碍，维持健康的生活态度，提高他们的生活质量是作业治疗师要充分给予考虑的。

第三节　老年疾病的作业疗法

作业治疗的评价是从见到临床医师的处方就开始。评价从收集情报开始，除了对临床医学情报进行收集外，同时还要对其他相关治疗科室的情报进行收集，然后同患者和家属进行面谈，从中了解患者的全身状况、心理精神、高级脑机能状况、ADL 能力、休闲娱乐等活动。另外，还要了解患者及家属对康复治疗的愿望，采用适当的方法和时机进行实际的评价。根据评价结果制定作业疗法的目标和治疗计划，然后进入作业治疗的实施阶段。

对于有障碍的老年人的作业治疗也遵循以上的评价与治疗的原则。但是，实际情况是老年人的机能障碍往往比较复杂，在短时间内要充分了解比较困难，因此老年人的评价结果往往不充分和不客观，有时评价和治疗目标的判断难以进行，所以在老年人的作业治疗中，如果短期目标能够明确的话，就要尽可能的早期开始作业治疗。

一、评价

（一）评价的目的

评价是为了把握老年障碍者的身体机能和能力的现状，明确其需要，选择适当的作业治疗方法。具体目的如下：

1. 了解老年人的整体状态，掌握生活活动障碍的情况。
2. 明确老年障碍者本人或家属的要求与希望。
3. 掌握老年人现有的机能和能力水平。

4. 帮助障碍者认识自身的能力。

5. 通过再评价与最终评价确认作业治疗的效果。

6. 作为临床研究资料进行收集,便于今后研究。

（二）评价的内容

针对老年障碍,作业疗法的目的是为了维持老年障碍者的日常生活能力,给予适当的日常生活活动能力方面的支持。一般在老年障碍方面的作业治疗的评价方向有以下五个方面:①老年障碍者的身体状态。②日常生活活动的实际水平。③居住环境。④心理状态。⑤余暇生活状况等。

在初期评价之前,作业治疗师的工作程序和对其他障碍者实施的过程是一样的,也就是尽可能全面的掌握障碍者的各方面信息。

评价的内容如下表 8-3-1 所示。根据障碍者的情况,设定评价计划,了解内容进行筛选评价。

表 8-3-1　评价内容

1. 基本的情报 　　基本的情报包括姓名、性别、年龄、障碍名、现病历、生活史、主诉及兴趣、家庭结构及经济情况、在家中的生活及经济地位等。
2. 全身状况 　　指老年障碍者的生命体征(血压、脉搏、呼吸、体温),有无意识障碍及意识障碍的程度,睡眠状况(睡眠与觉醒的规律),营养状况及卫生管理情况,有无疼痛及疼痛的性质。还要观察老年障碍者的表情、姿势、动作以及对外界刺激的反应等。
3. 身体、心理状况 　　身体机能方面主要包括障碍程度,是否有废用症状,是否能维持坐位,如不能维持坐位,了解其原因与程度,运动机能状况如何,有无活动的欲望,上肢机能的状态如何,包括感觉、体力、耐力、视力、听力等。 　　认知机能方面包括认知障碍的有无及程度,交流能力与状态,作业活动能力,判断能力,在活动中的安全管理的意识等。 　　心理状况包括是否有不安感,障碍者本人是否有活动欲望,是否能进行有意义的活动,参加集体活动的情况,对外界刺激的反应与关心的程度等。
4. 日常生活活动的实际情况 　　基本日常生活活动包括日常生活活动障碍时的障碍程度,在日常生活活动中所使用的方法,居住环境是否需要进行改造,障碍者的借助情况。障碍者每一天、每一周甚至每个月主要的生活内容安排,活动的空间范围,是否是一个人(他人)住,和他人在一起的时间,活动和休息的时间比例等。 　　应用性日常生活活动状况包括,障碍程度,完成日常生活活动的方式,每天需要得到什么样的照顾等进行详细记录。
5. 生活史以及兴趣等 　　老年障碍者的学业和职业经历及兴趣,家族生活史,过去在余暇生活活动的经历。老年障碍者自身及其照顾者的性格以及性格的变化。
6. 老年障碍者所希望的活动 　　老年障碍者目前所希望的生活活动,现在自己能够做的日常生活活动,家人与朋友所希望老年障碍者能够完成的自立活动。

7. 家庭环境
在日常生活有障碍的情况下,判断是否有进行住宅改造的必要。住宅改造原则是为了便于障碍者安全地进行家庭生活,能够有效地使用生活空间,尽可能地节省体力。同时为了维持姿势与保持身体的稳定性,提倡安装和使用相应辅助用具。
8. 与老年障碍者的相关人员
家庭构造,家庭人员之间的人际关系,照顾者的健康状况及疲劳程度。另外,要了解老年障碍者与周围近邻的交流情况。

除上述评价外,还可以对老年障碍者的生活状况进行调查,如下表 8-3-2 所示。

表 8-3-2　生活状况调查表

姓名	男 / 女	出生日　年　月　日	
诊断名: 现病史: 既往史: 既往史:	障碍名: 利用辅助器具名: 危险、健康方面的注意事项: 近期变化:		
生活史: 职业史:	家庭构成: 家庭成员的健康状况:	居住环境:	
ADL 状况: 室外移动: 室内移动: 转移: 排泄(动作、控制): 洗澡:	穿脱衣服: 洗漱: 吃饭: 言语表达: 视、听觉:		
	介助程度:　　　障碍老人自力度:		痴呆度:
一天的生活表(每天的习惯活动、卧床时间段、一个人的时间等等) 生活中的作用:		其他(外出、来访):	
现在困惑的事情:			
现在想做的事情:			
面谈的印象:			
备注:			

（三）评价的方法

对老年障碍者的评价包括信息的收集、与障碍者面谈并进行观察,检查和测定。

1. 收集老年障碍者的相关信息

完全由作业治疗师独立完成对障碍者的所有生活活动与运动,以及交流的情况全面的评价是比较复杂与困难的工作,要消耗相当长的时间,所以应尽可能地从其他相关部门得到有用的相关信息。特别是老年障碍者入院史、疾病的名称、病史、障碍名称及入院期间的治疗过程、治疗内容及治疗效果。另外,医学上的危险因素,禁忌事项,有认知障碍的老年人日常生活活动和行为是否有问题等要详细了解。从家庭方面要了解障碍者的家庭经济情况,照顾者是否在精神上和心理上有疲劳感等。

同样作业治疗师的评价结果也要提供给其他的相关部门,以便为障碍者预测出一个共同的康复目标。

2. 面谈与观察

面谈主要是听取老年障碍者及其家人诉说,判断老年障碍者的性格和对现实的认知情况,特别是对自己疾病和障碍的认识情况,障碍者的理解和表达能力及态度等。其中障碍者及其家属的主诉和希望比较重要,关系到将来障碍者的恢复目标是否能够实现。面谈时可以和障碍者进行一般性的交流,初步观察障碍者觉醒水平、注意力、记忆力、感情及执行能力等。

观察也是评价中的一个重要的评价手段之一,对于障碍者日常生活中的状况,作为作业治疗师要尽可能地亲自进行观察判断。主要观察的内容如下:

①障碍者的容貌:包括面色、头型、着装、气氛、全身状态(意识状态、营养状态、卫生管理状况及有无浮肿等)。

②活动:姿势与肌张力(步行时、移动时、卧床时、进食时、坐位休息时等)、生活能力障碍程度、基本日常生活活动的状态(进食、更衣、排泄、整容、入浴、移动移乘)、日常生活活动以外的活动(应用性生活活动及休息、余暇活动、是否有迷惑行为和意思不明确的行为、有无伤害自己健康的行为)。

③交流:和周围人的相处方式(家人、同事、上司、邻居等)、生活活动中的人际关系、交流的方法、集团作业活动中的人际关系及参加情况等。

④作业能力:能否按要求完成作业活动、理解能力、行动能力、灵巧性、完成程度、思考与创造能力、是否有满足感、有无安全意识及安全管理的能力。

⑤家庭环境:在什么情况下存在生活活动障碍、整体住宅的构造、居室状况、生活用品的管理状态、在居室内的移动规律等。

⑥其他:爱好内容

对于有认知障碍者进行面谈和观察的同时,要重视其家人和照顾者所描述的障碍者的生活活动状况,以及他们对障碍者的借助方法,这些都是为使认知障碍老人重新获得安定生活的重要参考内容。

在面谈和观察的过程中作为治疗师可以考虑作业治疗开始介入的方式和方法。考虑从老年障碍者能够接受的、比较放松的方法开始作业治疗活动。

3. 检查与测定

检查与测定的结果,主要反应的是老年障碍者的客观生活状态指标,作为客观测定的指标和结果,可以与其他的相关治疗人员共享,适合于所有老年障碍者的客观检查测定方法。临床经常使用的检查测定如下表 8-3-3 所示。

表 8-3-3 检查测定

（1）基本日常生活活动（ADL）：
　　Barthel Index
　　FIM(Functional Independent Measure)
（2）应用性日常生活活动（IADL）：
　　老年式活动能力指标
　　Lawton 手段性的 ADL
（3）身体机能：
　　握力测定
　　感觉检查
（4）认知机能：
　　高级脑机能筛查（日本二木）
（5）智能检查：
　　改定版长谷川简易智能评价（HDS-R）
　　MMSE（Mini-Mental-State-Examination）
　　老年人智能的临床判断基准（日本）
　　CDR(Clinical Dementia Rating)
　　FAST(Functional Assessment Staging Test)
（6）精神·心理机能：
　　自己评价是抑郁性尺度（SDS）
　　抑郁指标（Vitality Index）
（7）行动·日常生活活动：
　　老年人行动评定
（8）生活质量（QOL）：
　　WHO-QOL-26
　　SF-36（健康关联的综合评定）
（9）其他：
　　N 式老年者用日常生活活动作能力评价尺度（N-ADL）

　　（1）基本的日常生活活动

　　评价基本的日常生活活动（ADL: Activities of daily living）的评价表有很多,根据评价的目的和实施的特性进行选择。从作业疗法借入前后的变化看,FIM(Functional Independent Measure) 易于使用。FIM 从 6 个大项目、7 个阶段进行评价,FIM 得分可以显示借入 ADL 训练前后的状态,客观性地体现出训练的效果,为了探讨借入的方法,例如 FIM 检查中吃饭动作得分为 1 分时,首先要详细观察,影响吃饭的因素有哪些,轮椅座位的高度是否要调整,餐桌高度是否合适等等问题,如果上述问题在评价中发现并得以解决,ADL 就会得到很大的改善。

（2）应用性日常生活活动

老年式活动能力指标是为检测老年人的生活机能而开发的（古谷野，1987），见下表 8-3-4 所示。 老年式活动能力指标是关于交通工具利用、购物、做饭的准备等的手段性 ADL、处理问题的能力、社会性的作用等提问项目进行回答，应用性日常生活活动能力的检查到目前为止没有较统一的评价用表，各国根据自己的文化背景有各自的评价内容和方法，但是评价范围和意义是基本相同的。主要包括公共交通的利用、购物、自己准备食物、利用银行进行金钱的管理、阅读报纸和杂志及书等；对自己的健康的管理和家人及友人的交谈、看望病人，在实际生活中能和年轻人交谈，即使是基本日常生活活动能力能够自理，在应用性的日常生活活动能力上存在困难的老年障碍者非常多。所以，为了维持老年障碍者的生活质量，不仅是要注意他们基本的日常生活活动的能力，还要注意老年障碍者的应用性日常生活活动的能力。

表 8-3-4　老年式活动能力指标（古谷野等，1987）

询问每天的生活，用 √ 在「是」与「否」进行选择做上标记．		
（1）一个人能乘坐公共汽车外出吗？……………………………	1. 是	2. 否
（2）日常生活用品能买吗？……………………………………………	1. 是	2. 否
（3）能自己准备饭菜吗？………………………………………………	1. 是	2. 否
（4）能去交各种通知单的费用吗？…………………………………	1. 是	2. 否
（5）一个人可以到银行或邮局存取款吗？………………………	1. 是	2. 否
（6）退休金等等的资料能写吗？……………………………………	1. 是	2. 否
（7）能看报纸吗？………………………………………………………	1. 是	2. 否
（8）能看书或杂志吗？…………………………………………………	1. 是	2. 否
（9）对健康的消息或节目关心吗？…………………………………	1. 是	2. 否
（10）能去朋友家拜访吗？……………………………………………	1. 是	2. 否
（11）有事情和家属或朋友商量吗？………………………………	1. 是	2. 否
（12）能探望病人吗？…………………………………………………	1. 是	2. 否
（13）能和年轻人聊天吗？……………………………………………	1. 是	2. 否

（3）身体机能

如果身体机能有明显障碍，就会影响日常生活活动。老年障碍者大多是因疾病、外伤及老化的原因而造成身体机能的退化。一般情况下，通过医生的诊断就可以大致判断出障碍者的障碍所在，而对于一般的老年人无论有没有疾病，身体机能都会随着年龄的增加而下降。所以，无论是什么原因造成的障碍，对于老年障碍者都要进行各项身体机能的检查。

老年障碍者身体机能检查主要有：

①关节活动范围：确定障碍者的关节活动是否有制限和疼痛，对日常生活活动是否有影响等。

②肌力：老年人随着年龄的增加，肌力随之下降。卧床时间越长，肌力丧失就会越快，从而使得日常生活方面出现不随意运动。

③感觉：感觉正常与否在生活中比较重要，它是人体自我防卫的系统。如果感觉异常，

就会出现自我感觉障碍,人体自我保护能力随之就会丧失,就不能避免有许多事故发生。感觉检查主要是以浅感觉和深感觉为主。进行浅感觉检查时,如果没有标准的检查用具,利用毛笔和棉棒及圆珠笔即可。

（4）认知机能

老年障碍者,无论是因为年龄较大长期卧床,还是因为患有脑血管疾患及脑外伤,都有出现认知障碍的可能。认知障碍的评价主要包括意识水平、记忆、对空间和时间,以及人物的认知、判断能力及解决问题能力的检查。在进行详细的认知机能检查之前,最好先利用MMSE(Mini-Mental Sate Examination)进行筛查。

（5）智能检查

（6）精神·心理机能

精神·心理机能检查主要是观察老年障碍者是否有抑郁的心理状态,抑郁程度严重的老年人,意识疏通困难,日常生活会受到严重的影响,给老年障碍者的生活带来很大的困难。如下表 8-3-5 所示的抑郁指标(Vitality Index)。抑郁指标是用于精神心理机能的检查。

表 8-3-5　抑郁指标（Vitality Index）

起床	
总是能定时起床	2
有时起不来也就不起了	1
自己不能起床	0
意识疏通	
能主动地问候并说话	2
对待别人的问候和招呼的反映只是笑	1
没有任何反应	0
进食	
自己可以进食	2
在催促的情况下才能吃一些	1
完全不吃	0
排泄	
自己可以完成排泄活动	2
有时会有便意和尿意	1
对排泄无意识	0
康复活动	
自己有康复的意识,要求活动	2
在催促的情况下参与康复活动	1
拒绝康复活动,不参加	0

（7）行动·日常生活活动

（8）生活质量

作业疗法对障碍者实施援助的最终效果就是要提高和改善障碍者的生活质量

（QOL:quality of life）。生活质量包括的内容比较广泛,主要是障碍者本身、对自己生活的认知,生活质量的评价方法有很多,下表 8-3-6 所示的生活质量评价表,是近年由 WHO 开发的生活质量精简检查表。

表 8-3-6　WHO/QOL-26

评价领域	项　目	问　题
身体领域	日常生活活动	您对自己每天完成的活动能力满意吗?
	对医疗及医疗用品的依赖	在每天的生活中需要某种程度的治疗吗?
	精力与疲劳	每天的生活中精力充沛吗?
	移动能力	出去到家周围频繁吗?
	疼痛与不舒服	因身体的疼痛而不适使得必须要做的事情受到限制吗?
	睡眠与休息	对自己的睡眠满意吗?
	工作能力	对自己的工作能力满意吗?
心理领域	身体像	能够接受自己的身姿容貌吗?
	否定性的感情	您能够频繁地感受到绝望、不安、低落的情绪吗?
	肯定性的感情	每天的生活中有多大程度的快乐的感觉?
	对自己的评价	您对自己满意吗?
	精神/宗教/信念	您觉得自己在生活上是一个很有意义的人吗?
	思考,学习,记忆,集中	学习中是否有相当程度的集中能力?
社会关系	人际关系	对自己的人际关系是否满意?
	社会性的援助	对朋友的支援与支持满意吗?
	性生活	您对自己的性生活满意吗?
环境	金钱关系	是否有买到生活必需品的钱?
	自由,安全与治安	对每天生活中的安全程度满意吗?
	健康与社会资源的利用	对利用医疗设施及福祉的便利程度满意吗?
	居住环境	对自己的家庭环境及周围的环境满意吗?
	获得新的信息与技术的机会	每天的生活中对获得的必要信息量满意吗
	余暇活动的参与和机会	您业余时间有多大程度的快乐?
	居住地周围的环境	您对得到卫生保健服务的方便程度满意吗?
	交通条件	您对周边的交通情况满意吗?
综合能力	您如何评价自己的生活质量?	
	您对自己的健康状况是否满意?	

（9）其他

下面介绍日本 N 式老年者用日常生活动作能力评价尺度（N-ADL）的情况，这个评价是为了掌握老年人在日常生活活动能力方面的实际能力而进行综合的判定，具体内容见下表 8-3-7 及重度评价标准见下表 8-3-8 所示。

表 8-3-7 N 式老年者用日常生活动作能力评价尺度（N-ADL）

内容\得分	0 分	1 分	3 分	5 分	7 分	9 分	10 分	分数
步行起座	卧床(不能取坐位)	卧床(能取坐位)	能躺下、坐起、能驱动轮椅	扶着墙走，不能上下台阶	拐杖步行，上下台阶困难	短时间内能独立步行	正常	
生活范围	卧床	床周边	室内	屋内	屋外	近邻	正常	
穿脱衣服洗澡	全部介助	基本上全借助	穿衣服困难，脱衣服需要一部分借助	能脱衣服,穿衣服需要部分借助,自己能洗一部分	慢,有时穿错。不能洗头、洗脚	基本上自理,但速度稍慢。能洗身体,洗头需要借助	正常	
摄食	不能经口吃饭	经口吃饭需要全借助	大部分借助(必须把食物切碎)	需要部分借助(难咬的食物,必须切碎)	摆好饭菜,基本能自理	基本自理	正常	
排泄	大小便经常失禁(大小便不能示意)	大小便经常失禁(有尿意、便意,失禁后有不快感)	失禁多(能告诉大小便,需要穿尿裤)	有时出现失禁(注意提示,可不出现失禁)	携带式便器、便盆等不能处理	可以利用便器,但便后不能完全处理	正常	

表 8-3-8 重度评价标准

10 分	正常	日常生活自理
9 分	临界	自理,但日常生活动作开始出现困难
7 分	轻度	日常生活需要轻度的借助或者需要他人监督
5 分、3 分	中度	日常生活需要部分借助
1 分、0 分	重度	全面借助(0 分是指完全失去活动或者反应的重度状态)

二、作业疗法的治疗

老年障碍者的作业疗法除了考虑疾病本身的特点以外,还要考虑老年人的生理特点。老年障碍作业疗法的目的是维持现有的身体机能和日常生活活动能力。作业治疗师在借入治疗时,首先要对老年障碍者进行全身状态的调整,其次是为完成日常生活活动而进行的最小借助及调整物理环境等方面进行借助。

(一)全身状态的调整

进行全身状态调整的主要对象是有废用性症状和自主活动抑郁低下的老年障碍者。所谓废用性症状是指人体的各个系统因长时间不使用而带来的一些征候。最明显的就是由于长期卧床而产生的肌肉、骨、关节机能、心肺功能及免疫功能等的能力低下。所以,预防废用性症状与防止长时间的卧床是预防和改善老年障碍的基础。

1. 离床

离床的意义是预防废用性症候群和防止老年障碍者身心能力低下。所谓离床是将身体活动与休息明确地进行区分,具体的就是能够步行或乘坐轮椅的老年人应尽可能地促使他们到客厅或更远的屋外去和家人、朋友进行交流和参与活动,从而使他们获得更多的外界刺激,提高老年障碍者的觉醒水平。另外,坐位要比卧位更能充分地使用上肢,扩大上肢的活动范围。在作业治疗中,首先要明确的是老年障碍者能够保持比较轻松的坐位姿势,这是发挥双上肢活动能力的基础。因此,为了让老年障碍者保持比较舒适的姿势,坐轮椅或椅子的种类、大小尺寸及座面的柔软度和倾斜度等都要一一地进行确认。

2. 活动与休息

人作为一种生物,其活动是以“天”为一个周期的,其中最具代表性的就是睡眠与觉醒的周期。其他还有一日之内的血压、深部体温、内分泌及免疫等系统的周期性的变化。睡眠与觉醒的一般规律是白天活动,夜晚睡觉休息,以达到休息、修复与恢复的目的。这个变化周期实际上是以太阳照射的程度为基准的。如果破坏了这个规律,白天就不能保持充分的觉醒,工作、学习及余暇性活动的参加就变得困难。同样夜间不能充分地休息和保持良好的睡眠,如有认知障碍的人往往会在夜间出现妄想和徘徊等现象,在傍晚时也会出现一些异乎寻常的行为活动。有报道认为,康复治疗专家对有的障碍者运用运动疗法可提升他们的觉醒水平。运用运动治疗时运动疗法的内容要与阳光照射规律相匹配,这样才能改善觉醒与休息的生活周期,改善认知障碍,提高夜间的睡眠质量。

作业治疗师对老年障碍者实施援助,首先要使老年障碍者的生活规律化。为了能让老年障碍者提高觉醒水平,要给老年障碍者相应的刺激,要避免过剩休息,这一点非常重要。另外,白天活动过于兴奋也会造成夜间睡眠困难,所以给予的刺激要适当。

在我国老年人有午睡的习惯,这对于白天的疲劳有缓解的作用,并不影响夜间的睡眠,反而对维持身体健康有益,所以要鼓励老年人适度地进行 30 分钟到一小时的午睡。

3. 维持运动机能

老年障碍者维持一定量的运动机能,对保持老年障碍者的自发性活动和认知能力有着很重要的作用。作业治疗师在维持老年障碍者运动机能训练时,最常采用的是体操。采用体操达到维持运动机能的目的,这就需要作业疗法师要了解体操活动动作的构成,然后将体操的动作用简单明确的言语、示范并反复教给参加训练的障碍者。对于参加体操活动的老年障碍者,尽可能让他们在运动机能水平上相近,这样便于作业治疗师选择体操活动的内容,也便于体操训练过程中的安全管理。另外,根据障碍者的运动机能和理解能力,采取坐位的方式进行体操活动要比立位更为安全,也更易于障碍者进行模仿。

对于有认知障碍的老年障碍者,进行维持运动机能性活动时要考虑以下几点:

①动作步骤简明扼要。

②每天要有相同的内容,这样便于障碍者能够反复记忆,直到障碍者能主动完成这一课题(如对每日、每月的安排)为止。

③选用适当的道具。

④集中时间不宜过长,一般在 30 分钟左右最为安全。

另外,散步等外出活动也能达到维持运动机能的目的。比如,买东西、到社区参加各种活动等都可以提高老年障碍者的兴趣,有益于维持他们的日常生活活动能力。

(二)日常生活活动的作业疗法

老年障碍者的日常生活活动是作业治疗的主要任务,日常生活活动是老年人每一天生活的主体,作业治疗师要根据障碍者的希望与要求提供相应的帮助,使他们在日常生活活动上尽可能地自理,维护作为市民的权利、自由与尊严。

1. 维持基本日常生活活动

随着高龄社会的到来,老年人运动机能越来越下降,就会出现移动动作、进食、穿脱衣服等日常生活活作的操作变得困难。视觉、嗅觉等感觉出现障碍,就会影响到对外界感知的能力,意识的疏通困难,对危险的感知困难等认知障碍的发生,会带来场所、用具等的功能判断困难。记忆力障碍会使每一天的生活内容难以进行,自我管理能力下降,外出困难,常会发生迷路或走失的现象。基础性日常生活活作上出现困难,会对老年障碍者整体的生活带来非常大的影响,以致于失去生活活动的实用性。所以作业治疗在防止障碍者的机能障碍加重和废用性症状的基础上,还要积极地进行改善机能障碍,同时对周围活动的场所进行调整,便于老年人出入。对于基础的日常生活活动中的摄食、排泄、更衣、入浴、器具、移动等要尽可能地给予最小限度的借助与疏通,最大限度地发挥老年障碍者的能力,其中包括日常生活上的安全性对策。

2. 应用性日常生活活动能力

应用性日常生活活动包括的范围比较广,在保证生活上自理的情况下,进行以下活动,具体活动内容如下:

(1)家事:主要包括烹调、洗衣、扫除、清除垃圾等。

(2)居住环境的维护:包括房间的管理,家具与电器的使用与维护,以及庭院和自家周围的环境的维护与管理。

(3)食物与日用品的购买:包括出行能力,对物品、地点与时间的认知能力及计算能力等。

(4)金钱的管理:包括自身携带的零用钱,以及银行的存取钱的活动能力。

(5)防灾与防范:使用火的能力,对欺骗行为的防范及紧急避难的能力。

(6)电话的使用:包括对电话的操作方法与理解和表达的能力。

3. 环境的调整

环境的调整主要是,为了让环境能够适应障碍者的生活方式而进行的对环境的改造与调整。同时还要符合最大程度地发挥障碍者的能力为原则。作业治疗师在此既要向老年障碍者提供辅助器具的使用方法，又要向障碍者提供环境的准备与调整方案。

现在经常会出现的是老年障碍者频频在家中摔倒造成骨折或是脑外伤的事故，所以家庭环境的调整首先要考虑的是老年障碍者的安全问题。

一般老年人生活的环境要考虑预防摔倒，这就需要对居住环境进行改造，添加安全保护的措施，比如，在住宅内消除台阶，通道要宽敞明亮，地面上使用防滑垫，在墙上安装扶手等。对于有认知障碍的老年人，生活中常用的空间与场所要用各种色彩进行区分，有必要时要随时随地提供提示语言及文字。

（陆晓晰　孙谢文　汪家琮）

思考题

1. 老年人在康复训练时应注意什么？

2. 小组活动是否适合老年人？试想哪些作业活动适合老年人？

第三篇

环境改造

第一章 环境改造概述

学习目标

1. 掌握环境改造的概念和国际通用的无障碍设计标准的主要内容。
2. 理解 ADL 障碍与环境改造的关系。
3. 理解《残疾人保障法》中与环境改造有关的规定内容。

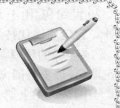

第一节 ADL 障碍与环境改造的关系

经过一段时间的 PT 和 OT 康复训练与综合治疗，ADL 障碍的患者掌握了一定的日常生活技能，为这些患者回归家庭或回归社会创造了必要条件；但这些患者要真正回到家庭或社会中去，还需要有其他重要条件，这就是环境改造。试想一下：残疾人的就业很重要，但是任何工作单位的门前都是高台阶挡路，他怎样去求职呢？提高残疾人的文化水平很重要，但是所有教室的门前都是高台阶挡路，他怎样去上学呢？自学很重要，可是一切书店和图书馆的门前都是高台阶挡路，他怎样去了解人类文化的成就和发展方向呢？爱情和婚姻对残疾人也很重要，可是自家门前就是高台阶挡路，他到哪儿去寻那志趣相投的姻缘呢？因此，对残疾人来说，在任何重要的事情上都存在着一个更为重要的前提：在外出时需要一条没有障碍的通道。

联合国《关于残疾人的世界行动纲领》明确指出："要达到'充分参与和平等'的目的，仅仅着眼于残疾人的康复措施是不够的。事实表明，决定残疾对于一个人日常生活影响的主要因素是环境，如果一个人失去了获得生活基本因素的机会，而这些机会对于社会其他人都是人人有份的，那就构成了障碍。这些基本因素包括：家庭生活、教育、住房、经济和人身保障，参加社会团体与政治团体、宗教活动、亲密关系和性关系，享有公共、行动自由以及一般的日常生活方式。"

环境改造（environmental adaptation）就是通过对环境的适当调整，使环境能够适应残疾人的生活、学习或工作的需要。环境改造的目的就是通过建立无障碍设施（barrier free accessibilities），消除环境对残疾人造成的各种障碍，为残疾人参与社会活动创造基本条件。

第二节　环境改造的历史与现状

一、欧、美等发达国家和地区环境改造的历史回顾

20世纪初,由于人道主义的呼唤,建筑学界产生了一种新的建筑设计方法——无障碍设计。它运用现代技术建设和改造环境,为广大残疾人提供行动方便和安全空间,创造一个"平等、参与"的环境。国际上对于物质环境无障碍的研究可以追溯到20世纪30年代初,当时在瑞典、丹麦等国家就建有专供残疾人使用的设施。

美国是世界上第一个制订"无障碍标准"的国家,其无障碍环境建设既有多层次的立法保障,又已进入了科研与教育的领域;各种无障碍设施既有全方位的布局,又与建筑艺术协调统一,同时给残疾人、老年人带来了方便与安全,堪称世界一流水平。1961年美国国家标准协会制定了第一个无障碍设计标准。1968年和1973年国会分别通过了《建筑无障碍条例》和《康复法》,提出为了使残疾人平等参与社会生活,在公共建筑、交通设施及住宅中实施无障碍设计的要求,并规定所有联邦政府投资的项目,必须实施无障碍设计。为了从根本上转变观念,美国许多高等院校建筑系,已专门设立无障碍设计技术课程,作为必须训练的一项基本功。现在新建道路和建筑物基本能做到无障碍建设,改造也能考虑无障碍,尤以残疾人居住的建筑最为突出,针对使用者的特殊要求,采取了更多措施,包括建筑设施的灵活调整等,以使残疾人通行安全和使用方便。

日本的大限府1993年制定的无障碍规定(蓝皮书)是日本全国最早制定的。目前已有7个县(相当中国的省)制定了无障碍设施建设的法规。日本政府还制定奖励措施,采用补助金、减免税、低利融资等奖励办法来促进无障碍建设。1996年建立住宅金融公库,由国家建设省掌握,促使房地产商考虑无障碍设施建设,符合政府"节能和适合老年人居住"这两个条件的,就能获得国家的低息贷款。日本目前为残疾人、老年人增设的无障碍设施比较普及,国家所制订的统一建设法规中就包括残疾人、老年人无障碍设计。每一幢建筑物竣工时,有专门部门验收其是否符合残疾人、老年人无障碍设计。在一些公共设施中,尤其是商店,是按商业建筑面积大小实现不同等级的无障碍设计,建筑面积大于1500平方米的大中型商业建筑要为残疾人、老年人提供专用停车场、厕所、电梯等设施。在机场、电力火车站、电力火车以及道路等地方和设备,无障碍设施已经非常系统和完善。

《香港残疾人通道守则》自1976年至1984年多次修订。香港对规定道路的无障碍要求是很高的,乘轮椅者在规定的无障碍道路上要实现通行无阻。跨车行道的建筑物、交通信号与标志、地铁的无障碍设施十分完善和发达,有关建筑物都做到无障碍设施齐全。香港的所有路口全部坡化;主要路段人行横道口都装有盲人过街音响指示器;公用设施内轮椅可以通达所有地方;所有地铁站都装有升降机,并带有盲文的按钮;每列地铁列车都有专门车厢设有轮椅席位;盲道从地上一直铺到地铁站台。香港的地面公交无障碍设施也很发达,仅九龙公交公司拥有的4000多辆公交汽车中,轮椅能够安全使用的无障碍公交汽车(也称低底盘

公交汽车）就达 600 多辆，方便坐轮椅的人使用。

二、我国环境改造的现状

我国无障碍设施的建设是从无障碍设计规范的提出与制定开始的。1985 年 3 月，在"残疾人与社会环境研讨会"上，中国残疾人福利基金会、北京市残疾人协会、北京市建筑设计院联合发出了"为残疾人创造便利的生活环境"的倡议。北京市政府决定将西单至西四等四条街道作为无障碍改造试点。1985 年 4 月，在全国人大六届三次会议和全国政协六届三次会议上，部分人大代表、政协委员提出了"在建筑设计规范和市政设计规范中考虑残疾人需要的特殊设置"的建议和提案。1986 年 7 月，建设部、民政部、中国残疾人福利基金会共同编制了我国第一部《方便残疾人使用的城市道路和建筑物设计规范（试行）》，于 1989 年 4 月 1 日颁布实施。

1990 年 12 月在全国人大常委会上审议通过的《中华人民共和国残疾人保障法》，规定了残疾人在政治、经济、文化、社会和家庭生活等方面享有同其他公民平等的权利，残疾人的公民权利和人格尊严受法律保护，禁止歧视、侮辱和侵害残疾人。这部法律对残疾人的康复、教育、劳动就业、文化生活、福利、环境及应当承担的法律责任都做出了具体的规定。其中第四十六条规定："国家和社会逐步实行方便残疾人的城市道路和建筑物设计规范，采取无障碍措施。"1991 年 5 月 15 日，《中华人民共和国残疾人保障法》正式实施。

《中华人民共和国残疾人保障法》第一次以国家的名义确定了残疾人的权利保护、特别扶助、特别保障、政府职责、社会责任和残疾人义务等等，这些为残疾人回归社会、全面参与社会生活开辟了广阔的前景，创造了有利条件。

《残疾人保障法》规定：国家和社会采取扶助、救济和其他福利措施，保障和改善残疾人的生活。除了经济上的扶助和救济外，"其他福利措施"包括：对无劳动能力、无法定抚养人、无生活来源的残疾人按规定给予供养；帮助残疾人参加社会保险；举办社会福利院和其他收养机构，按规定收养残疾人；为残疾人提供优先服务与辅助性服务；对残疾人搭乘交通工具给予便利或免费；减免农村残疾人的各种社会负担等等。

《残疾人保障法》的实施，为我国的无障碍设施建设事业的发展创造了条件。

中国发展残疾人事业是从人口多、经济水平较低的国情出发的，应该遵循讲求实效、打好基础的原则，首先要集中力量抓好涉及面大、受益广、见效快、效益好、病伤残者迫切需要解决的问题。政府首先通过抓设计规范来抓城市建筑中的无障碍设计，就是贯彻了这个指导思想。

为了使这一规范能切实贯彻实施，1990 年 5 月，在规范发布一周年时，建设部、民政部、国家计委、中国残疾人联合会等又向全国发布了"关于认真贯彻执行《方便残疾人使用的城市道路和建筑物设计规范》的通知"。其中规定：

（1）新建的城市道路，以及国家级、省级和大城市、沿海开放地点、重点旅游城市中的重要公共建筑，必须执行本规范。

（2）上述城市中原有的道路，重要公共建筑，应按本规范的要求有步骤地予以改建。

（3）对中、小城镇，凡有条件的，在新建、改建和扩建项目中亦应积极推行本规范。

《通知》还要求各级地方政府中主要建筑工程的部门，将执行这个《规范》纳入到城市规划和工作建设计划中去,进行统筹安排,并结合本地区的具体情况制定补充规定和实施细则。

国务院批准执行的中国残疾人事业的五年工作纲要、"八五"、"九五"、"十五"计划纲要,也都规定了建设无障碍设施的任务与措施。

1998 年 4 月,建设部发出《关于做好城市无障碍设施建设的通知》,主要内容是有关部门应加强城市道路、大型公共建筑、居住区等建设的无障碍规划、设计审查和批后管理、监督。

1998 年 6 月,建设部、民政部、中国残联联合发布《关于贯彻实施方便残疾人使用的城市道路和建筑物设计规范的若干补充规定的通知》,主要内容是切实有效加强工程审批管理,严格把好工程验收关,公共建筑和公共设施的入口、室内,新建、在建高层住宅,新建道路和立体交叉中的人行道,各道路路口、单位门口,人行天桥和人行地道,居住小区等均应进行有关无障碍设计。

为推动全国的无障碍设施建设,中国残联组织的无障碍设施考察团于 1999 年 8 月 23 日至 9 月 1 日参观考察了日本及香港的无障碍设施。在其随后发表的考察报告中提出了一些新的认识:

(1)无障碍建设绝不仅仅是方便残疾人,而是方便全社会所有的人,建设无障碍,方便你我他,这应成为人们的共识。

(2)城市建设应该以人为本,无障碍就是以人为本的集中表现。

(3)无障碍设施建设,既不是技术难题,也不主要是加大投资问题,而主要是一个观念和认识的问题。

(4)无障碍设计应该成为建筑设计和市政设计的基本元素,建筑设计要有无障碍就如建筑物要有门一样重要,这一观点,应大力宣传。

(5)加大公共传媒对无障碍知识的宣传。使公众了解无障碍、关心无障碍、爱护无障碍设施;使无障碍环境成为全社会公认的 21 世纪文明的标志之一。

《城市道路和建筑物无障碍设计规范》于 2001 年 8 月 1 日起正式实施。

2003 年 1 月,建设部、民政部、全国老龄工作委员会、中国残疾人联合会在联合提出的《关于加强无障碍设施建设和管理工作的通知》中进一步强调:

(1)加大执行《城市道路和建筑物无障碍设计规范》和强制性条文的力度。

(2)加快已建设施的无障碍改造。

(3)加强对已建无障碍设施的管理。

(4)积极开展全国无障碍设施建设示范城活动。

(5)做好《规范》的培训工作,提高执行《规范》的自觉性和能力。

(6)加强宣传,营造全社会关心残疾人、老年人等特殊群体,关注无障碍设施建设的良好氛围。

2008 年北京奥运会残奥会的成功举办,对无障碍设施的宣传推广起到了很好的推动作用。据中国残联维权部提供的资料介绍,奥运会残奥会场馆和相关设施无障碍达到国际水准,部分竞赛场馆(图 3-1-1 为无障碍轮椅席位)已经达到了世界顶级水平,这是以往任何一届残奥会都不曾有的;北京机场、公共交通(图 3-1-2 为无障碍公交车)、城市道路进行了系统化的交通无障碍建设,建立了全国第一支无障碍出租车队,专门为轮椅使用者提供了 70 辆无障碍出租车服务(图 3-1-3 为无障碍出租车),奠定北京交通无障碍建设坚实基础;文物古迹无障碍建设取得历史性突破,八达岭长城设置了 180 米的自主登城坡道和两处垂直升降

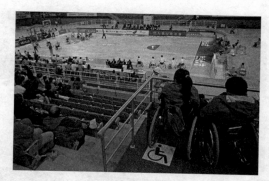

图 3-1-1　北京奥运会残奥会竞赛场馆内的无障碍轮椅席位

机(图 3-1-4 为登长城用的垂直升降机),故宫博物院设置了 4 处垂直升降平台和 5 部爬楼机,无障碍路线涵盖了大部分景区。无障碍设施已基本涵盖景区饭店、影院、博物馆、银行、邮局等服务场所。奥运残奥期间,共有国内外 5000 多名坐轮椅的残疾人运动员和游客实现了登长城、游故宫的梦想,北京市具备坡道、厕所、电梯和标示等 4 项基本无障碍设施条件的大中型商场和酒家已达 235 家,市属 11 个公园全部做到了出入、游览、如厕和服务四个畅通。残奥会期间,每天约有 2 万残疾人到王府井大街、前门步行街、秀水街及红桥市场、天坛公园、颐和园和奥林匹克公园观光、购物和游览;全社会无障碍意识显著提高,营造了扶残助残的浓厚氛围,无障碍设施保障工作的开展,使越来越多的人对无障碍理念有了更加深入的认识,对帮扶残疾人的技能和知识有了更多的了解;无障碍设施管理和服务水平明显提高,社会各界对无障碍设施的认知程度,保护意识有了显著的增强。

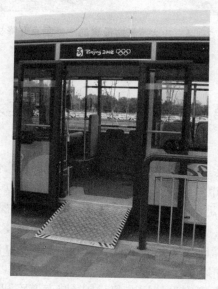

图 3-1-2　北京奥运会残奥会期间运营的无障碍公交车

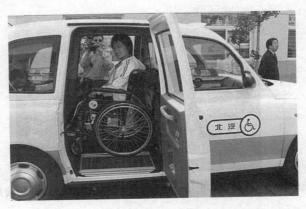

图 3-1-3   北京奥运会残奥会无障碍出租车

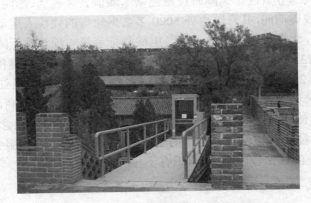

图 3-1-4   八达岭长城设置的一处垂直升降机

第三节   环境改造的基本要求

环境改造的基本要求就是建立无障碍环境，包括物质环境、信息和交流的无障碍。物质环境无障碍主要是要求：城市道路、公共建筑物和居住区的规划、设计、建设应方便残疾人通行和使用，如城市道路应满足坐轮椅者、挂拐杖者通行和方便视力残疾者通行，建筑物应考虑出入口、地面、电梯、扶手、厕所、房间、柜台等设置残疾人可使用的相应设施和方便残疾人通行等。信息和交流的无障碍主要是要求：公共传媒应使听力言语和视力残疾者能够无障碍地获得信息，进行交流，如影视作品、电视节目的字幕和解说，电视手语，盲人有声读物等。下面具体介绍国际通用的无障碍设计标准和我国《城市道路和建筑物无障碍设计规范》的主要内容。

一、国际通用的无障碍设计标准

国际通用的无障碍设计标准大致有六个方面：

1. 在一切公共建筑的入口处设置取代台阶的坡道，其坡度应不大于 1/12。

2. 在盲人经常出入处设置盲道，在十字路口设置利于盲人辨向的音响设施。

3. 门的净空廊宽度要在 0.8 米以上，采用旋转门的需另设残疾人入口。

4. 所有建筑物走廊的净空宽度应在 1.3 米以上。

5. 公厕应设有带扶手的座式便器，门隔断应做成外开式或推拉式，以保证内部空间便于轮椅进入。

6. 电梯的入口净宽均应在 0.8 米以上。

二、《城市道路和建筑物无障碍设计规范》的主要内容

《城市道路和建筑物无障碍设计规范》由建设部、民政部、中国残联联合发布，系全国范围实施的强制性规范。主要内容是：

1. 城市道路

实施无障碍的范围是人行道、过街天桥与过街地道、桥梁、隧道、立体交叉的人行道、人行道口等。无障碍内容是，设有路缘石（马路牙子）的人行道，在各种路口应设缘石坡道；城市中心区、政府机关地段、商业街及交通建筑等重点地段应设盲道，公交候车站地段应设提示盲道；城市中心区、商业区、居住区及主要公共建筑设置的人行天桥和人行地道应设符合轮椅通行的轮椅坡道或电梯，坡道和台阶的两侧应设扶手，上口和下口及桥下防护区应设提示盲道；桥梁、隧道入口的人行道应设缘石坡道，桥梁、隧道的人行道应设盲道；立体交叉的人行道口应设缘石坡道，立体交叉的人行道应设盲道。

2. 居住区

实施无障碍的范围主要是道路、绿地等。无障碍要求是，设有路缘石的人行道，在各路口应设缘石坡道；主要公共服务设施地段的人行道应设盲道，公交候车站应设提示盲道；公园、小游园及儿童活动场的通道应符合轮椅通行要求，公园、小游园及儿童活动场通道的入口应设提示盲道。

3. 房屋建筑

实施无障碍的范围是办公、科研、商业、服务、文化、纪念、观演、体育、交通、医疗、学校、园林、居住建筑等。无障碍要求是建筑入口、走道、平台、门、门厅、楼梯、电梯、公共厕所、浴室、电话、客房、住房、标志、盲道、轮椅席等应依据建筑性能配有相关无障碍设施。

三、加强无障碍环境建设的意义

一个坡道，既可使残疾人走出家门，又方便其他公民；影视字幕，既可使聋人走出无声世界，又利于社会信息传递……无障碍环境，是残疾人走出家门、参与社会生活的基本条件，也是方便老年人、妇女儿童和其他社会成员的重要设施。同时它也直接影响着我国的城市形

象与国际形象。加强无障碍环境建设,是物质文明和精神文明的集中体现;是社会进步的重要标志;对提高人的素质,培养全民公共道德意识,推动精神文明建设等都具有重要的社会意义。

(周红俊　汪家琮　刘根林)

思考题

如何有效地保护和利用无障碍设施?

第二章 环境改造的实施

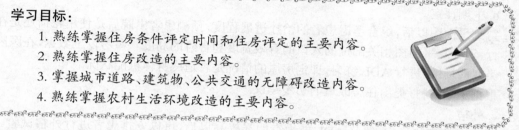

学习目标:
1. 熟练掌握住房条件评定时间和住房评定的主要内容。
2. 熟练掌握住房改造的主要内容。
3. 掌握城市道路、建筑物、公共交通的无障碍改造内容。
4. 熟练掌握农村生活环境改造的主要内容。

建设部、民政部、中国残联联合发布的《城市道路和建筑物无障碍设计规范》是全国范围实施的强制性规范,是进行物质环境改造的主要依据。《规范》主要针对城市道路、公共建筑物和居住区这些公共环境的无障碍设施的建设做出了具体规定,未涉及家庭住房及其内部设施等个人环境的无障碍改造问题。

一般来说,公共环境的改造属于政府行为,应该有统一标准,而个人环境的改造由于其特殊性,每个人的具体需求不一样,无法规定或设计统一标准。但对于有 ADL 障碍的残疾人来说,首先需要面对的是回归家庭的问题,其次,需要解决的是家庭住房的无障碍改造问题。

在发达国家,由专门的社会工作者协调有关部门来解决患者的住房无障碍改造问题,PT 和 OT 负责具体的技术指导。这方面的工作在国内尚处于起步阶段。本章重点介绍住房改造的主要内容,对于公共环境的无障碍改造只做扼要的简单介绍。

第一节 住房改造

住房改造是一个复杂的系统工程,涉及许多方面的社会问题,难以在短时间内完成。住房改造之前应认真做好仔细的评定工作,为住房改造的顺利完成创造条件。

一、住房条件的评定

1. 评定的时间

住房改造应争取在患者出院前完成,否则患者的住院时间就会延长。由于住房改造所需时间较长,应尽量提前做好准备工作。住院患者一般要安排初期、中期和末期评定,在这三次评定中应包含住房评定的内容。另外,患者外宿时也是进行住房评定的好机会。有条件时,最好安排一次家庭访问进行实地的住房评定,并在患者回归家庭后进行随访。由于住房问题的特殊复杂性,住房评定需要多次反复进行。

a. 初期评定

初期评定时可以从病历收集患者的住房资料,亦可通过直接询问患者或其家属来收集住房资料。患者及家属对住房评定的意义可能不了解,为取得他们的配合,需要做一定的解释工作。收集的主要内容包括:自有住房还是租房,是独门独院还是集体住宅,生活方式是使用垫子还是使用床,厕所是蹲式还是坐式,有无浴缸及其类型等。一般采用简单提问的方式来收集住房资料。最后,让家属画一房屋平面图。

b. 中期评定

得到平面图以后,综合考虑患者的治疗进展程度,预测患者出院后是使用轮椅还是在屋内步行,设计与平面图相关部位的入口的有效宽度和台阶的高度。参考以上数据,在医院内设计类似的场地,进行 ADL 练习,评定房屋的情况是否适应身体机能状况。

根据上述资料,提出住房改造的初步建议。

c. 外宿

当患者的症状稳定,并且 ADL 能力有明显提高以后,可以安排患者进行外宿试验。外宿前交给患者外宿调查表,调查表中将 ADL 的每个动作进行分类,要求患者在外宿期间如实填写调查表的有关内容。根据调查表的填写结果可以掌握患者本人实际的 ADL 自理程度和家属能提供的帮助程度,据此进一步评定患者生活环境中存在的问题,初步确定住房改造的实施方案。

d. 家庭访问

家庭访问是指 PT、OT 与康复医师、社会康复工作者及其他有关人员一起,到患者家中进行生活环境的评定。家庭访问也可以与外宿试验同时进行。家庭访问的目的是观察患者本人在家庭中实际能进行的各种 ADL 动作及障碍情况,同时结合患者出院后可能担任的家庭成员角色,在充分征求患者及其家属意见的基础上,最终确定住房改造的实施方案。随后,社会康复工作者安排具体实施。

e. 末期评定

末期评定重点是分析住房改造的落实情况,听取患者本人及其家庭成员的意见,解决住房改造过程中存在的问题,争取在患者出院前完成住房改造。社会康复工作者应注意掌握住房改造的阶段性进展情况,做好组织协调工作。

2. 评定的内容

A 基本事项

(1)姓名、年龄、性别、身高、体重。

(2)诊断、障碍、发病时间、愈后。

(3)PT、OT 开始时间。

(4)评定时间、评定者、记录者。

(5)有无矫形器、名称、使用时宽度和高度。

(6)保险的种类,有无记录和等级。

(7)职业。

(8)在家庭中的作用(以前,今后)。

(9)家庭成员。

（10）主要帮助者：年龄、性别、身高、体重、既往情况。

（11）经济情况。

（12）交通工具。

（13）房屋性质：

房屋情况（自有、租房、其他）；

楼层（楼房的第几层）；

有无电梯；

构造（木制、砖制、钢筋混凝土、其他）；

房间数。

（14）住房平面图（另外附纸）。

B 日常生活能力

（发病前、发病后、治疗后）

（1）基本动作（功能障碍的评定另外附纸）：

起居动作

坐位→椅子（轮椅）的移动

椅子→立位

立位平衡

室内移动（主要的移动方法及使用的矫形器）

轮椅的操作（闸的操作、脚踏板的操作）

（2）身边的应用动作：

进食动作

排泄动作（穿脱裤子、清理）

洗漱动作（洗脸、刷牙、梳头）

更衣动作（穿脱上衣、穿脱裤子、穿脱鞋、袜子、穿脱矫形器）

洗澡动作（洗身、拧毛巾）

各种插座的操作

家务劳动

散步

（3）交流能力。

（4）精神机能（有无痴呆，有无半侧空间失认，有无性格异常等）：

C 生活环境

（1）每天的作息习惯，今后的生活安排。

（2）改善生活环境的欲望。

（3）发病前有无自己的房间。

（4）回归家庭后有无自己的房间。

（5）家庭环境。

房屋内的设施

经济收入

家庭成员提供帮助的可能性

患者的配合程度

（6）与近邻、社区的关系：

有无亲密朋友

外出购物的次数（每周）

利用交通工具的次数（每周）

利用公用设施的次数（每周）

（7）社区有无下列资源：

入浴服务

护理员

保健员

家庭医生或护士

老人短期照顾

志愿者

社会工作者

出租矫形器

提供住宅改造贷款

其他

D 住房结构

调查内容包括：卧室、起居室、厕所、浴室、化妆室、厨房的面积、出入口的宽度、台阶数及高度、门的种类、有无冷暖设备、有无扶手、家具的数量和大小、屋外有无坡道、有多少台阶及高度和距离、有无扶手和停车场、道路的状态（平坦、坡道、其他）等。

3. 评定结果的总结分析

一般从下列四个方面进行考虑：

（1）患者本人的要求

患者对本人依赖轮椅或拐杖生活的现实能否接受，有无独立生活的要求，有无对环境改造的愿望，对环境改造的方案以及实施进展情况是否满意，有何特殊要求等。

（2）家庭成员的意见

患者本人与家属及其他家庭成员的关系如何，家属及其他家庭成员是否愿意提供帮助以及帮助的程度。

（3）房屋结构

房屋结构特点，改造的难易程度，改造过程是否牵涉法律问题。

（4）经济方面的问题

改造住房所需资金和以后维护所需费用有无可靠来源。

二、住房改造计划的制订

1. 制订住房改造计划时应注意的问题

（1）基本要求：实用、安全、卫生、确保个人隐私、维护与管理简便。

（2）尽量减轻改造规模：措施包括：

a. 移动动作的灵活指导、辅助器具（轮椅或拐杖）的灵活应用；

b. 家具的重新放置或更换；

c. 使用自助具和各种升降装置；

d. 增建、新建住房。

（3）广泛征求意见

a. 充分倾听患者心声；

b. 促进患者本人及家属自己决定；

c. 康复小组全体成员的意见。

2. 住房改造计划应包含的主要内容

住房改造计划主要根据患者 ADL 障碍特点（如偏瘫或截瘫、四肢瘫）及其生活自理程度来制订，主要内容有四个方面：

（1）转移、移动

a. 通行的宽度；

b. 消除屋内楼梯；

c. 消除屋内外楼梯；

d. 扶手的高度；

e. 安装电动升降机；

f. 设置电梯、扶梯。

（2）排泄

a. 到便器的移动；

b. 扶手的位置；

c. 便器的选择；

d. 白天和晚上排泄的不同安排。

（3）入浴

a. 出入浴缸；

b. 浴缸的选择；

c. 消除浴室入口的台阶；

d. 使用轮椅；

e. 入浴使用升降机。

（4）卧室

a. 使用不同的床；

b. 床的高度；

c. 桌子和椅子的安排；

d. 其他（如报警装置的安装）。

三、实施住房改造的参考标准

由于不同疾病的患者 ADL 自理程度及原有住房条件差别很大，下面提供的住房改造标准仅供实施时参考。

1. 门厅（玄关）

门厅指的是住房门口与客厅之间的部分，有的住房没有门厅，住房门口与客厅直接相连。如果门厅与室外地面的高度差在 2cm 之内，一般不需要特别改造，只需将门槛拆除即可；如果患者能拄拐杖行走，也可以保留门槛或将门槛高度进行适当调整。如果高度差在 2cm—10cm 之间，根据患者移动能力和移动方式来决定改造方案，对于拄拐杖者可能仍不需做特别改造，但对于坐轮椅者则需要在门口建坡道。如果门厅比室外高出 20cm 以上，对于坐轮椅者必须修建坡道。修建坡道的具体要求详见本章第二节的有关内容。客厅的改造要求与门厅的改造要求相同。

2. 卧室

卧室与客厅有高度差时应设法消除，应保证最低限度的通风保暖条件。床的高度的调整很重要，床和床垫加在一起的高度应该与轮椅和轮椅垫加在一起的高度相同，以方便患者完成转移动作。必要时还可以在床边适当位置安装扶手，供患者做起立动作或转移动作时使用。

3. 厨房

厨房灶具的高度要调低，灶台下方应留有适当空间供轮椅足踏板进入，使患者坐在轮椅上能够着炒锅炒菜并能看见锅底部；洗手池和洗菜池的台面也要降低，使患者能方便操作。水龙头开关要求改造为长柄、易开关，容易够着。

4. 厕所

由于一般住房的厕所面积较小，轮椅进出非常困难。最低要求是，家庭厕所的宽度不能小于 0.8m，厕所门口与坐便池间距离不小于 1.2m，患者转移到坐便池上后，脸朝里完成排便动作。在大便器、小便器临近的墙壁上，应安装能承受身体重量的安全抓杆，抓杆直径为 30mm—40mm，高度为 0.7m。公共厕所的无障碍改造要求详见本章第二节的有关内容。

5. 浴室

浴室内的轮椅活动面积不能小于 1.2m×0.8m，在浴盆或淋浴临近的墙面上应安装安全抓杆，抓杆直径为 30mm—40mm，抓杆共 2 个，高度为 0.6m 和 0.9m。

6. 其他

根据患者的 ADL 障碍特点，必要时可在床边、厨房、沙发、餐桌旁边均安装扶手，以利患者完成转移或起立动作。如果患者是四肢瘫，可安装使用环境控制系统（详见第三章的有关内容），使患者能够独立完成开关电灯、电视、电扇、窗帘、打电话等动作。对于有认知功能障碍的偏瘫患者，家庭住宅门口应做一些特殊显眼的标志，以免患者走失；同时在住宅内的各个房间门口做一些特殊装饰，帮助患者记忆和辨别各个房间的位置。有条件时，还应给患者安排在家庭内训练的场地。

第二节　城市道路和建筑物无障碍改造

本节介绍《城市道路和建筑物无障碍设计规范》的主要内容，并对公共交通工具的无障碍改造要求做一个简单介绍。不同道路和建筑的改造要求见下表 3-2-1—3。

表 3-2-1　城市道路无障碍设施设计范围

道路类别		设计部位
城市道路	• 城市市区道路 • 城市广场 • 卫星城道路、广场 • 经济开发区道路 • 旅游景点道路等	1. 人行道 2. 人行横道 3. 人行天桥、人行地道 4. 公交车站 5. 桥梁、隧道 6. 立体交叉

表 3-2-2　人行道路无障碍设施与设计要求

序号	设施类别	设计要求
1	缘石坡道	人行道在交叉路口、街坊路口、单位入口、广场入口、人行横道及桥梁、隧道、立体交叉等路口应设缘石坡道。
2	坡道与梯道	城市主要道路、建筑物和居住区的人行天桥和人行地道,应设轮椅坡道和安全梯道;在坡道和梯道两侧应设扶手。城市中心地区可设垂直升降梯取代轮椅坡道。
3	盲道	1. 城市中心区道路、广场、步行街、商业街、桥梁、隧道、立体交叉及主要建筑物地段的人行地道应设盲道。 2. 人行天桥、人行地道、人行横道及主要公交车站应设提示盲道。
4	人行横道	1. 人行横道的安全岛应能使轮椅通行。 2. 城市主要道路的人行横道宜设过街音响信号。
5	标志	1. 在城市广场、步行街、商业街、人行天桥、人行地道等无障碍设施的位置,应设国际通用无障碍标志。 2. 城市主要地段的道路和建筑物应设盲文位置图。

表 3-2-3　建筑物无障碍设计范围

建筑类别		设计部位
商业建筑	• 百货商店、综合商场建筑 • 自选超市、菜市场类建筑 • 餐馆、饮食店、食品店建筑	1. 建筑入口及门 2. 水平与垂直交通 3. 普通营业区、自选营业区
服务建筑	• 金融、邮电建筑 • 招待所、培训中心建筑 • 宾馆、饭店、旅馆 • 洗浴、美容美发建筑 • 殡仪馆建筑等	4. 饮食厅、游乐用房 5. 顾客休息与服务用房 6. 公共厕所、公共浴室 7. 宾馆、饭店、招待所的公共部分与客房部分 8. 总服务台、业务台、取款机、查询台、结算通道、公用电话、饮水器、停车车位等相应设施

	建筑类别	设计部位
交通建筑	• 空港航站楼建筑 • 铁路旅客客运站建筑 • 汽车客运建筑 • 地铁客运站建筑 • 港口客运站建筑	1. 站前广场、人行通路、庭院、停车车位 2. 建筑入口及门 3. 水平与垂直交通 4. 售票、联检通道,旅客候机、车、船厅及中转区 5. 行李托运、提取、寄存及商业服务区
医疗建筑	• 综合医院、专科医院建筑 • 疗养院建筑 • 康复中心建筑 • 急救中心建筑 • 其他医疗、修养建筑	1. 登机桥、天桥、地道、站台、引桥及旅客到达区 2. 门诊用房、急诊用房、住院病房、疗养用房 3. 放射、检验及功能检查用房、理疗用房等 4. 公共厕所 5. 服务台、挂号、取药、公共电话、饮水器及查询台等
学校建筑	• 高等院校 • 专业学校 • 职业高中与中小学及托幼建筑 • 培智学校 • 聋哑学校 • 盲人学校	1. 建筑基地(人行通路、停车车位) 2. 建筑入口、入口平台及门 3. 水平与垂直交通 4. 普通教室、合班教室、电教室 5. 实验室、图书阅览室
园林建筑	• 城市广场 • 城市公园 • 街心花园 • 动物园、植物园 • 海洋馆 • 游乐园与旅游景点	6. 自然、史地、美术、书法、音乐教室 7. 风雨操场、游泳馆 8. 观展区、表演区、儿童活动区 9. 室内外公共厕所 10. 售票处、服务台、公用电话、饮水器等相应设施
中高层居住建筑	• 高层住宅 • 中高层住宅 • 高层公寓 • 中高层公寓	1. 建筑入口 2. 入口平台 3. 候梯厅 4. 电梯轿厢 5. 公共走道 6. 无障碍住房

一、城市道路和建筑物无障碍设计的基本要求

1. 缘石坡道

(1)人行道的各种路口必须设缘石坡道。

(2)缘石坡道应设在人行道的范围内,并应与人行横道相对应。

(3)缘石坡道可分为单面坡缘石坡道和三面坡缘石坡道。

（4）缘石坡道的坡面应平整,且不应光滑。

（5）缘石坡道下口高出车行道的地面不得大于 20mm。

（6）单面坡缘石坡道可采用方形、长方形或扇形。

（7）方形、长方形单面坡缘石坡道应与人行道的宽度相对应（图 3-2-1,图 3-2-2,图 3-2-3）。

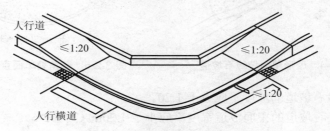

图 3-2-1　交叉路口单面坡缘石坡道

（8）扇形单面坡缘石坡道下口宽度不应小于 1.50m（图 3-2-4）。

（9）设在道路转角处单面坡缘石坡道上口宽度不宜小于 2.00m（图 3-2-5）。

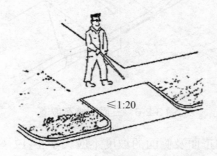

图 3-2-2　街坊路口单面坡缘石坡道

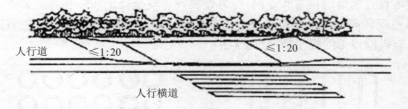

图 3-2-3　人行横道单面坡缘石坡道

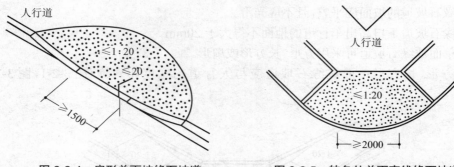

图 3-2-4　扇形单面坡缘石坡道　　　　图 3-2-5　转角处单面直线缘石坡道

(10) 单面坡缘石坡道的坡度不应大于 1:20。

(11) 三面坡缘石坡道的正面坡道宽度不应小于 1.20m（图 3-2-6）。

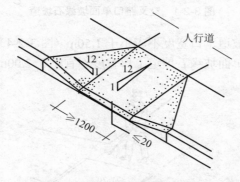

图 3-2-6　三面坡缘石坡道

(12) 三面坡缘石坡道的正面及侧面的坡度不应大于 1:12（图 3-2-6）。

2. 视力残疾通道（盲道）

（1）盲道设计应符合下列规定：

①人行道设置的盲道位置和走向，应方便视残者安全行走和顺利到达无障碍设施位置。

②指示残疾者向前行走的盲道应为条形的行进盲道（图 3-2-7）；在行进盲道的起点、终点及拐弯处应设圆点形的提示盲道（图 3-2-8）。

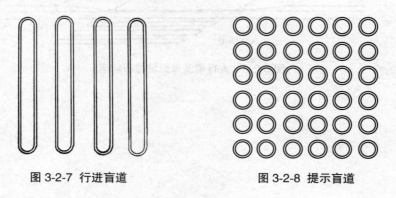

图 3-2-7　行进盲道　　　　　　图 3-2-8　提示盲道

③盲道表面触感部分以下的厚度应与人行道砖一致（图 3-2-9）。

④盲道应连续,中途不得有电线杆、拉线、树木等障碍物。

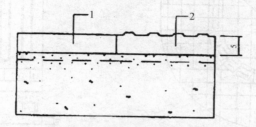

图 3-2-9　人行道砖与盲道砖的连接

1--- 人行道砖　　2--- 盲道砖的触感部分凸出表面

⑤盲道宜避开井盖铺设。

⑥盲道的颜色宜为中黄色。

(2)行进盲道的位置选择应按下列顺序,并符合下列规定:

①人行道外侧有围墙、花台或绿化带,行进盲道宜设在距围墙、花台、绿化带 0.25m—0.50 m 处 (图 3-2-10)。

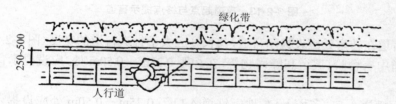

图 3-2-10　缘花台的行进盲道

②人行道内侧有树池,行进盲道可设置在距树池 0.25m—0.5m 处。

③人行道没有树池,行进盲道距离缘石不应小于 0.50m。

④行进盲道的宽度宜为 0.30m—0.60m,可根据道路宽度选择低限或高限。

⑤人行道成弧线形路线时,行进盲道宜与人行道走向一致(图 3-2-11)。

⑥行进盲道触感条规格应符合下表 3-2-4 的规定(表 3-2-12)。

表 3-2-4　盲道触感条规格

部位	设计要求（mm）
面宽	25
底宽	35
高度	5
中心距	62—75

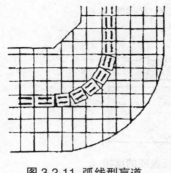
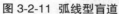

图 3-2-11　弧线型盲道

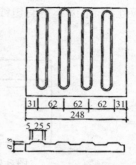

图 3-2-12　行进盲道规格

（3）提示盲道的设置应符合下列规定：

①行进盲道的起点和终点处应设提示盲道，其长度应大于行进盲道的宽度（图 3-2-13）

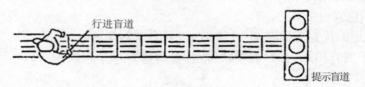

图 3-2-13　盲道起点与终点提示盲道

②行进盲道在转弯处应设提示盲道，其长度应大于行进盲道的宽度（图 3-2-14）。

③人行道中有台阶、坡道和障碍物等，在相距 0.25m—0.50m 处，应设提示盲道（图 3-2-15）。

④距人行横道入口、广场入口、地下铁道入口等 0.25m—0.50m 处应设提示盲道，提示盲道长度与各入口的宽度应相对应（图 3-2-16a, 图 3-2-16b）。

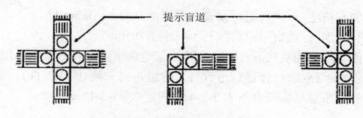

图 3-2-14　盲道交叉提示盲道

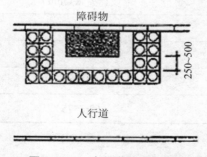
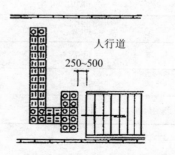

图 3-2-15　人行道障碍物的提示盲道　　图 3-2-16a　地下铁道入口提示盲道

⑤提示盲道的宽度宜为 0.30m—0.60 m。

⑥提示盲道触感圆点规格应符合下表 3-2-5 的规定（图 3-2-17）。

表 3-2-5　盲道触感圆点规格

部位	设计要求（mm）
表面直径	25
底面直径	35
圆点高度	5
圆点中心距	50

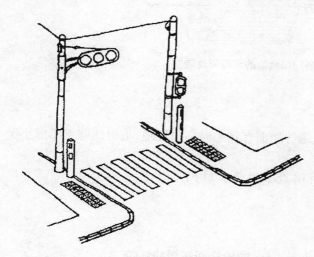

图 3-2-16b　人行横道入口提示盲道

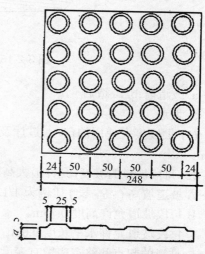

图 3-2-17　提示盲道触感圆点规格（ mm ）

3. 地面

（1）室内外通路及坡道地面应平整,地面应采用不滑不松动的表面材料。

（2）入口处擦鞋垫和卫生间,室内外地面高差不能大于 15mm,并应以斜面过渡。

（3）室外通路及入口处雨水铁篦子孔洞不能大于 15mm×15mm。

4. 出入口

（1）供残疾人使用的出入口,应设在通行方便和安全的地段,室内设有电梯时,该出入口宜靠近候梯厅。

（2）出入口的地面应平坦,如室内外地面有高差时应采用坡道连接。

（3）出入口的内外,应留有不小于 1.5 ㎡ ×1.5 ㎡平坦的轮椅回转面积。

（4）出入口设有双扇门时,门扇开启后应留有不小于 1.2m 的轮椅通行距离。

（5）无障碍入口和轮椅通行平台应设雨棚。

改造实例:宿舍楼门口台阶的无障碍改造方法,见下图 3-2-18。

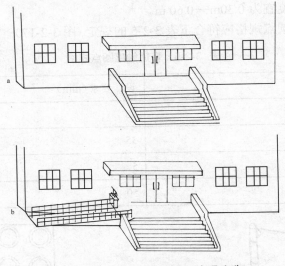

图 3-2-18　楼门口台阶的无障碍改造

a. 改造前;b. 改造后

5. 坡道

(1) 供残疾人使用的门厅、过厅及走道等地面有高差时应设坡道,坡道的宽度不应小于 0.9m。

(2) 每段坡道的坡度,允许最大高度和水平长度要求如下:

A 坡道坡高 (高 / 长) 比例为 1/12。

B 每段坡道允许高度 0.75m。

C 每段坡道允许水平长度 9.0m。

D 坡道的起点和终点应留有深度不小于 1.5m 的轮椅回转缓冲地带。

E 坡道两侧应设扶手:高度为 0.9m,起点、终点应水平延伸 0.3m 以上。

(3) 供轮椅通行的坡道应设计成直线形、直角形或折返形,不应设计成弧形(图 3-2-19)。

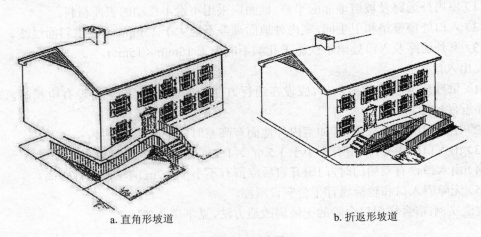

a. 直角形坡道　　　　　　　　　　　　　b. 折返形坡道

图 3-2-19　坡道

（4）坡道两侧应设扶手，坡道与休息平台的扶手应保持连贯。

（5）坡道侧面凌空时，在扶手栏杆下端宜设高不小于 50 mm 的坡道安全挡台（图 3-2-20）。

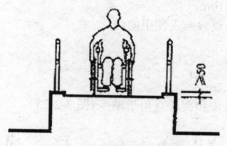

图 3-2-20　坡道安全挡台

（6）坡道面应平整，不应光滑。

（7）坡道起点、终点和中间休息平台的水平长度不应小于 1.50m（图 3-2-21）。

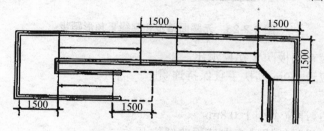

图 3-2-21　坡道起点、终点和休息平台水平长度（mm）

6. 走道

（1）走道宽度不小于 1.2m（一轮椅宽度），如两轮椅同时使用应不小于 1.80m（图 3-2-22）。

（2）走道两侧应设扶手高度为 0.9m，扶手应保持连贯。

（3）走道两侧不能设置突出墙面影响通行的障碍物。

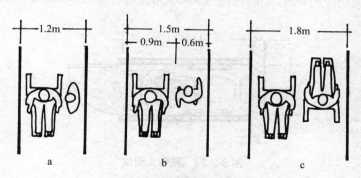

图 3-2-22　走道宽度

（4）在走道一侧或尽端与其他地面有高度差时，应设置栏杆或栏板等安全设施。

7. 门

（1）供残疾人通行的门不能采用旋转门或弹簧门，最适合的是横拉门或横开自动门。

（2）门扇开启的净宽不能小于 0.8m。

（3）门扇把手应适合残疾人坐轮椅时开启。

（4）门洞净宽不小于 1.10m。

（5）在旋转门一侧应另设残疾人使用的门。

8. 楼梯和台阶

（1）不宜采用弧形楼梯。

（2）楼梯净宽不小于 1.2m。

（3）不宜采用无踢面踏步和突缘直角形踏步（图 3-2-23）。

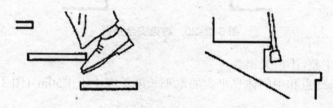

图 3-2-23　无踢面踏步和突缘直角形踏步

（4）楼梯两侧应有挡板防止拐杖滑出。

（5）楼梯两侧应设 0.9m 高扶手且保持连贯。

9. 电梯

（1）电梯开启后，净宽不小于 0.8m。

（2）电梯均需另设坐轮椅残疾人使用的低位开关。

（3）电梯轿厢面积不能小于 1.4 m×1.10m。

（4）电梯轿厢正面和侧面应设高 0.80m—0.85m 的扶手。

（5）电梯轿厢正面高 0.90m 处至顶部应安装镜子。

10. 厕所

（1）公用厕所应设残疾人厕位，厕所内应留有 1.5m×1.5m 轮椅回转面积。

（2）厕所隔间门应向外开，隔间内轮椅回转面积不小于 1.2m×0.8m（图 3-2-24）。

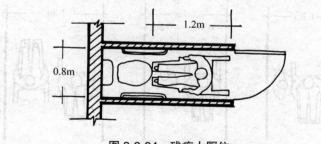

图 3-2-24　残疾人厕位

（3）残疾人厕位应安装坐式大便器，周围应安装能承受身体重量的安全抓杆，如图 3-2-25，抓杆直径为 30mm—40mm。

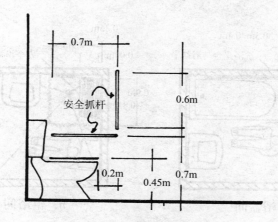

图 3-2-25　大便器安全抓杆

（4）厕所内应有低位洗手盆（高 60cm—70cm）和肥皂水盒。

（5）在厕所内应设残疾人小便器，小便器两侧应有安全抓杆（图 3-2-26）。

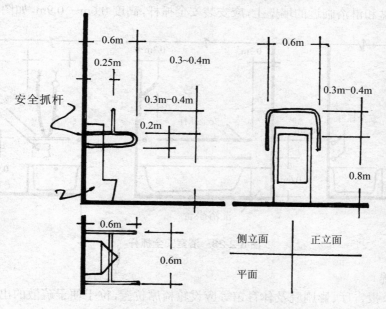

图 3-2-26　小便器安全抓杆

11. 浴室

（1）浴室隔间门向外开。

（2）靠近浴位处应留有轮椅回转面积 1.5m×1.5m。

（3）隔间内轮椅回转面积不小于 1.2m×0.8m。

（4）浴盆一端，宜设 0.3m 的洗浴坐台，在淋浴室喷头下方，应设可移动或墙挂折叠式安全座椅（防水生锈），如图 3-2-27。

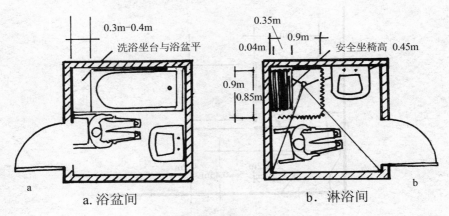

a. 浴盆间　　　　b. 淋浴间

图 3-2-27　洗浴坐台和安全座椅

（5）淋浴应采用冷热水混合器。

（6）距地面高 0.40m—0.50m 处应设求助呼叫按钮。

（7）在浴盆和淋浴临近的墙壁上，应安装安全抓杆，高度 0.6m—0.9m，如图 3-2-28。

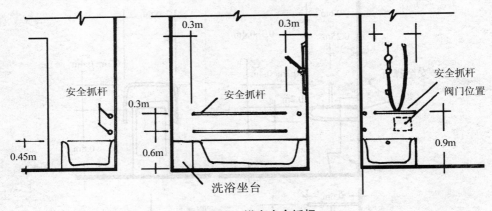

图 3-2-28　浴室安全抓杆

12. 轮椅席

（1）会堂、报告厅、影剧院及体育馆等应设轮椅席位置，位于便于疏散的出入口附近，不得将轮椅席设在公共通道范围内。

（2）轮椅席深 1.10m、宽 0.8m，如图 3-2-29。

（3）轮椅席位置的地面应平坦无倾斜坡度，与周围地面有高差时，宜设高 0.88m 的栏杆或栏板。

13. 停车车位

（1）残疾人停车车位应位于停车场进出方便地段，靠近人行通道。

（2）相邻车位之间，应留有轮椅通道，宽度不小于 1.20m。

（3）残疾人停车车位的地面应平整、坚固和不积水，地面坡度不应大于 1.5m。

（4）停车车位一侧的轮椅通道与人行通道地面有高差时，应设宽 1.00m 的轮椅坡道。

（5）残疾人停车的车位，应有明显标志，如图 3-2-30。

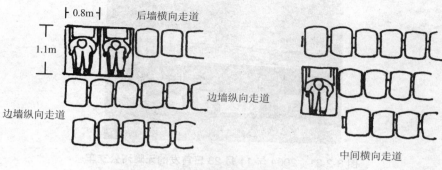

图 3-2-29　轮椅席

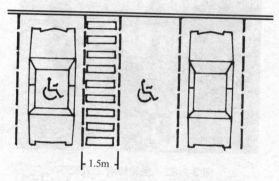

图 3-2-30　残疾人停车车位与标志

二、公共交通工具的无障碍改造要求

公共交通工具如公共汽车、火车、地铁、轮船、飞机等都需要进行无障碍改造，以适应残疾人外出活动的需要。公共交通工具的无障碍改造标准由国家有关部门制订后实施。以公共汽车为例，无障碍公共汽车，又称低底盘公共汽车，其特点是，装有空气悬挂系统，汽车进站时整个车厢可向车站方向倾斜，在车门后有一个特殊的装置——电动伸缩板。伸缩板从地面到车身只有一级台阶。踏板距离地面只有 36cm，而普通公交车二级台阶（车厢地板）的高度为 55cm—65cm。无障碍公交车伸缩板从车门到地面的坡度约为 30 度，如果伸展放到道沿上，这个坡度能缩小到 15 至 20 度。坐轮椅者可通过伸缩板直接进入车内，车内有固定轮椅装置，防止轮椅在汽车行驶过程中出现滑动。我国首辆无障碍公交车见图 3-2-31，坐轮椅者上公交车见图 3-2-32。

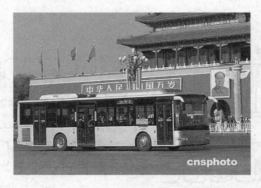

图 3-2-31　2004 年 11 月 23 日首发的无障碍公交车

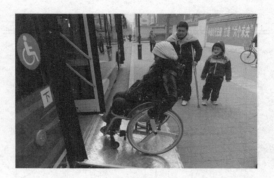

图 3-2-32　坐轮椅者上公交车

第三节　农村生活环境改造

1. 路面

农村残疾人轮椅通道应铺设硬质路面,不能使用土路(下雨后无法通行)。路面宽不应小于 1.2m,尽量避开上下坡道。

2. 坡道

农舍门口应设坡道,宽度不小于 0.9m,坡道高度和水平度之比不超过 1/8。

3. 农舍

(1)农舍门不设门栏,各房间之间应平顺,无障碍。

(2)农舍内窗台高度不超过 0.8m,使残疾人在屋内可看到院落。

(3)农舍内如有土坑,应将土坑高度降低为 0.45m,与轮椅高度基本一致。如有条件,另设宽大的床位更佳。

(4)半山坡的农舍,经当地政府批准,应改建在离公用交通道路较近的平缓地段。

4. 厨房

(1)农村用沼气做饭的灶台应不高于 0.6m,使用柴锅做饭的应使灶台改造不低于 0.5 m,

做饭工具木杷应改造加长,以适应坐轮椅的残疾人使用。另外,应配备长把铁夹,以便于坐轮椅的残疾人方便添柴草。

（2）农村的自来水设备,应由院落引进到屋内,方便洗涮和做饭。

5. 厕所

农村厕所在院落的、改造困难的家庭,可在屋内设置可移动座椅式便器(男性残疾人可另设小便壶),便器椅应为有靠背和双扶手,坐圈应为防水革面软垫,圈下设可移动清洗的便盆。

6. 洗澡

农村洗澡,应给残疾人设一可移动坐式塑料浴盆。如能固定一处,应安排有上下水和淋浴喷头。有电源和自来水的农村可使用电热水器,无条件者可安装太阳能热水器。

7. 其他

有电源、自来水(上下水)条件的农村,可安装带烘干功能的洗衣机,以方便残疾人洗衣服(免去外出晾晒之不便)。

农村的图书馆、影剧院、商店、饭店,均应按城市建筑中的规定设立无障碍设施和轮椅席。

第四节　国际通用标志

达到无障碍要求的道路、桥梁及公共建筑物应在显著位置上安装国际通用标志牌,其图案样式如图 3-3-33 所示。

标志牌尺寸为 0.10m 至 0.45m 的正方形,白色轮椅图案黑色衬底或相反,轮椅面向右侧。加文字或方向说明时,其颜色应与衬底形成鲜明对比。所示方向为左行时,轮椅面向左侧。

标志牌用于指示方向,提供如下信息:

一、指示建筑物出入口及安全出口。

二、指示建筑物内、外通道。

三、指示专用空间位置。

四、指示城市道路、桥梁等设施。

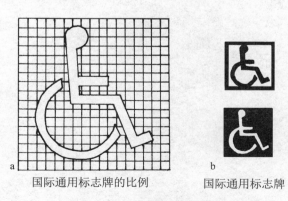

a　国际通用标志牌的比例　　　　b　国际通用标志牌

图 3-3-33　国际通用标志牌

（刘根林　卫波　郑樱　郝春霞　汪家琮）

思考题

如何对图 3-3-34 中的台阶进行无障碍改造？

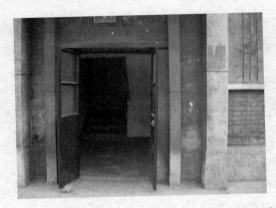

图 3-3-34 某地一栋六层居民楼的一层有 3 个台阶

第三章 环境控制与机器人护理

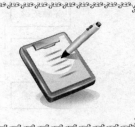

学习目标
1. 理解残疾人家庭环境控制装置的作用。
2. 理解护理机器人的作用。

随着现代工业、交通和体育运动的日益发展,残疾人口总数不断增加。仅脊髓损伤患者我国目前就有 50 多万人,其中约 1/3 是四肢瘫患者,他们的残疾程度重,日常生活自理能力低下,需要家庭成员或专门护理人员的护理,使患者家庭成员要花费大量时间和精力。摆脱对他人的依赖,独立地生活和工作,是残疾人的迫切要求。计算机技术的广泛应用使残疾人独立生活的梦想有可能成为现实。

目前世界发达国家都非常重视家庭环境控制装置的研究,并且已推出各种各样的残疾人家庭护理电子辅助装置。这些装置根据用途的不同,可划分为:视觉装置、盲人行走装置、聋人助听装置、聋哑人语言与通讯装置、触觉装置、运动障碍环境控制装置(包括书写装置、阅读装置、操作与移动装置)、电子控制假肢、功能性电刺激装置等。

本章重点介绍用于运动障碍的环境控制装置,包括残疾人家庭环境控制装置和护理机器人研究的进展情况。患者利用身体上现存的某些能力来操作这些装置,能够达到或接近健全人控制环境设备的能力,如开关家用电器、打电话、开关门、升降病床、操作计算机、驱动轮椅和紧急呼叫等。

第一节 残疾人家庭环境控制装置

一、环境控制装置的一般性结构

环境控制装置(environmental control unit,ECU)又称为环境控制系统(environmental control system,ECS),其作用是使残疾人能够对家庭生活环境进行一定控制,从而提高残疾人的生活自理能力。它由接口单元、控制单元、输出单元和控制信号监视单元四部分组成,见图 3-3-1。典型的环境控制装置见图 3-3-2。

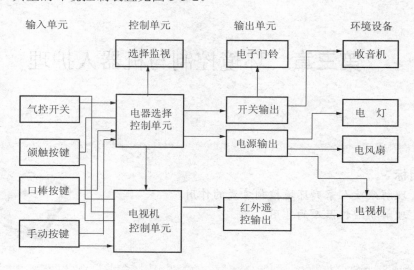

图 3-3-1　ECU-1 环境控制器的系统框

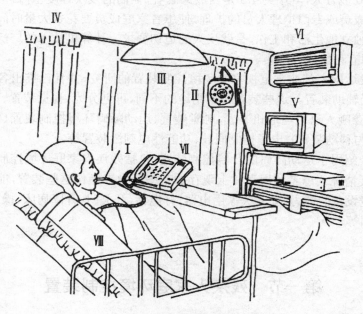

图 3-3-2　典型的环境控制装置

1. 接口单元

接口单元又称界面单元,它提供了残疾人与环境控制装置的联系。接口类型主要取决于残疾的性质,为适应残疾人残存的功能,设计合适的人机接口。所谓残存的功能,是指:如果丧失下肢功能,则利用上肢功能,如手、臂、肘的动作;如果丧失上肢功能,则利用下肢功能,如脚趾、脚、腿、膝的动作;如果上下肢功能均丧失,则利用头部和头部器官的功能,如头动(前后、左右晃动或摇动)、皱眉、眨眼、下颌触压、口叼(口棒)、咬牙、吹气／吸气、语音、注视等。

接口单元利用残疾人的不同残存能力设计开关动作。最常用的是特殊设计的机械开关,如头触微动开关、脚踏开关、颌触开关、头指点器和口指点器用的指点键盘、吹／吸气开关、皱纹开关、操纵杆、鼠标等。除机械开关外,还有电子开关及生物电位开关。电子开关有光敏式、压敏式、热敏式、电磁感应式等。生物电位开关利用皱眉产生的肌电信号或眨眼产生的眼电信号进行控制。声控采用的是语音识别技术,注视采用的是摄像和图象处理技术。对残疾人来说,声控或注视无疑是较便利的接口方式。

2. 控制单元

控制单元又称处理单元。它是环境控制装置的核心,由电子电路或微机软硬件组成,其作用是对来自接口单元的开关信号进行解码,并转化为输出控制信号。

由于受控环境设备有多种,而每种设备又有多种功能的选择,所以确认选择方式是控制单元的重要问题。确认选择方式一般有两种:直接选择和扫描选择。直接选择方式要求每一种设备和每一种功能都对应一个开关,因此需用的开关数量较多,这种选择方式用于头指点器或口指点器用的指点键盘控制。扫描选择方式用的较多,因为它只需残疾人的一个或两个简单的开关动作。如果采用"线扫",只需一个开关;如果采用"行／列扫描",则只需两个开关,一个选中行(选中某种装置如电灯、电视、电话等),另一个选中列(选中某种装置的某种功能,如电视的某个频道、电话的某个自拨号码等)。扫描方式又分为单步和自动两种,扫描速度和方向均可调节。

控制单元有繁有简,简可简到只一根导线,繁可繁到由一个计算机系统组成。不同厂商的环境控制装置或护理机器人,主要在控制单元上表现其技术特点,并朝着集成化控制系统(integrated control system, ICS)的方向发展,ICS能够使残疾人通过简单的输入接口来完成一系列控制功能,对家庭环境设备、轮椅及通讯设备进行集成化控制。控制单元可用软件实现,也可用硬件实现。多媒体计算机控制系统已用于残疾人环境控制装置和护理机器人的控制,虽然这种控制系统造价过高,一般残疾人家庭难以购买,但代表了今后残疾人环境控制系统的发展方向。

3. 输出单元

输出单元是接受控制单元的控制命令,对受控设备执行操作的部分。输出方式有多种,例如:机械臂或机器人的控制输出;直接继电器控制器如翻页器、磁碟装入器等;直接输出如电话、传真等;电器连接输出(又称功率输出)如电灯、电风扇等各种电器的电源;数字输出如音响设备;遥控输出如红外遥控电视机、空调器等。

输出单元与受控设备间可以是有线联系,也可以是无线联系。有线联系要求使用者位置保持固定,而无线联系允许使用者在较大范围内灵活操作,一般装在轮椅上的环境控制装置大都采用无线联系。无线联系常采用射频或红外技术。

由于受控设备多是电器设备,因此输出单元多是电子开关控制的直流微继电器,继而再是控制与设备相连的主继电器。

4. 控制信号监视单元

控制信号监视单元是控制信号的视觉反馈信息,是为残疾人指示自己给出的选择项目是什么。一般采用LED陈列指示,有的厂家采用LED液晶显示屏或电视监视屏显示字符或图符,为了使残疾人无需高度注视显示板,有的系统还增加听觉反馈信息,如音响指示或语音指示。

通过吸管（Ⅰ）和控制选择器（Ⅱ），可以随意控制电灯（Ⅲ）的开关、窗帘（Ⅳ）的开关，电视（Ⅴ）的开关，空调器（Ⅵ）的开关，打电话（Ⅶ）和床（Ⅷ）的调节等。

二、国内外几种 ECU 介绍

1. 清华大学电机系 ECU-1 系统

该系统由清华大学电机系和中国康复研究中心合作研制。其输入接口有气控（吹气 / 吸气）、口棒指点键盘、颏触及手动四种输入方式。可有线控制 8 个交流电器、2 个开关输出、2 个呼叫信号、3 种风扇速度，以及红外遥控电视机的频道转换、音量色调调节等。该装置于1998 年通过国家有关部门验收，在 2000 年又增加了语音控制输入方式，是适合我国国情的简便实用的残疾人环境控制装置，在该领域填补了国内空白，将于近期正式投入生产。

2003 年 11 月，清华大学生物医学工程系与中国康复研究中心合作，开始研制依靠视觉诱发电位来控制环境设备的新型 ECU，经部分四肢瘫患者试用，取得了满意的效果。

2. 美国 Preutke Rounich 公司 ECU 系统

该公司 ECU 系统由 Ⅰ 型发展到Ⅲ型，接口方式采用摇杆开关和气动（吹气 / 吸气），有LED 显示板和音响指示。ECU- Ⅲ型可无线控制 8 个交流电器，自动拨号电话可存储 9 个电话号码。

3. 美国 Northwest University 的 Microdec 系统

该系统接口单元有 2 只开关组合，控制单元用 MC6802 微处理器控制，使用两个并行口，控制 16 种设备。用 8 个 LED 数码管显示，采用自动行 / 列式扫描，当扫描到待控设备时，按第一只开关实现设备选中。接着进行该设备的功能自动扫描，按第二只开关时实现功能选中，该系统能控制各种电器、病床升降、电视机及电话。使用电话时可以使用预先存入的电话号码，也可以采用"扫描选数字"方式拨新的电话号码。

4. 美国 University of Texas 的红外遥控 ECU 系统

该系统是基于标准件的红外遥控 ECU 系统，其特点是成本较低。其控制单元采用行 / 列扫描，用 2 只按键开关操作。红外发射器控制四类外设（①视听设备：如电视机、影碟机、音响，②电器：如电风扇，③电话，④病床）的各种功能，由 LED 矩阵屏显示选择项目。受控设备的编号及功能编号预先存储于控制单元的存储器中，当选中某一种设备或某一种功能时，微机将相应的编号通过串行口送到红外发射器调制发射，由设备端的红外接收器接收解调并译码，解调的信号控制多达 16 种操作。

5. 英国健康与社会保险机构（DHSS）Steeper 系统

该系统接口单元是用一个单键开关实现对一系列设备的控制。它采用 PC 机控制，在两个房间都可以使用该系统。该系统的一个显著特点就是其通讯能力，在主房间、次房间及前门都安装了有线对讲机，主房间还有一个伺服电话。一个报警装置在户外，用后备电池供电，当此系统发生故障时可唤起邻居的帮助。该系统针对无语言能力的残疾人又设计了一个语言单元，此单元可提供 8 条简单语句如"是"、"否"、"请进"、"您是哪位？"等，当使用者需使用哪条时只需按下相应的按键即可。

6. 清华大学医学工程信息研究室开发的脑 - 机接口技术的残疾人环境控制器

　　清华大学医学工程信息研究室开发了一种基于脑-机接口技术的残疾人环境控制器，其基本构成如图 3-3-3 和图 3-3-4 所示，是一种基于稳态视觉诱发电位的脑-机接口系统，利用当刺激信号的频率比较高时视觉诱发响应中将会出现比较明显的与刺激频率一致的频率及其谐波成分，设计了被视为频率调制系统的人-机接口。通过对运动感知脑-机接口的时空频模式分析，当受试者主观想像动左手或动右手时，大脑命令产生完全由主观意识控制的模式，识别并提取出不同的模式就可以产生相应的控制命令，去控制如开关电气设备等操作。系统由视觉刺激器、头皮电极、脑电放大和采集、脑电处理和执行机构四部分组成。执行机构完成的功能包括灯的开关和风扇的开关及调速；红外遥控编码学习、存储和转发，以控制电视和空调等遥控设备；实现电话拨号和语音播放功能，以方便残疾人在紧急情况下联络外界。这种脑-机接口装置具有较高的通讯速率，但在如何产生最佳视觉诱发信号的刺激源、解决视觉诱发电位的时空模式的个体差异等方面还有待于继续探讨，以便提高主观意识的识别率。

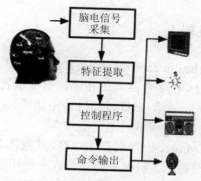

图 3-3-3　清华大学研制的一种基于脑-机接口技术的残疾人环境控制器原理图

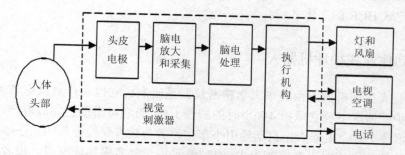

图 3-3-4　清华大学研制的基于稳态视觉诱发电位的脑-机接口系统框图

7. 美国斯坦福大学 ProVAR 系统

　　美国斯坦福大学开发的 ProVAR 系统，采用力控制，以各种力传感器作为反馈，在控制界面上分为三个层次：①物理层，作为用户进入计算机系统操作的手段，包括语音重建系统和头部轨迹跟踪系统，用于操作导航和机器人控制；②操作系统层，采用 NT 系统，可以使用户用标准的软件工具和协议进行通讯；③仿真/预显示系统层，用户通过菜单、图标等建立并预显示任务。该系统可以完成吃饭、喝水、看报、操作电脑多媒体、打电话、发传真等工作。系统主要是为那些无法活动，但可以与外界沟通，具有正常感知能力的残疾人的独立日常生活而设计的,如四肢瘫痪及高位截瘫患者等。

第二节　护理机器人

护理机器人可用于周到地照顾患者,其与一般工业机器人的主要区别在于人机接口的柔顺性和端点阻抗的可控性。护理机器人一般采用蓄电池供电,需要提高能量的利用率,延长其工作时间;行走和停靠要平稳,转向半径要小,适合在狭窄空间工作;机械手要有力学反馈,用适度的力将物体抓起或托起;图像识别,自主导航和具有一定的判断能力能让机器人在无人操作的情况下自主执行一些简单的任务;人机交互系统(如界面操作、语音、手势和身体语言等)能让机器人更好地理解操作人员的意图,执行任务。

一、固定作业式护理机器人

固定作业式护理机器人(health care robot, HCR)实际上是一个以工作站形式进行工作的机械手。机械手放在平台上,在平台四周的相应位置上放置着残疾人日常生活工作所需要的物品及设备(如药品、饮料、书籍、磁盘、计算机、电话等)。在工作站内根据预先编制的程序,机械手可以代替残疾人完成一系列工作。

法国原子能协会研制的 Master 护理机器人系统,其输入是两只按键和一个操纵杆,另外还有语音控制输入。受控设备除了机械手外还有许多种环境设备(如翻页器、电话、电灯、音响、电视、计算机等)。Master 的自动程序可实现喝水、吃饭、抽烟、下棋、翻书、打电话、听音响、看电视、装磁盘等工作。由此可见,Master 的功能是很全面和完备的,它被公认为是具代表性的固定式 HCR 的杰作之一。

二、移动作业式护理机器人

移动作业式护理机器人由清华大学精密仪器系研制。它以高位截瘫患者为护理对象,可在无人看护的情况下独立承担 4-8 小时的护理工作,患者可借助它完成取药、饮水、翻书、操纵家用电器等工作。机器人由自动导引小车在患者与装有受控设备的工作站间移动。

此系统的接口方式以语音控制为主,控制单元是一台多媒体计算机。患者可通过直接控制模式来控制机器人的每一个动作,也可通过自动控制模式使机器人完成某项工作。另外,患者可随时调用环境控制模式来控制环境设备。对环境的控制不影响对机器人的控制。

三、医院机器人系统

医院机器人系统主要是指医院内部的移动机器人,其主要功能是完成医院内部类似提升患者,然后搬运患者去卫生间或更换床单等工作,从而把医护人员从繁重的体力劳动中解放出来。医院机器人系统有时也用来运送食物、药品及一些医疗器械、患者病例档案等。

　　日本机械工程研究所 (MEL) 开发的护理机器人 MEL KONG，专门用来照顾那些不便走动的患者，可以轻松平稳地将患者从床上托起，并将其送往卫生间、浴室或餐厅等地。该机器人的一些关键技术如停靠、行走、抓取、液压执行器、能源供给及人机界面等都已解决（见图 3-3-5—7）。

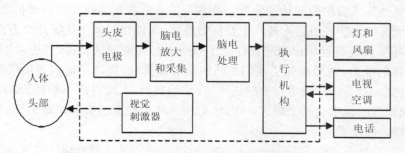

图 3-3-5　日本机械工程研究所不同时期开发的护理机器人

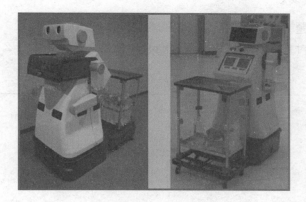

图 3-3-6　日本机械工程研究所开发的护理机器人的工作情形

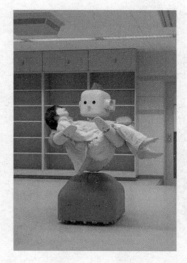

图 3-3-7　日本机械工程研究所开发的护理机器人模拟搬运患者

四、未来展望

随着现代电子、计算机和通讯技术的发展和推广，残疾人的康复和护理已经由最初的人工护理发展到残疾人自助型的辅助装置。高水准的家庭护理工作站和护理机器人也是目前国际上的发展方向。护理机器人技术主要向智能化、人性化和模块化等几个方面发展。

残疾人环境控制装置和护理装置建立了残疾人与环境间的桥梁，使患者不同程度地恢复了生活自理的能力，因而增强了他们生活的信心和勇气，提高了他们的生活质量，减轻了家庭和社会的负担。同时，随着社会的进步，经济的发展，人均寿命不断延长，老年人口比例增加，对家庭护理的需求也越来越大。因此，残疾人环境控制装置和护理装置的研究今后将在国内会有较大的发展。

（周红俊　汪家琮　张缨）

思考题

对残疾人环境控制装置和护理机器人的设计有什么建议？

参考文献

[1] （美）韦伯斯特著 . 孙永鉴译 . 康复用电子装置 . 北京：华夏出版社，1992

[2] 金德闻 . 肢体功能代偿装置和环境控制系统的现状与发展 . 中国康复医学杂志,1993年，第 5 期:215-217

[3] 金德闻，张济川 . 康复工程学的研究与发展 . 现代康复，第 4 卷，第 5 期:643-646

[4] 朱磊，唐庆玉，崔子经 . 基于语音识别技术的残疾人环境控制系统的研制 . 北京生物医学工程，第 19 卷，第 2 期:65-62

[5] 李建军，张济川，金德闻 . 移动式护理机器人的控制系统 . 中国康复医学杂志,第 10 卷，第 4 期:168-171

[6] 汪家琼，周红俊，刘根林等 . ECU-1 型残疾人家庭环境控制装置的研制和使用 . 中国康复，第 14 卷，第 3 期:186

[7] 朱磊，唐庆玉，崔于经 . 基于语音识别技术的残疾人环境控制系统的研制 . 北京生物医学工程，第 19 卷，第 2 期：65-67

[8] 赵香花，汪晓光 . 基于脑 - 机接口的残疾人环境控制装置的设计 . 中国康复医学，2004,19 (5):324 -326

[9] 缪鸿石 康复医学理论与实践 上海:上海科学技术出版社,2000

[10] 南登昆，缪鸿石 康复医学 北京:人民卫生出版社,1993

[11] 中国残疾人联合会 肢体残疾系统康复训练 北京:华夏出版社,1997

[12] 赵辉三 . 假肢与矫形器学 . 华夏出版社 .2005.2

[13] 肖晓鸿 . 假肢与矫形器技术 . 复旦大学出版社 .2009.6

[14] 卓大宏 中国康复医学 北京:华夏出版社,1990

[15] WHO ICF 国际功能、残疾和健康分类 日内瓦:世界卫生组织,2001

[16] 吴弦光 康复医学导论 北京:华夏出版社,2003

[17] 朱庸连 张皓 何静杰主编《神经康复学》第二版 人民军医出版社出版 2009

[18] 李树春 小儿脑性瘫痪 河南科技技术出版社 2000

[19] Cieza A, Stucki G. 张静，陈迪，邱卓英，等译 . 国际功能、残疾与健康分类：发展过程和内容效度 [J]. 中国康复理论与实践，2011, 17(1)：11-16.

[20] Stucki G, Kostanjsek N,et al. 张静，邱卓英，吴弦光译 . 基于 ICF 的功能分类和测量 [J]. 中国康复理论与实践，2011, 17(1)：17 25.

[21] 邱卓英，荀芳 . 基于 ICF 的康复评定工具开发与标准化研究 [J]. 中国康复理论与实践，2011, 17(2)：101-105.

[22] Grill E, Stucki G. 王朴，陈迪，田峻，等译 . 基于 ICF 核心分类集类目开发临床等级评定量表 [J]. 中国康复理论与实践，2011, 17(2)：110-114.

[23] Cieza A, Geyh S, Chatter ji S, et al. 吴丽慧，李沁燚，邱卓英，等译. 将临床测量表与 ICF 类目建立联系的规则：从研究实例说明规则的更新 [J]. 中国康复理论与实践，2011,17(2): 106 -109.

[24] Rauch A, Cieza A, Stucki G. 张霞，张静，邱卓英，等译. 如何将国际功能、残疾和健康分类应用于临床康复管理 [J]. 中国康复理论与实践，2011, 17(1)：32-38.

[25] Stucki G, QIU Zhuoying, LI Jianan, et al. Towards the system wide implementation of the ICF in rehabilitation in China[J]. 中国康复理论与实践，2011, 17(1)：5-10.

[26] Kostanjsek N, Esco rpizo R, Boo nen A, et al. 李晶晶，祝捷，邹智，等译. 运用 ICF 评定肌肉骨骼系统健康状况的影响 [J]. 中国康复理论与实践，2011, 17(2)：115-128.

[27] Kostanjsek N, Rubinelli S, Escor pizo R, et al. 张爱民，李沁燚，邱卓英，等译. 运用 ICF 评定健康状况的影响 [J]. 中国康复理论与实践，2011, 17(1)：26-31.

[28] Cieza A, Hilfiker R, Boonen A, et al. 叶祥明，朱根应，田亮，等译. 整合患者导向的测量工具项目编制等距量表实现 ICF 类目用于评定的可操作化 [J]. 中国康复理论与实践，2011, 17(2)：129-136

[29] 邱卓英　对功能、残疾和健康国际分类中文版的研究　现代康复杂志，第 5 卷，第 11 期:16

[30] 鹤见隆正　日常生活活动·生活环境:标准理学疗法学　医学书院,2001

[31] 早川宏子　作业疗法学全书　协同医书出版社,2002

[32] 石川齊　古川宏编集　作業療法技術ガイド　第 2 版　文光堂出版　1996

[33] 岩﨑テル子　小川惠子　小林夏子等编集　標準作業療法学　医学書院出版 2001

[34] 早川宏子编集　作業療法技術論 2　日常生活活動　協同医書出版社 2002 21-32

[35] 伊藤利之编集　新版日常生活活動（ADL）—評価と援助の実際　協同医書出版社 1978.10:10-18

[36] Pier Luigi Emilini, Constantine Stephanidis, Jan Ekberg. Rehabilition in Europe IEEE Transations on Rehabilition Engineering, 1995Vol. 3, No. 1, March: 62-64

[37] Holme,-S-A; Kanny,-E-M; Guthrie,-M-R. et al. The use of environmental control units by occupational therapists in spinal cord injury and disease services. Am-J-Occup-Ther. 1997 Jan; 51(1): 42-8

[38] E. A. Dymond, R.Potter, P.A.Griffiths , E.J.W.McClement. A Week in the Life of Mary: the Impact of Microtechnology on a Severely Handdicapped Person. Journal of Biomedical Engineering, Vol. 10,Nov. 1998:483-489

[39] Wolf W. von Multzahn, Maithili Daphtary and Richard L. Roa. Usage Patterns of Environmental Control Units by Severely Disabled Individuals in Their Homes. IEEE Transations on Rehabilition Engineering. 1995Vol.3, No.2, June:222-227

[40] R. cammoun, J.M. Delriche, F. Lauture and B. Lesigne. Clinical Evaluation of the MASTER Robot System and Development of a New Version. Robotica, 1993Vol. 11: 535-539

[41] Sonya Allin, Emily Eckel, Heather Markham,et al. Recent Trends in the Development

and Evaluation of Assistive Robotic Manipulation Devices . Physical Medicine and Rehabilitation Clinics of North America, Volume 21, Issue 1, February 2010: 59-77

[42] Hongbo Wang, Fumio Kasagami. Careful-Patient Mover Used for Patient Transfer in Hospital. IEEE/ICME International Conference on Complex Medical Engineering, 2007(5): 20-26

[43] Masaki Takahashi, Takafumi Suzuki, Hideo Shitamoto, et al. Developing a mobile robot for transport applications in the hospital domain. Robotics and Autonomous Systems, 2010,58(7): 889-899

[44] Mukai T, Onishi M, Odashima T, et al. Development of the tactile sensor system of a human-interactive robot ''RI-MAN''. IEEE Transactions on Robotics, 2008,24(2): 505-512